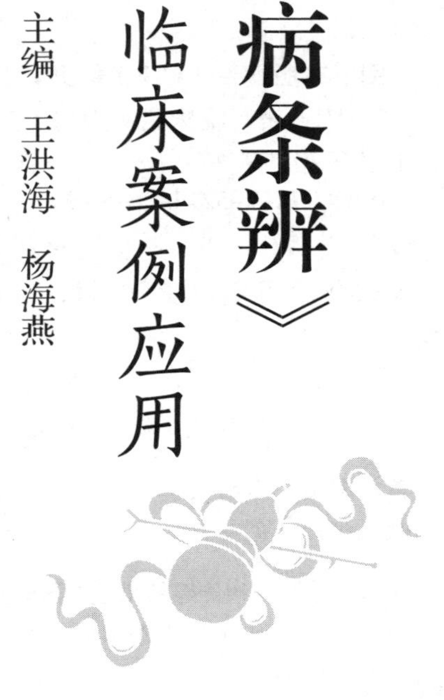

《温病条辨》临床案例应用

主编　王洪海　杨海燕

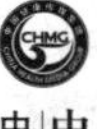

中国健康传媒集团
中国医药科技出版社

内容提要

本书主要收集古代经典医籍《温病条辨》中的经典方剂，通过对现代临床运用频次较高的经典方剂应用案例的搜集与整理，旨在进一步加强对吴鞠通《温病条辨》经典著作的学习和掌握，使温病学说理论得以升华和巩固，充分理解并掌握三焦辨证在临床中的应用，对指导临床，启迪后学，有一定的学术价值。本书可供广大中医院校师生、临床工作者及中医爱好者阅读参考。

图书在版编目（CIP）数据

《温病条辨》临床案例应用 / 王洪海，杨海燕主编 . — 北京：中国医药科技出版社，2021.9

ISBN 978-7-5214-2678-6

Ⅰ . ①温… Ⅱ . ①王… ②杨… Ⅲ . ①《温病条辨》—研究 Ⅳ . ① R254.2

中国版本图书馆 CIP 数据核字（2021）第 160774 号

美术编辑 陈君杞

版式设计 也 在

出版 **中国健康传媒集团** | 中国医药科技出版社

地址 北京市海淀区文慧园北路甲 22 号

邮编 100082

电话 发行：010-62227427 邮购：010-62236938

网址 www.cmstp.com

规格 710 × 1000 mm 1/16

印张 19

字数 339 千字

版次 2021 年 9 月第 1 版

印次 2021 年 9 月第 1 次印刷

印刷 三河市万龙印装有限公司

经销 全国各地新华书店

书号 ISBN 978-7-5214-2678-6

定价 55.00 元

获取新书信息、投稿、为图书纠错，请扫码联系我们。

编委会

前言

《温病条辨》仿《伤寒论》体例，分条列论，以求简要易诵，又恐简而不明，该书内容全面系统，理法方药齐备，切合临床实用，为清代温病学说标志性专著，后世将此书视为中医“四大经典”之一，作为中医必读之书。

《温病条辨》最主要的成就在于吴鞠通建立了完全独立于伤寒的温病学说体系，创立了三焦辨证纲领，由上及下，由浅入深，旨在“认证无差”。吴氏认为，伤寒六经辨证都是由浅入深，但六经是由表入里，须横看；三焦辨证则由上入下，须竖看。两种辨证体系有对立统一、一纵一横之妙。从历史发展的角度来看，该辨证体系与张仲景伤寒六经辨证、叶天士温热卫气营血辨证理论互为羽翼，成为温病创新理论之一。

在治法上，吴氏以温邪易耗阴液为立法的依据，倡导养阴保液之法，并据临床实践，提炼叶天士医案温病治法，化裁处方，以切实用。如分出清络、清营、育阴多种治法；又以银翘散为辛凉平剂，桑菊饮为辛凉轻剂，白虎汤为辛凉重剂，使温病治法用方层次清晰。

《温病条辨》中共有205方，其中，有应用或化裁历代医家的103方，有吴氏自拟26方，有取材叶天士《临证指南医案》温病验案命名的76方（其中不加不减命名的竟达37方之多），占书中方剂总数的1/3以上，所载方剂主治风温、暑湿、湿温、温疫、温毒、冬温等病证。本书选取现代临床使用频次较高的方剂，按照原文、方歌、临证要点、临床应用案例采验、现代应用、应用经验采撷、使用注意进行编写，重点突出其实用性，尽量贴近临床，旨在进一步加强对吴鞠通《温病条辨》经典著作的学习和掌握，使温病学说理论得以升华和巩固，充分理解并掌握三焦辨证在临床中的应用，为更好地服务临床奠定基础。

由于时间及编者能力所限，书中可能存在疏漏之处，敬请各位同行及读者不吝赐教。

编　者

2021 年 6 月

于山东中医药大学

目录

银翘散

一、原文

太阴风温，温热，温疫，冬温，初起恶风寒者，桂枝汤主之；但热不恶寒而渴者，辛凉平剂银翘散主之。(《温病条辨·卷一》)

太阴温病，恶风寒，服桂枝汤已，恶寒解，余病不解者，银翘散主之。余证悉减者，减其制。(《温病条辨·卷一》)

银翘散方（辛凉平剂）

连翘一两　银花一两　苦桔梗六钱　薄荷六钱　竹叶四钱　生甘草五钱　芥穗四钱　淡豆豉五钱　牛蒡子六钱

上杵为散，每服六钱，鲜苇根汤煎。香气大出，即取服，勿过煮。肺药取轻清，过煮则味厚而入中焦矣。病重者，约二时一服，日三服，夜一服；轻者三时一服，日二服，夜一服；病不解者，作再服。

二、方歌

银翘散主上焦疴，竹叶荆蒡豉薄荷，
柑桔芦根凉解法，清疏风热煮无过。

三、临证要点

本方主治温病初起之证。以发热无汗，或有汗不畅，微恶风寒，头痛口渴，咳嗽咽痛，舌尖红，苔薄白或薄黄，脉浮数为临证要点。

四、临床应用案例采验

案1：风温发疹

王某，男，3岁。主诉：患儿昨晚起发热，体温38.6℃，伴咳嗽，喷嚏，流涕，大便干，小便黄。诊查：全身皮肤遍起红疹，舌边尖红，苔薄白而干，脉象浮数。辨证：温邪犯肺，肺气不宜，郁热波及营血，外发成疹。治法：辛凉解表，宣肺透疹。予以银翘散加减：银花10g，连翘10g，薄荷5g，豆豉6g，牛蒡子10g，桔梗5g，竹叶6g，芦根15g，浮萍6g。随访：服上药2剂后，热退疹消而愈。

案 2：风温伏邪

王某，幼儿，发热 8 日，汗泄不畅，咳嗽痰多，烦躁懊侬，泛泛呕恶，且抽搐有如惊风之状。腑行溏薄，四末微冷，舌苔薄腻而黄，脉滑数不扬，前医作慢惊风治。药用人参、白术、茯苓、半夏、浙贝母、龙齿、天竺黄、钩藤等，烦躁泛恶益甚。此乃风温伏邪，蕴袭肺胃，蓄于经络，不能泄越于外，势有内陷之象。肺邪不解，反移大肠则便溏；阳明之邪不达，阳不通行则肢冷，不得与慢惊同日而语也。况慢惊属虚，岂有烦躁懊侬之理；即曰有之，当见少阴之脉证。今种种病机恐有痧疹内忧也，亟拟疏透，以冀收效。方药：荆芥穗 4.5g，粉葛根 6g，蝉蜕 2.4g，薄荷 2.4g，苦桔梗 2.4g，淡豆豉 9g，金银花 9g，连翘 4.5g，赤苓 9g，枳实炭 4.5g，炒竹茹 4.5g，藿香梗 4.5g。

二诊：服疏透之剂得汗甚多，烦躁泛恶悉减，面额项颈之间，有红点隐隐，即痧疹之象。咳嗽痰多，身热不退，舌质红，苔薄腻而黄，脉滑数。伏温之邪有外达之机，肺胃之气痞塞不宣。仍从辛凉清解、宣肺化痰，冀痧透热退则吉。原方去豆豉加紫背浮萍。

案 3：风温

郭某，男，2 岁 3 个月。患儿发热已 13 日之久，高热不退，全身无汗，咳而微烦，诊其脉数，舌质微红，舌苔黄腻。此属表邪未解，肺卫不宣，热不得越。治宜清宣透表，邪热乃有外出之路。处方：苏叶 3g，僵蚕 4.5g，银花 6g，连翘 4.5g，杏仁 3g，桔梗 2.4g，牛蒡子 4.5g，苡仁 6g，淡豆豉 12g，黄芩 3g，竹叶 6g，苇根 15g，1 剂。

二诊：服药后微汗而热减，但仍咳嗽，舌苔灰腻，脉沉数，原方去银花、豆豉，加枳壳 3g 再服。

三诊：热全退，咳嗽息，肺水泡音减少，舌苔减为灰薄，脉缓。此为风热虽解，肺胃未和，湿热未净，以调和肺胃并通阳利湿为治。处方：连皮茯苓 6g，法半夏 4.5g，陈皮 3g，苡仁 12g，桑皮 6g，冬瓜仁 9g，通草 3g，谷麦芽各 6g。服 2 剂而愈。

案 4：热毒疮疡

吴某，男，11 岁。主诉：患儿于 3 天前突然恶寒发热，1 天前右上臂阵发性针刺样疼痛。西医诊断为右上臂脓肿、败血症。予以抗感染治疗，并将右上臂脓肿切开引流。但患儿仍高热，乃请中医会诊。诊查：体温 39℃，形寒发热，口略渴，汗出，脉滑数，舌质红润，微有黄苔。此乃邪热在卫气之间，当以辛凉透解、清热解毒为治。处方：淡豆豉10g，焦栀子10g，荆芥10g，紫花地丁15g，银花30g，连翘15g，芦竹根30g，枯黄芩10g，竹叶10g，蒲公英30g，乳香、没药各6g，苡仁15g，赤芍药10g。服上方药后体温降至正常，伤口愈合。后去栀子、豆豉、荆芥、乳香、没药之属，加生地、丹皮、知母等续服，半个月后病愈出院。

五、现代应用

温病初起，热郁肺卫及咽喉口腔诸疾，如上呼吸道感染、流行性感冒、急性支气管炎、肺炎、急性扁桃体炎、麻疹初起发热等；一切流行性疾病，如猩红热、流行性乙型脑炎、流行性腮腺炎等初起阶段，出现热郁肺卫之证者；单纯疱疹、急性荨麻疹、虫咬皮炎、玫瑰糠疹、药物性皮炎等皮肤病。

六、应用经验采撷

胸膈闷者，加藿香9g、郁金9g护膻中；渴甚者，加花粉；项肿咽痛者，加马勃、元参；衄者，去芥穗、豆豉，加白茅根9g、侧柏炭9g、栀子炭9g；咳者，加杏仁利肺气；二三日病犹在肺，热渐入里，加细生地、麦冬保津液；再不解，或小便短者，加知母、黄芩、栀子之苦寒，与麦、地之甘寒，合化阴气，而治热淫所胜。

七、使用注意

（1）忌烟、酒及辛辣、生冷、油腻食物。

（2）不宜在服药期间同时服用滋补性中成药。

（3）风寒感冒表现为恶寒重、发热轻、无汗、头痛、鼻塞、流清涕、喉痒咳嗽者不适用。

（4）脾胃虚寒症见腹痛、喜暖、泄泻者慎用。

桑菊饮

一、原文

太阴风温，但咳，身不甚热，微渴者，辛凉轻剂桑菊饮主之。(《温病条辨·卷一》)

感燥而咳者，桑菊饮主之。亦救肺卫之轻剂也。(《温病条辨·卷一》)

桑菊饮方（辛凉轻剂）

杏仁二钱　连翘一钱五分　薄荷八分　桑叶二钱五分　菊花一钱　苦梗二钱　甘草八分　苇根二钱

水二杯，煮取一杯，日二服。

二、方歌

桑菊饮中桔杏翘，芦根甘草薄荷饶，
清疏肺卫轻宣剂，风温咳嗽服之消。

三、临证要点

本方主治风温初起之证。以咳嗽，身热不甚，口微渴，苔薄白，脉浮数为临证要点。

四、临床应用案例采验

案1：风热咳嗽（急性支气管炎）

王某，男，3岁，就诊2天前咳嗽，伴发热、口渴、喉中有痰、小便黄，大便正常。经西医用氨基比林、青霉素治疗，未见好转。现见患儿咳嗽气粗，面红，精神萎靡，咽喉红肿，舌红，苔薄黄，脉浮数，指纹浮紫，体温39℃，两肺呼吸音粗糙，右下肺可闻及干性啰音。西医诊断为急性支气管炎。中医诊断为咳嗽，证属外感风热。治宜疏风解表，宣肺止咳，清热生津。方用加味桑菊饮：桑叶10g，菊花10g，薄荷3g，连翘5g，瓜蒌皮10g，芦根10g，黄芩5g，桔梗3g，前胡5g，贝母5g，羚羊角粉2g（冲服），甘草3g，生石膏15g（先煎），大青叶5g。3剂，每日1剂，水煎分3次服。

服完药后来复诊：体温37.3℃，咳嗽减少，两肺呼吸音稍粗，已未闻及干性啰音，继用上方去生石膏、羚羊角粉、薄荷，加天花粉10g、玄参10g、白前5g，3剂。药后再诊诸症消失而收全功。

案2：咯血（支气管扩张）

金某，男，29岁，患者于1年前开始咯血，经X线诊断为支气管扩张之咯血。后于半年前因受凉后咳嗽痰中带血，一咯即出，血色鲜红，紫黯相间，气急易怒，鼻干口燥欲饮。诊其舌质红，苔薄黄腻，脉浮细数。证属素体肺有燥热，肝火之盛，复感风温之邪，灼伤肺络，迫血妄行。治以辛凉开肺，宁络止血。方投桑菊饮加减：桑叶30g，菊花、连翘、杏仁、黄芩、地骨皮各10g，甘草3g，薄荷6g（后下），芦根、白茅根各20g，生地、黛蛤散（包）各15g。服药5剂后，咯血止，鼻干口燥改善，但仍胸闷隐痛，原方去薄荷、白茅根，加郁金10g，5剂。咯痰再无咯血，唯胸部不适，原方去黄芩、黛蛤散，加枳壳10g，嘱服3剂，以巩固疗效，病告痊愈。

案3：过敏性紫癜

王某，男，10岁。患儿皮肤红斑、黑便、尿血2天。西医诊断为过敏性紫癜（混合型）。患儿家长拒绝用西药（激素）而行中医治疗。症见：两下肢呈对称性弥漫性红斑，色鲜艳，小者如针尖样大，大者则融合成片，按之不褪色，并有轻度瘙痒感，阵发性腹痛，大便色黑，小便色红，两膝关节肿痛，舌苔黄腻，脉浮数。血常规检查三系均在正常范围，大便“OB”阳性，小便红细胞（+）。诊为紫癜，属血证范畴。证系患儿形体不足，气血未充，卫外不固，风邪外感，内郁肌肤，化热化火，灼伤血络，血溢于脉外而致。治宜清热凉血，疏风脱敏。方投桑菊饮加减：桑叶、芦根各15g，野菊花、炒栀子、荆芥各6g，连翘、紫草、赤芍、白芍各10g，甘草2g，蝉蜕5g，水牛角（先煎）30g。服药3剂后，皮下红斑有所隐退，并无新发红斑，瘙痒已除，大便由黑转黄，小便由红转淡黄。服药有效，继服3剂，红斑褪尽，大、小便常规正常。续用健脾和营方7剂善后，病愈返校。

案4：头痛

金某，女，28岁。患者头痛、咽痛、口渴、鼻塞流涕1周，诊断为重感冒。经西药抗感染治疗，诸症改善，但头痛有增无减，自服止痛片后汗出痛减，过后头痛又作，乏力肢楚，纳减。诊其舌红，苔薄黄，脉浮稍数。证属风温外袭，邪阻络脉。治宜疏风清热，柔络止痛。方投桑菊饮加减：

桑叶、芦根、忍冬藤各20g，菊花、桔梗、连翘、白芷各10g，葛根15g，甘草3g。服药3剂，头痛大减，精神振作，肢楚消除，纳启，再投原方3剂后痊愈。

案5：高热

王某，女，4岁。患儿高热周余，伴咳嗽、口干、大便干结，以西药抗生素及解热药治疗仍高热不退。刻诊：神差，嗜睡，舌红苔黄，脉数，体温39.7℃。证属外感发热。治宜辛凉宣散，佐以辛温透热。方用桑菊饮加玄参、板蓝根、苏叶、防风。2剂，水煎服。服药1剂后体温开始下降，续服1剂，热退身凉。

案6：小儿遗尿

王某，男，6岁。患儿遗尿已4年，每夜2~3次，夜夜皆然。又复感风热，咳嗽，烦渴思饮，尿频短不畅，日十数行，舌质红，苔薄黄，脉弦数。证属肺热上扰，湿阻膀胱。治宜宣肺散邪以清水之上源，清利膀胱以疏通三焦气机。予以桑菊饮加味：桑叶、菊花、杏仁、桔梗各6g，连翘、芦根、车前草各12g，薄荷、甘草各3g，瞿麦、天花粉各9g。服药2剂，咳嗽好转，每次尿量增加，尿次减少，夜乃尿床1次。继服5剂，夜不遗尿，余症均愈。改用六君子汤5剂以善其后，随访至今，尿床未见复发。

案7：小儿水肿（急性肾小球肾炎）

帅某，女，12岁。患儿5天前因感冒而致发热、咳嗽，继而出现颜面及四肢浮肿，曾服西药效果不显，乃求中医治疗。症见：颜面及双下肢浮肿，伴咳嗽、咽痛、口干微渴，尿短赤少，舌质红，苔薄黄，脉弦浮。尿常规：蛋白（+++），透明管型、颗粒管型少许。证属风热外袭，肺气不宣，水湿内停。治宜疏风散热，宣肺利水。予以桑菊饮加减：桑叶、杏仁、桔梗、连翘、菊花、牛蒡子、泽泻各9g，芦根12g，白茅根18g，薄荷3g。服5剂后咳嗽、咽痛除，水肿消，再服2剂后尿中蛋白及管型均无。继服香砂六君子汤以巩固疗效。追访至今，未见复发。

案8：瘰疬（淋巴结核）

杨某，女，5岁。患儿反复发热3月余，经西药治愈，后颈项瘰疬，伴颈痛咳嗽半个月。诊查：颈左侧耳垂下有一肿块约1.5cm×1.5cm，质中，推之可动，有轻度压痛，体质虚弱，舌苔薄白，脉弦细。西医诊断为颈淋巴结结核。证属风热犯肺，肺气不宣，挟痰凝于少阳、阳明之络。治宜疏风散热，宣肺降气，化痰散结。予以桑菊饮加味：桑叶、菊花、杏仁、桔梗各 6g，玄参、连翘、芦根各 12g，牛蒡子、夏枯草各 9g，薄荷、甘草各 3g。服 5 剂，项痛、咳嗽除，瘰疬变软，守方加荔枝核、牡蛎，共服 20 剂，瘰疬消失。

五、现代应用

感冒、急性支气管炎、上呼吸道感染、肺炎、急性结膜炎、角膜炎等证属风热犯肺或肝经风热者。

六、应用经验采撷

二三日不解，气粗似喘，燥在气分者，加石膏、知母以清解气分之热；舌绛，暮热甚燥，邪初入营者，加元参、水牛角以清营分热；在血分者，去薄荷、苇根，加细生地、玉竹、丹皮各 6g；肺热甚者，加黄芩；渴甚者，加天花粉以生津止咳；咽喉红肿疼痛者，加玄参、板蓝根清热利咽；咳嗽咳血者，加白茅根、茜草根凉血止血。

七、使用注意

因方中药物均为轻清之品，故不宜久煎；风寒感冒者不宜使用。

半苓汤

一、原文

足太阴寒湿，痞结胸满，不饥不食，半苓汤主之。(《温病条辨·卷二》)

半苓汤方（此苦辛淡渗法也）

半夏五钱　茯苓块五钱　川连一钱　厚朴三钱　通草八钱（煎汤煮前药）

水十二杯，煮通草成八杯，再入余药煮成三杯，分三次服。

二、方歌

半苓通朴连，脾湿此可宣，
不饥因中阻，苦辛淡渗痊。

三、临证要点

本方主治寒湿阻滞中焦证。以痞满，呕逆，纳差或纳呆，腹胀，便秘或腹泻，舌淡苔白腻，脉沉滑为临证要点。

四、临床应用案例采验

胃切除术后

陈某，男，43岁，2004年6月25日就诊。患者因胃溃疡反复出血，药物治疗效果不好，于2004年6月14日在某医院行胃大部切除术，术后伤口愈合良好，但舌苔厚腻，伴见腹胀、恶心欲呕、不思饮食，大便秘结，舌质淡红，苔白厚腻，脉弦缓。证属胃肠食滞，湿浊中阻。药用：法半夏12g，茯苓18g，白蔻9g（另包，后下），通草9g，藿香15g，莱菔子12g，厚朴10g，瓜蒌仁15g，炒山楂15g，建曲15g。上方连服3剂，舌苔正常，呕恶、腹胀消失，饮食大增，大便畅通，改用六君子汤化裁调理。

五、现代应用

1. **慢性胃病：**慢性胃炎（浅表性、糜烂性、萎缩性、反流性），胃窦炎。

2. **溃疡类疾病及其并发症：**胃溃疡，十二指肠溃疡，胃出血，胃穿孔等。

3. **慢性肠炎：** 慢性结肠炎，慢性盲肠炎，直肠炎等。

六、应用经验采撷

脾虚者去黄连，加白蔻；呕恶者加藿香、苏梗；纳差者加山楂、鸡内金、炒谷芽或炒麦芽。

七、使用注意

湿热蕴结及热邪壅盛者禁用。

新加香薷饮

一、原文

手太阴暑温，如上条证，但汗不出者，新加香薷饮主之。(《温病条辨·卷一》)

新加香薷饮方（辛温复辛凉法）

香薷二钱　银花三钱　鲜扁豆花三钱　厚朴二钱　连翘二钱

水五杯，煮取二杯。先服一杯，得汗止后服；不汗再服；服尽不汗，再作服。

二、方歌

新加香薷扁豆花，厚朴连翘金银花，
暑温感寒现热寒，头痛无汗烦渴痊。

三、临证要点

本方主治暑温初起，复感风寒之证。以恶寒发热，无汗，心烦面赤，口渴，苔白，脉右洪大左反小者为临证要点。

四、临床应用案例采验

案1：暑温（上呼吸道感染）

王某，女，22岁。患者于发暑温病后24小时就诊，期间体温最高达40℃。就诊时体温39.8℃。症见：发热恶寒，无汗，头身重痛，恶心呕吐，口干咽痛，小便短赤，大便秘结，舌质红，苔黄腻，脉滑数。检查：咽部充血，胸透未见异常，白细胞3.5×10^9/L。西医诊断：上呼吸道感染。中医诊断：暑温感冒，证属暑热内郁，寒邪束表。方用加味香薷饮加减袋泡剂（香薷、银花、连翘、厚朴、荆芥穗、生石膏、板蓝根等药研成细末，混合均匀，装纸袋，每袋6g）3袋，加开水450mL，浸泡20分钟后顿服。药后10分钟，患者全身出汗，药后2小时测体温降至37.5℃。除咽痛、头沉痛、身重痛外，其他症状均消失。继续服用，每日服4次，连服3天。用药1天后，咽痛、头沉痛、身重痛等症状消失。第3天复诊，诸症均消失。

案 2：暑温夹湿（上呼吸道感染）

李某，女，37 岁。患者发热、恶寒、咽痛 10 天，伴无汗、头重如裹、四肢酸痛不适、口干而不欲饮、胸脘痞闷，大便干结，小便短少色黄，曾到西医内科就诊，经胸透、血常规检查，未发现异常。西医诊断为上呼吸道感染，曾先后口服酚氨咖敏、吗啉胍、先锋霉素，静脉滴注利巴韦林，用药后常微汗出，发热稍退，但不久体温又再度升高，期间体温曾达 40.1℃。现症：时下体温 39.6℃，诸症仍在，舌尖红，苔厚黄腻，脉濡滑数。中医诊断为暑温夹湿证。治宜祛暑解表，清热利湿解毒。方用新加香薷饮加味：银花 15g，连翘 15g，香薷 6g，扁豆 15g，川厚朴 9g，黄芩 9g，淡竹叶 12g，通草 10g，薏苡仁 20g，藿香 10g，荆芥 10g，柴胡 10g，薄荷（后下）5g，生甘草 5g。服药 3 天，患者热退身凉，除纳呆、身倦外，余症消失。继续在原方基础上去通草、淡竹叶、荆芥，加佩兰 12g、桑枝 12g，连服 4 剂，诸症悉解。

案 3：暑湿（感冒）

陈某，男，32 岁。患者 10 天前因劳累后洗冷水澡，夜间突然发病。前医按重感冒治疗周余，不见好转而寻中医诊治。症见：恶寒发热，头痛身重，神疲乏力，脘腹痞满，心烦失眠，纳呆无汗，大便溏稀，小便短少，舌苔薄腻。查体：体温 37.4℃，血压 105/75mmHg，两肺呼吸音清，心率 84 次 / 分，未闻及杂音。证属暑湿内蕴，寒邪束表，困阻中焦。治以疏表散寒，涤暑化湿。方用新加香薷饮加味：香薷 15g，鲜扁豆 15g，银花 15g，连翘 10g，藿香 10g，白蔻仁 10g，枳壳 10g，焦山楂 15g，神曲 20g，生甘草 5g。

服 3 剂后复诊：药后患者自觉恶寒发热、头痛心烦已除，微出汗，大便成形，但仍感四肢乏力，守原方加白术 15g、茯苓 10g，再服 3 剂，诸症悉除而愈。

案 4：暑热兼寒

魏某，女，34 岁。患者 2 天前外出受暑，当晚纳凉感寒，昨日高热畏冷，头痛，胸闷，烦躁不安，口渴欲饮，小便短赤，舌红苔薄黄，脉浮数。查体温 39.8℃，X 线胸透（-），血常规：白细胞 5.2×10^9/L，中性粒细胞 0.54，淋巴细胞 0.46。证属感暑受寒，暑热内伏，复为寒闭所攻。治以祛暑解表，清热化湿。方用新加香薷饮加味：香薷 10g，厚朴 6g，鲜扁豆花

30g，银花、连翘各 15g，加生石膏 40g（先煎），服药 2 剂，身出微汗，体温降至 37.9℃，原方又服 2 剂，热退身凉，诸症悉除。

案 5：咳嗽

金某，男，22 岁。患者 5 天前外出受暑，晚间纳凉感寒，当即身热咳嗽，头痛恶寒。服止咳退热药未效，终日咳嗽频作，咽部发痒，吐痰色白，胸脘痞闷，口渴，纳呆，尿赤，大便 2 日未行，舌苔薄腻微黄，脉濡数。体温 38.8℃，血常规：白细胞 6.4×10^9/L，中性粒细胞 0.56，淋巴细胞 0.44。X 线胸透正常。证属感暑受寒，肺气失宣。治宜祛暑化湿，清宣肺气。方用新加香薷饮加味：香薷 10g，厚朴 5g，鲜扁豆花 20g，银花 15g，桑叶 10g，杏仁 10g，川贝母 10g，炒牛蒡 10g。服药 4 剂，咳嗽显减，发热亦退。原方去厚朴，再进 3 剂，咳嗽消除。

案 6：呕吐

张某，女，49 岁。患者昨晚突然胸脘满闷，呕吐 4 次，吐出食物及黄水，饮食不进，恶寒发热，心烦口渴，大便溏，小便短赤，舌苔白腻微黄，脉濡数。体温 38.7℃，血常规正常。此乃暑邪犯胃，湿滞中焦，浊气上逆所致。治以化浊和胃，清暑解表。方投新加香薷饮加味：香薷 10g，厚朴 5g，鲜扁豆花 20g，银花、连翘各 15g，藿香、制半夏、姜竹茹各 10g。连服 2 剂，呕吐已平，身热亦除，唯胸脘仍闷，按原方再进 3 剂，药尽病除。

案 7：眩晕

刘某，女，54 岁。2 天前患者在烈日下参加门球赛前训练，汗湿衣衫，傍晚时分稍感有凉意，方回家洗澡更衣，是夜即感头晕目眩如坐舟车，不能起坐，并见呕吐、腹泻。次日上午来诊，症见：头晕目眩，如坐舟车，不能起坐，呕吐腹泻，口苦黏腻，不欲食，舌偏红，苔淡黄而腻，脉浮濡数。方投新加香薷饮加味：金银花 15g，连翘 10g，香薷 10g，厚朴 15g，扁豆 40g，苍术 10g，法半夏 15g，泽泻 15g。服 1 剂后，患者即能起床。

二诊：患者诉头晕目眩明显减轻，呕吐腹泻已止，但仍感脘满纳差，上方加莱菔子 20g，再进 1 剂，煎服法如前，诸症悉除。

五、现代应用

夏季感冒，流行性感冒，急性胃肠炎，细菌性痢疾等证属暑温初起，夏感风寒者。

六、应用经验采撷

暑热重者，加青蒿、滑石，更盛者加生大黄；湿偏重者，加藿香、芦根。

七、使用注意

若汗自出者，不可使用，以免过汗伤阴。

三仁汤

一、原文

头痛，恶寒，身重疼痛，舌白，不渴，脉弦细而濡，面色淡黄，胸闷不饥，午后身热，状若阴虚，病难速已，名曰湿温。汗之则神昏耳聋，甚则目瞑不欲言，下之则洞泄，润之则病深不解，长夏、深秋、冬日同法，三仁汤主之。(《温病条辨·卷一》)

三仁汤

杏仁五钱　飞滑石六钱　白通草二钱　白蔻仁二钱　竹叶二钱　厚朴二钱　生薏仁六钱　半夏五钱

甘澜水八碗，煮取三碗，每服一碗，日三服。

二、方歌

三仁杏蔻薏苡仁，朴夏通草滑竹伦，
水用甘澜扬百遍，湿瘟初起法堪遵。

三、临证要点

本方主治湿温初起及暑温夹湿之湿重于热证。以头痛恶寒，身重疼痛，肢体倦怠，面色淡黄，胸闷不饥，午后身热，苔白不渴，脉弦细而濡为临证要点。

四、临床应用案例采验

案1：发热（病毒性感冒）

陈某，女，36岁，发热18天，早轻晚重。患者18天前发热恶寒，头身疼痛，脘闷恶心，自服藿香正气水及门诊输液治疗3天，病情不减，晚上体温38.5~39℃，伴脘腹胀痛、头重头晕、不思饮食、精神倦怠、嗜卧懒言、口干不欲饮水，大便不爽，小便黄赤，舌质红，苔黄腻，脉濡数。查体温39℃（午后），脉搏101次/分，呼吸25次/分，血压110/80mmHg，心肺未闻及病理性杂音。化验检查：血沉8mm/h，白细胞5×10^9/L，中性粒细胞0.75，淋巴细胞0.25。西医诊断为病毒性感冒，中医诊断为湿热型外感发热。治以宣通气机，芳化湿浊，利湿清热。方药：生薏苡仁、滑石粉各20g，杏仁、厚朴、白通草、竹叶、制半夏各10g，白蔻仁6g，藿香10g，佩兰10g，水煎服。服6剂后，热退身凉，湿走热自减，诸症悉除而告愈。再服3剂以善其后，随访未再复发。

案2：老年期抑郁症

沈某，女。家属代诉：患者5年前退休后闲散在家，闷闷不乐，寡言少语，思维迟钝，渐渐情绪不稳，坐立不安，烦躁焦虑，悲观流泪，时而整夜不眠，对周围事物不感兴趣，常有自杀念头。伴饮食不香、口中无味，便秘，体重减轻。查体：舌体胖，质暗淡，苔黄腻，脉弦滑。方用三仁汤加减：柴胡10g，郁金10g，香附10g，厚朴10g，半夏10g，生薏苡仁30g，杏仁6g，砂仁6g，淡竹叶10g，飞滑石10g，木通10g，石菖蒲10g，炙远志6g，胆南星10g，生大黄10g（后下）。患者服7剂后，睡眠好转，情绪平稳，大便已通，饮食好转，继以上方加黄连3g、莲子心6g，连服2个月余而病愈。

案3：心肌梗死

王某，女，62岁。患者因反复胸闷痛19天，加重13天为主诉由急诊科收住入院。症见：胸闷，胸痛持续不减，神疲乏力，痰黄质稠，饮食呆滞，大便秘结。查其面色少华，语音低微，口气臭秽，舌质暗淡苔中根部黄腻，脉细迟。心电图提示：急性下壁、正后壁心肌梗死。中医辨证为气阴两虚，痰热内蕴。方投生脉散与温胆小陷胸汤化裁交替口服，西药对症治疗，连进9剂后，胸痛、咯痰略减，然胸闷、纳呆、口气臭秽、神疲、大便艰难诸症仍存。复细参脉证，改投三仁汤化裁：生薏苡仁30g，白蔻仁10g，厚朴10g，通草10g，滑石10g，半夏10g，竹茹10g，枳壳10g，当归20g。上方服用4剂后，患者即觉精神转佳，饮食增进，胸闷、神疲、痰黄质稠等症大减，前方加减继进9剂后，诸症俱除，面色转华，黄腻苔退尽，迟脉转平，能够简单料理日常生活，复查心电图已转为慢性稳定型心肌梗死。复以归脾汤3剂调理气血，病愈出院。

案4：咳嗽（急性支气管炎）

陈某，女，38岁。患者反复咳嗽1周，痰多，色黄白相兼，质黏稠，不易咯出，喉中痰鸣，纳呆，口干苦，大便不爽，小便偏黄，倦怠乏力，舌红苔黄腻，脉濡数。查咽部充血，咽后壁淋巴滤泡增生，双扁桃体未见肿大，双肺呼吸音粗，未闻及干、湿性啰音。胸透示双肺纹理增粗，余未见异常。查血常规：白细胞 11.2×10^9/L，中性粒细胞 0.78。西医诊断为急性支气管炎，中医诊断为湿热型咳嗽。予以三仁汤加减：杏仁 12g，薏苡仁 30g，白蔻仁 6g（后下），法半夏 10g，厚朴 10g，木通 6g，竹叶 6g，滑石 30g，甘草 6g，桑白皮 30g，鱼腥草 30g，重楼 15g，黄芩 10g。每日 1 剂。

复诊：咳嗽、喉中痰鸣已止，纳食增加，二便通畅，舌尖红苔白，脉濡。查咽部未见充血，双扁桃体不大，双肺呼吸音清晰，未闻及干、湿性啰音，复查血常规正常。

案 5：糜烂性胃炎

孙某，女，40 岁。患者胃脘部胀闷，隐隐作痛，伴有灼热感、不欲食，大便溏而不爽，日行 2~3 次，口中黏腻不欲饮，经胃镜检查提示糜烂性胃炎。舌微红、苔黄白厚腻，脉沉滑。治宜清热利湿，和胃化浊。处以三仁汤加味：苦杏仁 10g，白豆蔻 10g，薏苡仁 30g，飞滑石 30g，白通草 6g，淡竹叶 10g，厚朴 6g，半夏 15g，蒲公英 30g，白花蛇舌草 30g。5 剂，水煎服，日 1 剂。药后诸症减轻，饮食增进，大便通畅，舌苔变薄。上方又服 5 剂，病愈。

案 6：便秘

李某，女，22 岁。主诉：排便困难 2 年，加重伴腹痛腹胀 5 天。每周 1 次自主排便，述平时常自行服用果导片及三黄片，最近 1 个月无明显诱因加重，自服果导片后无用，大便 5 天未解，并伴有下腹胀痛，精神可，食欲欠佳，脉滑数，苔腻微黄。经纤维结肠镜检查未发现异常征象，诊断为湿热蕴脾型便秘。由药食失当，损伤脾胃，湿邪停滞，郁而化热，气机升降失调，大肠传导失施所致。方药：薏苡仁、肉苁蓉、石决明、焦山楂各 30g，菖蒲、滑石、茯苓、槟榔各 15g，通草、法半夏各 12g，杏仁、蔻仁、苦参、陈皮各 10g，甘草 6g。每日 1 剂，水煎 3 次，取汁混合，分 3 次服用。并嘱其忌食生冷辛辣。服药后大便得解，但腹胀仍时有发生，再以原方加莱菔子 30g，连服 2 周，症状消失，舌脉正常而愈。

案 7：慢性尿路感染

患者，女，42 岁。主诉：尿频、尿急、尿痛反复 1 个月，发热加重 3 天。患者 2 个月前因出差乘车憋尿后出现尿频、急、痛，腰痛乏力，自行配服“左氧氟沙星”，3 天后症情缓解。后每因劳累自觉腰酸，排尿欠爽。1 周前月经结束后出现尿频、急、痛，未予重视，劳累3天后伴发热、腰痛乏力。外院查尿常规：白细胞（++），红细胞（+），予以“头孢曲松钠”静脉注射3天后，尿频、急、痛有缓解，但身困乏力，午后低热。刻下症：尿频、急，不爽，口中黏腻，上腹部痞满，身困乏力，午后低热，腰酸不适，胃纳差，大便解而不爽，舌淡红，苔黄腻，脉濡。证属湿热郁滞，气机不畅。治宜清热利湿，调畅气机。方用三仁汤：杏仁10g，白蔻仁6g（后下），炒薏苡仁30g，制半夏10g，制厚朴10g，淡竹叶10g，通草6g，六一散15g（包），炒车前子30g，土茯苓30g，凤尾草30g，佩兰10g，虎杖30g，炒楂曲各10g，生地10g，炒枳壳10g。7剂，水煎服，每天2次。服用上方后患者尿频、急、不爽减轻，发热止，上腹部痞满减轻，但仍觉排尿乏力，腰酸不耐久站，胃纳一般，舌红，苔白腻。原方去通草、六一散、炒车前子、凤尾草，加生黄芪20g、杜仲10g、怀牛膝15g、鹿衔草15g。7剂，药后诸症均消。

案8：卵巢囊肿

葛某，女，41岁，自诉发现卵巢囊肿2个月。2个月前体检B超检查示：子宫左侧可见一大小约3.1cm×2.4cm的液性暗区，边界清，有包膜。西医诊断为左侧卵巢囊肿。当时正值月经后第5天。平素月经量、色、质及时间均正常，无腹痛、腰痛等症状。自觉胃纳欠佳，倦怠懒言，大便溏薄。查见：舌体胖大，舌苔白腻，脉象沉濡。中医辨证为痰湿壅滞，冲任不畅。治以健脾化湿，软坚散结。方用三仁汤加减：苦杏仁12g，白豆蔻10g，薏苡仁30g，厚朴10g，法半夏15g，滑石30g，淡竹叶3g，通草6g，茯苓30g，桂枝15g，莪术30g，干姜6g。7剂后胃纳渐佳，精神转佳，大便成形。原方增加茯苓用量至60g，余药不变，迭进14剂，诸症均缓解。B超复查未见异常。

案9：不射精症

孙某，男，26岁。患者结婚1年，同房时不能射精，每次同房力尽而终，偶有遗精。曾服用龟龄集、参茸卫生丸等药无效。平时嗜好饮酒。诊见：阴茎易勃起，阴囊潮湿明显，严重时需垫卫生纸才感舒适，尿道灼热，小便黄，舌淡红，苔黄腻，脉滑。诊断为不射精症，证属下焦湿热，湿阻精道，精关不利。治以清热利湿，通关开窍。方用三仁汤加味：薏苡仁、滑石各20g，白豆蔻15g，杏仁、半夏、通草、厚朴、苍术、黄柏，路路通、王不留行、菖蒲各10g，竹叶、麻黄各6g。7剂，每天1剂，水煎2次分服。

二诊：阴囊潮湿、尿道灼热减轻，守初诊方继服 7 剂。

三诊：诸症减轻，同房时有欲射精感，上方改麻黄为 10g，7 剂。

四诊：同房时已能射精，继服上方 7 剂巩固。

案 10：急性视神经乳头炎

李某，男，33 岁。患者于 3 天前左眼觉视物模糊，并很快加重。伴脘满纳差、身重胸闷，查视力左眼 0.04，右眼 1.0。检眼镜查：左眼视乳头充血，边界模糊，少许放射状出血。舌质红，苔薄黄腻，脉濡。西医诊断为急性视神经乳头炎。此为外感湿热，上泛于目，肝气被郁，疏泄失常，壅闭空窍，致目系受损，视力骤降而发病。治以清利湿热，疏肝导滞。方用三仁汤合丹栀逍遥散加减：杏仁、白蔻仁、石菖蒲、丹皮、竹叶、焦栀子各 10g，薏苡仁、滑石（包煎）各 18g，半夏、厚朴、柴胡、当归、白术、白芍各 12g，通草 6g。7 剂。

二诊：症状明显减轻，左眼视力 0.2，视乳头充血、水肿减轻，原方再进 5 剂。

三诊：左眼视力达 0.6，减杏仁、滑石，加茯苓、炙甘草和胃助运，继服 7 剂而愈。

案 11：鼻窦炎

张某，女，40 岁。患者鼻塞流涕 1 年余，曾在多家医院诊为“慢性鼻窦炎”，并行穿刺治疗，效果不佳。现患者头痛鼻塞，脓涕较多且有血丝，前额部不适，舌淡红，苔薄黄，脉弦细。前鼻镜检查：双侧鼻甲肿大色红，鼻腔内可见脓性分泌物。X 线摄片示：额窦窦腔模糊，密度增高。西医诊断为慢性鼻窦炎。予以加味三仁汤：杏仁 12g，白蔻仁 10g，薏苡仁 20g，厚朴 10g，半夏 10g，通草 6g，滑石 10g，淡竹叶 6g，苍耳子 10g，辛夷 10g，藿香 10g，白芷 10g，当归 10g，黄芩 10g。每日 1 剂，水煎，分 2 次服。3 剂后症状减轻，继进 6 剂，症状、体征均消失，复查 X 线摄片已无异常。

案 12：湿疹

王某，男，65 岁，四肢红斑、丘疹、渗液伴瘙痒 3 天。3 天前，患者因饮食不节，四肢皮肤相继出现红斑、丘疹，瘙痒剧烈，搔抓后糜烂渗液，伴腹胀、乏力。查四肢伸侧泛发红斑、丘疹，色淡红，见抓痕，糜烂，渗液，对称分布，舌微红，苔白腻，脉滑数。中医诊断为急性湿疹，证属脾虚湿盛。

治宜健脾除湿，祛风止痒。方用三仁汤加减：苦杏仁、白蔻仁、厚朴、法半夏各 15g，薏苡仁、白鲜皮、地肤子、雷公藤、土茯苓、乌梢蛇各 30g，木通 12g，滑石 18g（布包），淡竹叶 10g。3 剂，2 天 1 剂，水煎服。

二诊：四肢皮疹减少，无糜烂、渗液，瘙痒减，腹胀明显减轻，舌淡，苔白，脉滑。守方加丹参 30g，续服 1 周。

三诊：四肢皮疹大部分消退，疹色沉着，睡眠差，守方去土茯苓，加酸枣仁、柏子仁各 10g，续服 1 周，诸症消失。

案 13：类风湿关节炎

郭某，女，45 岁。患者周身关节疼痛 10 余年，每遇长夏之时疼痛加重。近 1 个月来，患者自觉四肢关节疼痛、肿胀、发热，手指关节畸形，活动受限，并伴有肢体倦怠，胸闷不饥，食纳呆滞，恶心不吐，舌淡苔白腻，脉缓。实验室检查：血沉 40mm/h，类风湿因子强阳性。西医诊断：类风湿关节炎；中医诊断：湿热痹。治法：清利湿热，通经活络。方用三仁汤加减：杏仁 12g，滑石 15g，通草 5g，白蔻仁 6g，竹叶 10g，厚朴 6g，生薏苡仁 15g，法半夏 10g，秦艽 10g，木瓜 15g，桑枝 15g。服药 6 剂后，患者胸闷、恶心、纳呆好转，关节肿痛有所减轻，活动仍受限，前方去厚朴、滑石，加苍术 10g、当归 15g、川芎 10g，继服 6 剂，恶心胸闷已愈，饮食增加，关节肿痛及活动受限明显好转。实验室检查：血沉 20mm/h，类风湿因子阳性。前方加忍冬藤 30g，继续治疗。

五、现代应用

肠伤寒，胃肠炎，肾盂肾炎，布鲁菌病，肾小球肾炎，关节炎等证属湿重于热者。

六、应用经验采撷

湿温初起，卫分症状较明显者，可加藿香、香薷解表化湿；寒热往来者，可加青蒿、草果和解化湿。

七、使用注意

舌苔黄腻，热重于湿者不宜使用。

宣痹汤

一、原文

太阴湿温，气分痹郁而哕者（俗名为呃），宣痹汤主之。(《温病条辨·卷一》)

宣痹汤（苦辛通法）

枇杷叶二钱　郁金一钱五分　射干一钱　白通草一钱　香豆豉一钱五分

水五杯，煮取二杯，分二次服。

湿聚热蒸，蕴于经络，寒战热炽，骨骱烦疼，舌色灰滞，面目萎黄，病名湿痹，宣痹汤主之。(《温病条辨·卷二》)

宣痹汤方（苦辛通法）

防己五钱　杏仁五钱　滑石五钱　连翘三钱　山栀三钱　薏苡五钱　半夏醋炒，三钱　晚蚕沙三钱　赤小豆皮三钱，赤小豆乃五谷中之赤小豆，味酸肉赤，凉水浸取皮用，非药肆中之赤小豆，药肆中之赤豆乃广中野豆，赤皮蒂黑肉黄，不入药者也

水八杯，煮取三杯，分温三服。痛甚，加片子姜黄二钱、海桐皮三钱。

二、方歌

宣痹汤内用山栀，赤豆滑翘蚕沙施，
苡杏半夏木防己，湿热痹痛此方医。

三、临证要点

本方主治湿热阻滞经络所致痹证。以骨节烦疼，局部灼热红肿，寒战热烦，面目萎黄，小便短赤，苔黄腻或灰滞为临证要点。

四、临床应用案例采验

案 1：胸痹

徐某，男，22 岁。患者于半年前因用力过度后，发生经常咳嗽，胸背疼痛，呼吸不舒，时而太息。经某医院 X 线胸部透视，未见明显病变。现症：胸前闷痛，牵引背部及左臂，并有短气，入夜尤甚。舌苔薄白，脉象寸部沉涩，尺部缓。证属胸中清阳不宣，阴浊凝结。夜属阴，阴浊盘踞

胸中，故入夜则痛甚。治当轻辛宣阳，除痰降浊。方用宣痹汤加味：郁金、香豉、通草、桔梗、沉香、桂枝各6g，枇杷叶12g，白芥子4.5g。饭后服。

二诊：药后胸痛减轻，呼吸稍畅，咯痰较易。前方再服2剂，胸痛完全消失，其他症状亦痊愈。

案2：胸闷咳嗽（支气管炎）

陈某，女，46岁，因感胸部闷塞半年余，伴咽阻咳嗽半个月来诊。患者素有慢性咽炎及支气管炎史。半年前，患者因受凉感冒后引发胸闷，重时胸闷如窒，并间作咳嗽，多次就诊，均诊为上呼吸道感染、支气管炎。曾服用多种消炎药、止咳药及三拗、桑菊类方无效。半个月来胸闷渐甚，伴咽梗、咳嗽，经心电图、胸部X线等检查，未有异常发现。刻诊：胸闷如窒，咽部似有物作梗，稍咳，痰少白黏，纳呆恶心，头晕身重，心烦不渴，二便尚调。舌质暗红，苔黏腻淡黄，脉濡。证属湿痰内结，肺痹失展。遂拟吴氏宣痹汤加味，以期祛化湿痰，调气开结，而复肺之宣降。处方：射干10g，郁金10g，枇杷叶10g（包），淡豆豉6g，石菖蒲4g，茯苓10g，杏仁10g，甘草3g，通草3g。药服3剂，胸渐松适，咽阻亦轻，舌苔较前薄净。5剂尽服，诸症解除，胃口亦开，咳嗽已除。后以沙参六君加紫菀、冬花辈善后。

案3：呃逆

杨某，男，31岁，2个月前出行冒雨，衣服湿透，数日后头痛恶风，身体重痛。服解表药得汗，头痛恶风已罢，而身体重痛未除，医以为虚，投补中益气汤，次日高热口渴，复认为阳明证，先后用过白虎汤、承气汤，热亦不退，反增呃逆，更医见脉结代，用炙甘草汤而呃逆愈剧。刻下症：面色暗垢，身热无汗，胸闷心烦不寐，小便短少，大便不通，纳少口燥，时时呃逆，牵动全身，振动床架，舌淡红苔薄白燥，脉濡促。此乃湿温误治，肺气为湿热之邪痹郁，清阳不展使然，遂用上焦宣痹汤宣其痹郁而透化湿热。方药：枇杷叶、射干各15g，枳壳、郁金、香豉各10g，通草8g。3剂。

3日后复诊：症无变化，知病日久，病结尤深，非一二剂能够通达，上方再进3剂，汗出，吐宿食痰涎数口，呃逆减少，大便1次，脉静身凉，精神清爽，知饥索食，调理月余而安。

案4：腹痛

蔡某，女，45岁。患者右上腹部阵发性剧痛，并向腰背部反射，发作时辗转不安，不能平卧，腹胀，伴恶心呕吐，大便不通，小便短赤，舌质淡红，苔黄浊，脉细滑数。检查：体温37.5℃，心肺正常，右上腹明显压痛，腹软，肝脾未触及，肠鸣音亢进。白细胞12.3×10^9/L，中性粒细胞0.85，淋巴细胞0.13，嗜酸性粒细胞0.02，血淀粉酶250U/L。X线透视：胃及结肠充气，回盲部中段见一约6cm液平面。经西医给予消炎、止痛治疗，酸痛未见明显缓解，腹胀加剧。曾用疏肝理气法治疗，也未见效，延至第4天，改用加味宣痹汤（鲜枇杷叶、射干各9g，郁金、枳实、豆豉、川厚朴各6g，大黄12g，通草3g）加大腹皮、莱菔子。药后矢气频作，大便连通2次，疼痛缓解，腹胀消除，继用和胃理气化湿法以善后。

案5：癃闭

赵某，男，58岁，反复咳嗽气喘3年，诊为慢性支气管炎肺气肿，此次发作3个月余，西医予以抗生素、止嗽定喘治疗有所缓解，后又出现小便不利、水肿，用强心利尿剂，只能显效一时。近日来咳嗽加剧，小便不通。症见：咳嗽痰喘，胸闷，呃逆不已，小便不利，小腹胀迫，声如瓮中出，口干不饮，欲大便而不后重，舌淡红，苔白厚欠润，脉濡。证属肺气痹塞，水道不通。治宜开肺宣痹，通调水道。方用宣痹汤加葶苈子：枇杷叶30g，射干、郁金、香豉、通草、葶苈子各10g，1剂后小便3次，共约1000mL，大便1次，量多，痰喘略减。继原方再进2剂，咳嗽、水肿减退，二便通利，舌淡苔薄，脉和缓，守上方加人参10g，调治旬余而安。

案6：梅核气

赵某，女，40岁。患者因丧女悲哀，忧思郁悒，肺气失于宣肃，胸膈憋闷，咽喉梗噎，状如梅核。前医予以半夏厚朴汤多剂，病情不减，反增心烦、口苦、咽干之症。现诊其脉细滑，寸口滑大，苔薄黄。乃为肺气膹郁，气郁化火，灼津炼痰所致。拟宣肺解郁，清气化痰。予以宣痹汤加减：鲜枇杷叶30g，广郁金、炙射干各12g，黄芩9g，通草、枳壳、桔梗各5g，3剂而愈。

五、现代应用

风湿性关节炎，类风湿关节炎，下肢结节病证属湿热痹痛，见关节红肿痛者。

六、应用经验采撷

骨节痛甚者，加姜黄、桑枝、海桐皮，加强通络止痛；湿热较重者，加苍术、黄柏，以清热燥湿。

七、使用注意

本方适用于湿热阻滞经络之痹证。若为风寒湿痹证，则非本方所宜。

桑杏汤

一、原文

秋感燥气，右脉数大，伤手太阴气分者，桑杏汤主之。(《温病条辨·卷一》)

桑杏汤方（辛凉法）

桑叶一钱　杏仁一钱五分　沙参二钱　象贝一钱　香豉一钱　栀皮一钱　梨皮一钱

水二杯，煮取一杯，顿服之，重者再作服（轻药不得重用，重用必过病所。再一次煮成三杯，其二、三次之气味必变，药之气味俱轻故也）。

二、方歌

桑杏汤中象贝宜，沙参栀豉与梨皮，
身热咽干咳痰少，辛凉甘润燥能医。

三、临证要点

本方主治外感温燥证。以身热不甚，口渴，咽干鼻燥，干咳无痰或痰少而黏，舌红，苔薄白而干，脉浮数而右脉大者为临证要点。

四、临床应用案例采验

案1：顽痰久咳

患者，女，45岁，因受冷发病。患者头痛，发热，全身不适，继而咳嗽痰多，呈白色浓痰。经当地诊治，头痛发热减轻，但咳嗽不减，尤以早晚为甚，虽经辗转月余，历经数医之手但前症未减，症见咳嗽痰多色黄且黏稠难咯，胸部憋闷，口渴，便黄，舌红，苔黄厚腻，脉弦滑。证属痰热蕴肺，肺失宣降。治宜清泻肺热，化痰止咳。投以桑杏汤加减：桑白皮、杏仁、败酱草各15g，桔梗、紫菀各12g，黄芩、半夏、葶苈子、陈皮各10g，生石膏30g，甘草9g，3剂。进上方后患者自觉咳嗽明显减轻，胸痛缓解，咯痰减少，遂以前方去石膏，加贝母、远志各9g，继服5剂而诸症俱愈。

案 2：上气道咳嗽综合征

张某，女，35 岁，3 年来反复咳嗽，此次已发作 1 个月，既往有慢性鼻窦炎史。经用感冒药、抗过敏药及各种抗生素后，仍咳嗽不已。现症：咳嗽，咳痰白黏量少，黏附咽喉感，咯吐不爽，频作清嗓，鼻塞，时有黄稠鼻涕，咽干痛作痒，口干欲饮，舌质红苔薄黄，脉浮数。查鼻窦部有压痛，咽部黏膜轻度充血，可见淋巴滤泡增生，两肺呼吸音清晰，未闻及干、湿性啰音，血常规及胸片无明显异常。证属风燥阻肺，肺气失宣。治宜疏风清肺，润燥止咳。方用桑杏汤加减：桑叶 10g，杏仁 10g，南沙参 15g，浙贝母 10g，淡豆豉 10g，栀子 10g，牛蒡子 10g，苍耳子 10g，桔梗 12g，前胡 12g，蝉蜕 10g，生甘草 6g。7 剂，每日 1 剂，水煎，分早晚 2 次温服。服药期间，忌食辛辣刺激之物。

复诊：咳嗽明显减轻，痰色白易咯出，稍有鼻塞，咽干不适，原方加黄芩 12g、连翘 10g，再服 7 剂后诸症渐除。

案 3：喉源性咳嗽

王某，女，67 岁。患者诉 5 天前因用空调感冒后出现咳嗽少痰，咯痰不爽，咽干微痛，咽痒则咳，自行在药店购买阿奇霉素、氧氟沙星（患者对青霉素药过敏）、抗病毒冲剂、感冒清、桑菊片等药服用后，虽感冒症状有所缓解，但仍咳嗽不止，咽痒如蚁行，故来就诊。诊见：咳嗽、咽痒，痰黏难咯，口干不欲多饮，大便干燥，咽部微充血，咽后壁有淋巴滤泡增生，舌质略红，苔薄少，脉弦细。细问病史后，分析该患者适逢冬季气候寒冷干燥使用热空调，加之患者年事已高，抵抗力下降，而致燥热侵犯咽喉，内犯于肺，肺失清肃之功，故出现上述症状。予以桑杏汤加减：桑叶、杏仁、栀子、浙贝母，麦门冬、防风、薄荷、牛蒡子、桔梗、木蝴蝶、射干、僵蚕各 12g，梨皮、板蓝根、银花各 30g，蝉蜕 10g，甘草 5g。服上方 3 剂后，患者症状缓解，嘱继服 3 剂，咳嗽、咽痒症状消失，咽部已不充血。因患者职业为教师，所以平素讲话较多，有慢性咽炎史，并反复发作，致咽后壁淋巴滤泡增生，甚至后壁黏膜有轻度萎缩现象，故给予六味地黄汤合沙参麦冬汤化裁治疗 1 个月，查咽后壁淋巴滤泡增生减少。随访 3 个月咽炎未再发作。

五、现代应用

上呼吸道感染，急、慢性支气管炎，支气管扩张咯血，百日咳等证属外感温燥，邪犯肺卫者。

六、应用经验采撷

本方除用于治疗温燥伤肺外，还可用于治疗上呼吸道感染所致的发热、干咳少痰等症。见鼻衄者，重用栀子，并加青黛、青蒿、丹皮、生地清肝凉血；见咽喉干痛者，加牛蒡子清利咽喉，玄参养阴清热；见咳痰黄稠者，加瓜蒌清热化痰。

七、使用注意

因本方证邪气轻浅，故诸药用量较轻，且煎煮时间也不宜过长。

杏苏散

一、原文

燥伤本脏，头微痛，恶寒，咳嗽稀痰，鼻塞，嗌塞，脉弦，无汗，杏苏散主之。(《温病条辨·卷一》)

杏苏散方

苏叶　半夏　茯苓　前胡　苦桔梗　枳壳　生姜　大枣去核　橘皮　杏仁　甘草

二、方歌

杏苏散内夏陈前，枳桔苓草姜枣研，
轻宣温润治凉燥，咳止痰化病自痊。

三、临证要点

本方为治疗轻宣凉燥的代表方，亦为治疗风寒咳嗽的常用方。以恶寒无汗，咳嗽痰稀，咽干，苔白，脉弦为临证要点。

四、临床应用案例采验

案1：风寒咳嗽（支气管炎）

李某，女，10岁，平素易感冒。患儿于10天前不慎着凉后出现咳嗽频作，咯痰色白，咽痒，鼻塞流涕，纳差，口服抗炎、止咳药，疗效不佳，X线诊断为支气管炎，在外院经输液（药名不详）等治疗未见好转。就诊时症见咳嗽，咯痰色白，鼻塞流涕，舌淡红，苔白腻，脉浮紧。检查：咽充血（+），双肺呼吸音粗，双肺可闻及少量中细湿啰音。证属外感风寒，痰湿阻肺。治以疏风散寒，宣肺化痰。处方：杏仁、桔梗、前胡、茯苓、法半夏、陈皮、苏叶（后下）、蛇床子、辛夷花、藿香各10g、甘草3g、生姜2片。每日1剂，水煎服，分3次服。3剂后鼻塞、流涕消失，咳嗽、咯痰减轻，遂于前方中去辛夷花，再进3剂诸症若失。后以玉屏风散善后，随访半年未复发。

案 2：哮喘（支气管哮喘）

刘某，女，38 岁。患者咳嗽气喘，喉中有痰鸣声，已 2 年有余。患者自 1997 年初以来患哮喘病，每遇寒冷及天气变化而加剧，西医诊断为支气管哮喘，屡用氨茶碱、硫酸特布他林片等西药，仅能短期控制。近 1 个月来咳嗽气喘加重，痰多而清稀，喉间有哮鸣声，胸闷气短，形寒肢冷，面色暗淡，口渴喜热饮，舌质淡，苔白腻，脉浮滑。中医诊断为哮喘，证属寒邪内蕴，肺气不宣。治宜疏风散寒，佐以化痰定喘。方用杏苏散加减：杏仁 10g，苏叶 10g，荆芥 6g，桔梗 6g，橘红 10g，半夏 10g，浙贝 15g，炒白芥子 6g，炙紫菀 15g，前胡 6g，黄芩 10g，炙百部 10g，甘草 2g，生姜 5g，炙桑白皮 10g，枳壳 10g，6 剂，水煎分服。1 周后，咳嗽气喘、胸闷明显减轻，痰少而易咳出。原方加莱菔子、苏子、款冬花各 10g，继续服用 6 剂，病告痊愈。随访 1 年未复发。

案 3：顽固性荨麻疹

王某，女，21 岁。该患者全身皮肤反复出现淡红色块疹，奇痒异常，时轻时重，已持续 4 年之久。屡经中西医治疗无效。近日病情转剧遂来我院就诊，诊见患者脉象弦缓，舌苔薄白，躯干及四肢皮肤有散在指盖大或铜钱大不整形之大片扁平隆起，颜色淡红，奇痒难忍，早、晚尤甚。治以清热凉血疏风。药用羌活、荆芥、防风、赤芍、黄芩、生地、苦参、薄荷、元参、丹皮、连翘、苍术、地肤子、甘草等，连服 10 余剂，块疹见消，奇痒减轻，但不久又反复加重，经多方治疗，服药月余效果仍不显著。患者几乎失去信心，又经仔细检查，详细询问，询知患者在每次出疹前则咳嗽、咽痒、胸紧，疹出后则咳嗽、咽痒等症状消失，根据这些症状给予杏苏散加味治之：杏仁、苏叶、枳壳、半夏、陈皮、茯苓、前胡、防风各 10g，麻黄、甘草各 6g。服上方 4 剂后，患者全身皮肤块疹完全消退，奇痒已止，咳嗽、咽痒等症亦消除，本着效不更方之义，又以原方续服 4 剂，数年顽疾竟霍然而愈。

五、现代应用

现代临床常用本方加减治疗感冒、流行性感冒引起的咳嗽、鼻塞，急、慢性支气管炎，支气管扩张，肺气肿之咳嗽证属凉燥痰湿者，并对秋燥伤风咳嗽有良效。

六、应用经验采撷

若无汗，脉弦甚或紧，加羌活以解表发汗；汗后咳不止，去苏叶、羌活，加苏梗以降肺气；兼泄泻腹满者，加苍术、厚朴以化湿除满；头痛兼眉棱骨痛者，加白芷以祛风止痛；热甚者，加黄芩以清解肺热。

七、使用注意

本方为治疗轻宣凉燥的代表方，不能用于治疗温燥、风热感冒，风热咳嗽等病证。

翘荷汤

一、原文

燥气化火，清窍不利者，翘荷汤主之。(《温病条辨·卷一》)

翘荷汤（辛凉法）

薄荷一钱五分　连翘一钱五分　生甘草一钱　黑栀皮一钱五分　桔梗二钱　绿豆皮二钱

水二杯，煮取一杯，顿服之。日服二剂，甚者日三。

二、方歌

翘荷汤内有栀子，连翘薄荷绿豆衣，
更用桔梗兼甘草，辛凉清火效力好。

三、临证要点

本方主治清窍不利证。以两耳鸣响，两目发赤，牙龈肿胀，咽中痛为临证要点。

四、临床应用案例采验

案1：胁痛（慢性胆囊炎，酒精肝）

陈某，男，45岁。患者每晨呕恶，时而上腹胀饱，右季肋区经常隐痛10年余，近1年来病情加重，经中西医多方治疗，效果不显，日渐消瘦，右肋下胀痛加重时，手按可缓解。患者忧心加重，恐患恶病，曾到上级医院检查，诊为慢性胆囊炎，酒精肝。治疗月余，罔效。查：肝大约3cm，表面光滑，压痛（+），六脉弦滑，舌苔厚腻，尖红，两边淡紫。中医诊为胁痛。方药：连翘10g，薄荷7.5g，栀子12.5g，桔梗12.5g，甘草15g，绿豆衣10g，茵陈15g，鸡内金18g，枳壳12.5g（炒），丹参15g，葛根15g，生白术20g。7剂，水煎服。

二诊：呕恶、胀饱消失，肝区压痛显著减轻。再守原意，连进28剂诸症若失。随访至今未见复发。

案 2：咳喘（支气管扩张）

辛某，女，57 岁。患者素有咳嗽、气喘、咯血病史 7 年余，每逢节气交换时病情加重，尤以冬春最为显著，咯血多在 2~4 月发作，夜间汗出如洗，颧红，体瘦，被某医院诊为肺气肿、气管炎、支气管扩张。经过抗菌消炎、止血及中药治疗，疗效满意，只是时常复发，今晨咯吐鲜血一口，即痰中夹血，故来求治。除上症外，尚见舌质红，苔薄黄，脉左关弦，两寸浮，关部稍沉。据其症状、脉象，辨证为肝火犯肺，相火灼伤血络。方药：薄荷 10g，连翘 10g，栀子 15g，绿豆衣 12.5g，桔梗 15g，甘草 15g，白茅根 30g，瓜蒌 15g，前胡 15g，丹皮 12.5g，白及 20g，葶苈子 20g。5 剂，水煎服。

二诊：患者自述药进 2 剂后再未见咯血，咳嗽有好转，不觉气短，夜间已不出汗，面转常色，舌质红，苔白，分布均，脉浮有力，左稍弦，上方去白茅根、白及、葶苈子，续服 4 剂。

随访：自服中药以后，发病次数减少，未再出现咯血现象。

案 3：小儿外感高热

李某，男，3 岁。其母代诉：发热 1 天，咳嗽，纳少，腹胀，大便 1 日未行，舌红苔腻微黄。体温 39.2℃，血常规：白细胞 10.2×10^9/L，中性粒细胞 0.68，淋巴细胞 0.32。证属外感风热，食滞内停。治宜通腑泄热。方用翘荷汤加味：连翘 10g，薄荷 5g（后下），橘红 6g，焦山栀、杏仁、焦山楂、焦六曲、生大黄（后下）各 10g。1 剂，水煎 2 次，浓煎成 200mL。少量分次频服，药后解稀大便 3 次，热退，体温 36.8℃，腹胀消，咳嗽减，饮食增。前方去生大黄、焦山栀，继服 1 剂。调理而愈。

案 4：头痛

叶某，男，30 岁。患者头痛 2 天，伴鼻塞流涕，口苦咽干，目赤，小便短黄，舌红、苔薄黄，脉浮数。治以辛凉润燥。方用翘荷汤加减：连翘、菊花各 15g，辛夷花、苍耳子、白蒺藜、水翁花各 10g，薏苡仁、芦根各 30g，薄荷 6g（后下），荷叶 5g，甘草 6g。1 天 2 剂，早晚分服，服药 3 天痊愈。

案 5：湿温

吴某，女，24 岁。患者身热不退 1 周，身重头痛，咳嗽，胸闷胁满，溲短，汗少，汗微出热稍退。以翘荷汤、三仁汤意化裁：连翘 9g，薄荷

6g，桑叶 9g，杏仁 9g，淡豆豉 6g，薏苡仁 12g，鲜芦根 12g，制半夏 6g，佩兰 6g，淡竹叶 9g，六一散 9g（包）。先后服用数剂，汗出使表邪之湿热从肌腠而解。

五、现代应用

外感高热，急性扁桃体炎，咽炎，急性肝炎，胆囊炎等。

六、应用经验采撷

耳鸣者加羚羊角、苦丁茶；目赤者加鲜菊叶、苦丁茶、夏枯草；咽痛者加牛蒡子、黄芩；胁痛者加茵陈、丹参。

七、使用注意

凉燥，风寒感冒，风寒咳嗽等病证者禁用或慎用。

小陷胸加枳实汤

一、原文

脉洪滑，面赤，身热，头晕，不恶寒，但恶热，舌上黄滑苔，渴欲凉饮，饮不解渴，得水则呕，按之胸下痛，小便短，大便闭者，阳明暑温，水结在胸也，小陷胸汤加枳实主之。(《温病条辨·卷二》)

小陷胸加枳实汤方（苦辛寒法）

黄连二钱　瓜蒌三钱　枳实二钱　半夏五钱

急流水五杯，煮取二杯，分二次服。

二、方歌

小陷胸连夏蒌枳，宽胸散结涤痰优，
痰热内结痞满痛，苔黄脉滑此方求。

三、临证要点

本方主治痰热互结证。以胃脘痞满，或疼痛，或呕吐，舌黄苔滑为临证要点。

四、临床应用案例采验

案1：幽门梗阻

常某，男，38岁。患者上腹部疼痛、进食后缓解已3年，春秋时节反复发作。经某医院X线钡餐透视确诊为十二指肠球部溃疡。曾服用复方铝酸铋、枸橼酸铋钾等药，症状逐渐改善。3天前因工作劳累、饮酒较多后，上腹部痞满疼痛，呕吐，进水则吐，经某医院诊断为十二指肠球部溃疡合并幽门梗阻，建议手术治疗。患者不同意手术遂求中医治疗。检查：体温36.8℃，呼吸16次/分，脉搏72次/分，血压90/71mmHg，神清，检查合作，急性面容，略见消瘦。舌红苔黄腻，脉象弦滑。心肺听诊正常，腹部触诊平坦，心窝部硬满，按之疼痛，叩之有振水音，肝脾未触及。诊断为结胸证。处方：黄连15g，瓜蒌50g，清半夏20g，枳实20g，3剂，水煎服。服药3剂后，呕吐停止，有饥饿感，可进半流质饮食，上腹部胀闷减轻，脉象仍弦滑，舌红苔黄腻，心窝部较硬满，按之疼痛减轻。湿热痰浊渐除，胃失和降好转。处方：黄连 10g，瓜蒌 25g，清半夏、枳实、陈皮、厚朴各 15g。服药 3 剂后诸症消失，随访 1 年未见复发。

案 2：腹痛

吴某，男，48 岁。患者嗜酒，腹痛经年，发无定时，甚者 1 个月数次发作。常因饮酒或食生冷而发病。近月余常见腹泻，1 日前腹痛剧。症见：腹痛喜按，胃脘痞闷胀痛，喜呕，神疲气短，口干不欲饮，大便溏薄，舌苔黄白微腻，脉沉细而滑。证属脾胃虚弱，湿热结滞。治以辛开苦降，健脾和胃。方药：黄连、干姜、砂仁、木香各 10g，瓜蒌壳、党参各 15g，制半夏、白术、枳实各 12g，甘草 6g，蜀椒 5g，饴糖 30g。服药 3 剂，诸症俱减，再 2 剂遂愈，后以六君子汤调理，身健复原，至今未发。

五、现代应用

幽门梗阻，胃痛，嗳气，反胃，腹痛等。

六、应用经验采撷

里热较盛，心烦懊恼者，加栀子、淡豆豉；胸闷者，加杏仁、苦桔梗；舌暗，有瘀斑者，加三棱、莪术。

七、使用注意

心下满痛，喜按压者忌用；无口苦，舌红，苔腻者禁用。

白虎汤

一、原文

手太阴暑温，或已经发汗，或未发汗，而汗不止，烦渴而喘，脉洪大有力者，白虎汤主之；脉洪大而芤者，白虎加人参汤主之；身重者，湿也，白虎加苍术汤主之；汗多脉散大，喘喝欲脱者，生脉散主之。(《温病条辨·卷一》)

白虎汤方（辛凉重剂）

生石膏一两，研　知母五钱　生甘草三钱　白粳米一合

水八杯，煮取三杯，分温三服。病退减后服，不知再作服。

二、方歌

阳明白虎辨非难，难在阳邪背恶寒，
知六膏斤甘二两，米加六合服之安。

三、临证要点

本方主治阳明里热炽盛或热在气分证。以壮热，面赤，大汗出，烦躁，口渴，舌红，苔黄燥，脉洪大或数为临证要点。

四、临床应用案例采验

案 1：乙型脑炎

某患，女，4 岁。主诉：发热头痛伴呃逆、呕吐 5 天。患者 5 天前体温高达 39.5℃，夜寐不安，精神萎靡，时有呃逆，呕吐两次，呈喷射状，入院诊为乙型脑炎，治疗不效，病势反重。症见：壮热无汗，体温持续在 39~40.5℃，躁动不安，渴喜凉饮，小便黄赤，舌苔薄黄，舌质红赤，脉滑数。证属邪在阳明，气分热盛。治以清热生津。仿白虎汤加味：生石膏 60g，知母、连翘各 12g，鲜茅根（后下）、鲜芦根各 30g，太子参 20g，生地 15g，香薷 6g，丹皮 10g，荷梗 12g。水煎服，白天、夜间连进 2 剂，热势下降至 38℃，次日仍按原方继进 2 剂，热即下降到 37.8℃，神志较为安宁，口已不渴，舌苔退，唯汗出多，遂进益气健脾之剂，兼以饮食调理，

月余而愈。

案2：左下叶肺炎

丁某，男，28岁。主诉：发热咳嗽，咯吐黄痰伴胸痛5天。患者2周前出差，因淋雨而感冒，自服感冒药后病情好转。2天后，突然发热，汗出咳嗽，咯吐黄痰，伴胸痛，心中烦躁，呼吸急促。赴医院检查：体温39℃，白细胞15×10^9/L，中性粒细胞0.88。X线胸透示左下叶大片浓密阴影，诊断为左下叶肺炎。入院治疗3日，发热不退，上升39.5℃，邀中医会诊。刻下症：急性面容，眉头触手滚烫，汗出如流，不断索水引饮，舌苔薄黄质红，脉浮有力。左下肺呼吸音减弱。证属风寒入里犯肺，热邪壅遏。治宜清气分之热。方用白虎汤：石膏60g，知母15g，粳米30g，生甘草12g。服药2剂，发热不退，咳嗽并吐铁锈色脓痰，胸痛加剧。上方加粳米50g，喝药前务必搅拌充分，又服2剂，体温退至37.5℃，胸痛大减，上方加三七粉3g（冲服），铁锈痰已瘥，诸症亦愈。

案3：糖尿病

黄某，女，55岁。主诉：口咽干燥，口渴喜饮2年。近2年来患者口咽干燥，口渴喜饮，多食善饥，小便量多，形体逐渐消瘦，血糖9.8mmol/L，尿糖（+++），在某院诊断为糖尿病。长期服用甲苯磺丁脲、格列苯脲、格列齐特等药效果不显。查：舌质红，苔黄少津，脉滑实有力。证属上中下三消，以上中消为主，由肺胃热盛，消耗水谷，灼伤津液所致。治宜清胃泻热，养胃生津。方用白虎汤加减：石膏30g，知母15g，生甘草3g，西洋参6g，石斛10g，天花粉25g，麦冬12g，黄芩10g，玉竹15g。服药15剂后，多饮、多食症状明显减轻，小便次数减少，复查血糖7.8mmol/L，尿糖（+），舌质淡红、苔薄黄少津，原方去黄芩加生地15g。连服30剂，诸症消失，体重增加5kg，空腹血糖正常，尿糖阴性，随访2年未见复发。

案4：精神神经性多食症

朱某，女，39岁。主诉：饮食明显增多15天。患者半个月前出现饮食明显增多，每餐可食米饭500g，夜间饥饿难忍，伴失眠烦躁。查血糖、尿糖均正常，亦无甲状腺功能亢进症。某医院诊为精神神经性多食症。刻诊：形体壮实，口干口苦，一日饭量达2.5kg。皮肤粗糙干涩，心烦急躁，大便如常，舌质红，苔薄黄，脉滑数。证属胃经有火致消谷善饥。治当清阳明之蕴热，少佐通腑泻下。处方：生石膏100g，知母15g，生甘草10g，粳米

3g，生大黄10g（另包，后下）。6剂后，饭量已减为每日食1000g，口苦失眠、心烦急躁已除，皮肤湿润，常有汗出。遂减轻原方剂量，继服18剂而愈。3个月后随访未见复发。

案5：风湿性关节炎

齐某，男，17岁。主诉：双膝关节红肿，灼热疼痛3天。患者发热3天，双膝关节红肿，痛不可触，得冷而舒。经西药治疗，发热时作时止，病变进行性加重。伴口渴欲饮，烦躁汗出，恶风，小便黄赤，舌苔黄燥，脉数有力。查：体温38.8℃，白细胞1.25×10^9/L，红细胞沉降率增快，抗"O">500单位。西医诊断为风湿性关节炎（活动期）；中医诊断为热痹。治以清热除湿通络。方用白虎汤加味：石膏45g（先煎），知母、栀子、连翘、防己、黄柏各10g，粳米、秦艽各12g，桂枝、甘草各5g。2剂后热减，关节疼痛缓解，红肿未见加剧。

二诊：上方石膏减为30g（先煎），加赤芍、威灵仙各10g，上方加减再服8剂，体温正常，双膝关节红肿尽消。

五、现代应用

1. 急性传染性和感染性疾病：流行性乙型脑炎，流行性脑脊髓膜炎，大叶性肺炎，流行性出血热，麻疹，钩端螺旋体病，流行性感冒，肠伤寒，败血症等。

2. 代谢性疾病及结缔组织疾病：风湿热、糖尿病等所致的内热等。

3. 五官科疾病：急性口腔炎，牙龈炎，结膜炎，角膜炎，视神经乳头炎等。

4. 过敏性疾病：皮肤瘙痒症，过敏性皮炎，药疹，过敏性紫癜等。

5. 其他疾病：产后高热，癌性发热，精神神经性多食症，风湿性关节炎，原发性三叉神经痛等。

六、应用经验采撷

证属气血两燔，引动肝风，见神昏谵语、抽搐者，加羚羊角、水牛角、钩藤；兼阳明腑实，见谵语、大便秘结、小便短赤者，加大黄、芒硝；气短乏力者，加人参、黄芪、党参；烦渴引饮者，加天花粉、芦根、麦冬。

七、使用注意

表证未解见无汗发热，口不渴者；脉见浮细或沉者；血虚发热，脉洪不胜重按者；真寒假热之阴盛格阳证等均不可误用。

白虎加人参汤

一、原文

手太阴暑温，或已经发汗，或未发汗，而汗不止，烦渴而喘，脉洪大有力者，白虎汤主之；脉洪大而芤者，白虎加人参汤主之；身重者，湿也，白虎加苍术汤主之；汗多脉散大，喘喝欲脱者，生脉散主之。（《温病条辨·卷一》）

白虎加人参汤方

即于白虎汤内，加人参三钱。

二、方歌

服桂渴烦大汗倾，液亡肌腠涸阳明，
膏斤知六参三两，二草六粳米熟成。

三、临证要点

本方主治邪热炽盛，津气两伤证。以发热，口渴，烦躁，汗出，舌红少津，脉洪大而芤或洪数为临证要点。

四、临床应用案例采验

案 1：糖尿病汗症

患者，男，64 岁。主诉：自觉烘热汗出 1 个月。患者有糖尿病，原发性高血压病史 20 年，现血糖、血压平稳，大渴喜饮，冷热均可，大汗出，口干舌燥，口苦，周身有高热样酸痛，体温正常，双腿无力，无体重下降，食欲良好，血压正常，大便自调，舌红，苔薄白少津，右脉滑数，左脉细滑。曾静脉滴注抗生素治疗月余无效。证属阳明热盛，阴分耗伤。予以白虎加人参汤：生石膏 50g，知母 12g，炙甘草 6g，粳米 1 把，沙参 12g，桂枝 6g。5 剂，水煎米熟汤成温服。

复诊：患者诉服第 1 剂后即觉症状明显减轻，5 剂服完，偶有面部烘热，余症消失，继予竹叶石膏汤善后。

案 2：甲状腺危象

杨某，女，26 岁。主诉：烦躁、谵妄伴腹泻多次 1 天。患者因患“甲状腺功能亢进症”在门诊服药后住院手术治疗，手术顺利，术后 24 小时左右患者突然烦躁不安，谵妄，腹泻水样便数次，且高热，口渴喜饮，大汗淋漓。舌红而少津，苔黄，脉数而虚大无力。诊断为甲状腺功能亢进症术后并发甲状腺危象。中医辨证为阳明热盛，气津两伤。治宜清热除烦，益气生津。遂投：生石膏 100g，知母 10g，炙甘草 6g，粳米 15g，人参 10g。速煎 1 剂口服，上症迅速减轻。再投 3 剂善后，诸症消失，治愈出院。

案 3：肺脓肿

陈某，男，51 岁。主诉：发热汗出，咳嗽咯痰 5 天。患者 3 天前感受外邪出现恶寒发热，未经治疗。后出现身热，无汗体痛，自服对乙酰氨基酚 3 天，药后大汗出，汗出热不解，日晡热盛，右侧胸痛，咯吐黄脓腥臭痰，气喘难卧。胸透示：右中肺脓肿。在当地医院经西药抗感染治疗 5 天，咯痰见减，但身热不退，大汗，咳嗽较剧，口干渴，言语低弱无力，便干溲黄。舌红苔无，脉大而无力。中医辨证为表解里热炽盛，热迫津泄，肺失清肃。处以白虎加人参汤增味：石膏（先煎）、粳米各 100g，知母 12g，黄芩、南沙参、北沙参各 20g，桃仁 15g，苡仁 60g。另采鲜芦根，每日 0.5kg 煎水频服。第 3 天，患者热解，汗减，胸痛除，原方续服 4 剂。诸症均已大减，后投麦冬汤善后调理，周余痊愈。

案 4：类风湿关节炎

某患，男，51 岁。主诉：两手指关节肿大疼痛，屈伸不利 1 个月。西医诊断为类风湿关节炎。先后服用西药及结合中药治疗，效不显。诊见：身热口渴，汗出，手指等小关节不能屈伸、疼痛，双侧手指近端指间关节屈曲畸形，关节肿胀，略有压痛，检查示：RF（+），CCP 抗体（+）。脉浮洪数有力，重按无力，尺脉拘急而涩，舌质红，黄苔少津。中医诊断为筋痹，证属热盛气阴两伤。治宜清热生津，缓急止痛。处方：石膏 15g（纱布包煎），知母 12g，生晒参 10g，炙甘草 6g，粳米 1 小把（自备）。

二诊：脉稍洪数，沉取有力，原方继服 4 剂。

三诊：手指轻度僵硬，以甘药泻心脉、缓筋急，养阴生津。诸症大消，关节拘痛好转，至今未复发。

案5：精神性烦渴多饮综合征

邹某，女，48岁。主诉：口渴喜饮，小便量多数年。患者家中连遭不幸，日久症见口干舌燥，渴喜冷饮，饮不解渴，日饮水达18000mL，小便量多，但明显少于饮水量，胸中灼热，如炉火烘烤，心烦，常欲到野外奔跑，纳食正常，大便调，舌质红，苔薄黄而干，脉滑数。尿糖（–），血糖正常，禁饮试验：有反应。中医诊断病属上消，证属热盛津伤。治宜清热生津。处方：生石膏100g，知母、天花粉、粳米各30g，甘草10g，党参15g，每日1剂，水煎服。服上方5剂，诸症减轻，饮水量减至每日约6000mL；上方生石膏减至60g，继用5剂，诸症基本消失，饮水量接近正常；改用沙参麦冬汤加生石膏30g调理而愈。随访5年无复发。

案6：尿崩症

郑某，男，4岁。主诉：去年患肺结核病，经治疗病情好转，局部病灶硬结。治疗过程中继发尿崩症已半年左右。春节后感冒发热，经治疗发热退，但口渴入饮更甚，终日不断喝水，不断排尿，24小时尿量多达4000mL以上。现形体消瘦，纳食极少，夜寐烦躁，大便干结，3~4天一次，小便清长，舌尖边红，苔薄黄而干，脉虚数。此乃后天精气不足，脾胃火邪刑金。治以清热养阴，固摄精气。予以人参白虎汤加减：沙参、百合各15g，知母、麦冬、竹叶、桑螵蛸、益智仁各9g，生石膏、粳米、生牡蛎各24g，甘草3g。共服16剂，口渴减轻，知饥能食，夜寐较佳，大便干，2天一次，小便减少，舌尖边红，苔薄黄，脉虚数，以前方去生石膏、知母，加强清热养阴，加减服用16剂，症状大为改善，一日夜饮水减至1000mL左右，小便量约1500mL，胃纳增进，面色转荣，性格活泼。5个月后随访已恢复正常。

案7：焦虑症

某患，女，59岁。主诉：情绪焦躁不安数月。患者数月来情绪焦躁不安，西医诊为焦虑症，并给予多种抗焦虑药物，疗效欠佳。后经中医给予疏肝、清心养心方剂亦未见效。诊见患者烦躁不宁，眠差，口干欲饮，便干，舌质略红，苔薄黄，脉滑略数。细询病史，半年前曾患感冒风寒，治疗后虽缓解却添此疾。证属风寒久羁，内郁化热，扰动心神。予以白虎加人参汤：生石膏60g，人参6g，知母12g，粳米15g，甘草9g，3剂。日1剂，水煎分3次，饭后服用。

二诊：烦躁大减，睡眠安稳，舌中黄苔基本消退，大便日行一次，效不更方，石膏剂量更为45g，余药不变，续服3剂，诸恙悉除，随访半年，未见复发。

案8：小儿夏季热

宁某，男，2岁。主诉：发热、口渴、尿多月余。入夏起病，曾到多家医院检查诊治，诊断为夏季热，延缠月余，治疗无效，故转中医诊治。因病延日久，患儿已体瘦色萎，食欲不振，烦躁不安，体重较病前减少2.5~3kg。病属伤暑，治宜益气固元。方用人参白虎汤加减：党参（或生晒参）6g，麦冬5g，竹叶4g，生石膏15g，甘草3g。每天1剂，煎2次，混和分3次服，每3小时一次。10余天后，稽留热由40℃上下，降为39℃上下，其他症状也随之好转，食欲大增。守方不变，又服1周，体温降至38℃上下，而不再下降，但口渴、尿多基本痊愈，饮食恢复，体重逐渐增加。继以人参白虎汤加减或生脉散加减（党参、麦冬、甘草，必要时加生石膏）代茶饮而治愈。

案9：勃起功能障碍

江某，男，26岁。主诉：阴茎间断不能勃起伴性欲减退、早泄近1年。患者1年前曾2次患重感冒，此后即间或出现阳痿，并伴有性欲减退和早泄，曾服用补气助阳之药未见好转。刻诊：形体消瘦，午后身热，食欲欠佳，口渴喜凉，动则汗出，大便溏泄不爽，小便短黄，舌边尖红，苔黄腻，脉细数。此为热盛阳明，气阴两伤之证。予以人参白虎汤：人参10g（炖服），生石膏20g，知母15g，甘草6g，粳米30g。服此方10剂而痊愈。

五、现代应用

1. **感染性疾病：**流行性感冒，肺炎，肺脓肿，结核性脑膜炎，病毒性脑炎，脓毒症等。

2. **代谢性疾病及结缔组织疾病：**甲状腺功能亢进症，糖尿病风湿热，红斑狼疮等。

3. **其他疾病：**热射病，小儿夏季热，外阴瘙痒症，产后高热，癌性发热，勃起功能障碍等。

六、应用经验采撷

热盛津伤见口渴者，加麦冬、天花粉、生地、玄参；气虚乏力者，加山药、黄精、黄芪；大便秘结者，加火麻仁、郁李仁、生白术。

七、使用注意

发热恶寒，无汗口渴者；脉浮弦而细或脉沉者；口渴喜热饮不思冷者；腹痛拒按者；口不渴，舌苔白润者，均忌用。

白虎加苍术汤

一、原文

手太阴暑温，或已经发汗，或未发汗，而汗不止，烦渴而喘，脉洪大有力者，白虎汤主之；脉洪大而芤者，白虎加人参汤主之；身重者，湿也，白虎加苍术汤主之；汗多脉散大，喘喝欲脱者，生脉散主之。（《温病条辨·卷一》）

白虎加苍术汤方

即于白虎汤内加苍术三钱。

二、方歌

苍术白虎治湿温，膏知为帅气热清，
反佐苍术燥脾湿，和胃还须草米临。

三、临证要点

本方主治湿温病。以身热胸痞，汗多，舌红，苔白腻为临证要点。

四、临床应用案例采验

案 1：小儿高热

李某，男，5 岁。患儿持续发热 3 天，曾到某医院以西药治疗热不退，入夜热骤升至 39.5℃，全身肌肤灼热，咽喉红肿（+++），右侧化脓，唇干，舌红，苔黄腻，脉滑数。诊为急乳蛾性扁桃体炎，证属肺胃热盛，火邪上冲。治宜清热解毒燥湿，佐以疏风解表。处方：生石膏 30g（先煎），知母、马勃各 10g，青天葵、蝉蜕各 8g，板蓝根、玄参各 15g，苍术 6g，甘草 3g，2 剂，每日 1 剂，嘱停用西药。

2 天后复诊：体温 36.8℃，其母谓服中药 1 剂后，热退至 37.5℃，夜凉安睡。尽剂，热退纳可，二便自调，咽喉红肿（+），脓点消失。再服 1 剂善后。

案 2：产后发热

罗某，女，27 岁。产后开始发热（39~40℃），午后为甚。血红蛋白 100g/L，白细胞 14.5×10^9/L，中性粒细胞 0.86，淋巴细胞 0.14，血沉 32mm/h，血培养无菌生长，大小便正常，胸透与心电图检查心肺无异常。经抗生素、激素等治疗，其发热持续不退。现症：发热月余，午后热盛，无恶寒，汗出热不退，头晕而重，胸闷纳呆，口干少饮，恶心欲吐，少腹坠痛，恶露不净，稍闻其臭，小便黄少，大便不畅，脐下压痛，未触及包块，舌质淡红，苔白腻而黄，脉弦而涩。患者素质康健，初产之后，由于多食甘肥，阻碍脾胃之运化，湿从内生，蕴而藏热，充斥三焦，宣泄郁闭，再则离经之血残留，病而为热。湿、热、瘀三者相搏，壅塞于内，难以宣散消透，故出现发热不退、身重纳呆、腹部坠痛、恶露稍臭等。治宜宣泄清透，活血行瘀。方用白虎加苍术汤合生化汤化裁：石膏 40g，竹叶 10g，知母 10g，苍术 15g，连翘 12g，山栀 10g，薏苡仁 15g，当归 12g，桃仁 12g，红花 8g，甘草 8g，2 剂后体温降至 37.5℃，阴道流出瘀块，腹部坠痛顿消。原方去桃仁、红花、山栀，石膏改为 20g，加川芎 10g，又进 2 剂，体温正常，胸闷消失，纳谷渐增，血常规、血沉正常，感染得以控制。

案 3：变应性亚败血症

缪某，女，29 岁。患者曾于 1984 年 2 月、1985 年 10 月，先后 2 次恶寒高热，伴有咽痛、周身关节疼痛、皮疹等，在某医院做各项检查，除白细胞总数及中性粒细胞增高、血沉加快外，其他各项实验室检查均无异常，用多种抗生素皆无效，拟诊为变应性亚败血症，予以地塞米松、吲哚美辛等治疗而愈。本次因产后起居不慎而受凉，宿恙又发，经服麦迪霉素及羚羊感冒片等无效，遂于 1987 年 1 月 21 日入院。刻诊：高热汗出，烦渴引饮，咽痛口苦，周身关节疼痛，小溲色黄，大便自调，舌边尖红，苔黄厚腻，脉洪滑数。检查：体温 40.4℃，胸颈部可见皮疹，压之褪色，脾大 1cm。白细胞总数 26×10^9/L，中性粒细胞 0.86，淋巴细胞 0.14，血沉 76mm/h，肥达反应阳性，类风湿因子（–），抗“O”、骨髓、血培养、淋巴活检均无异常。西医诊断为变应性亚败血症。中医诊断属温病及热痹范畴，辨证系阳明气分热盛，兼夹太阴之湿。湿热蕴蒸，充斥表里，是以诸症迭见。治拟清热除湿，宣痹通络。方用白虎加苍术汤加减：生石膏 30g，肥知母 10g，生茅术 8g，板蓝根、银花各 15g，黄芩 10g，连翘、虎杖各 15g，羌活 8g，薏苡仁、天花粉各 10g，生甘草 3g。一日 2 剂，每剂水煎 2 次，每 6 小时服 1 次。1 月 23 日周身关节疼痛略减，白细胞总数 9×10^9/L，中性粒细胞 0.78，体温下降不明显。仍守前方日服 2 剂。24 日下午体温降至 37.6℃，周身关节疼痛大减，苔转薄腻。再给予原方日 1 剂，25 日体温恢复正常，余症也消除。复查白细胞总数及血沉均正常，继以原方巩固。前后住院治疗 18 天，痊愈出院。

五、现代应用

各种原因引起的高热，乙型脑炎，急性痛风性关节炎等。

六、应用经验采撷

咽喉痛，扁桃体红肿化脓者，加天葵、蝉蜕、玄参、马勃；大便干结者，加瓜蒌仁、火麻仁。

七、使用注意

因方中清热药力大于祛湿药力，临床应用本方时以热重于湿之证为佳；寒湿证者禁用。

化斑汤

一、原文

太阴温病，不可发汗，发汗而汗不出者，必发斑疹；汗出过多者，必神昏谵语。发斑者，化斑汤主之。(《温病条辨·卷二》)

阳明斑者，化斑汤主之。(《温病条辨·卷二》)

化斑汤

生石膏一两，捣细　知母四钱　生甘草三钱　元参三钱　犀角二钱　白粳米一合

水八杯，煮取三杯，日三服。滓再煮一盅，夜一服。

二、方歌

化斑汤用石膏元，粳米甘犀知母存，
或入银丹大青地，温邪斑毒治神昏。

三、临证要点

本方主治气血两燔证。以壮热，口渴，躁扰不安，甚或神昏谵狂，发斑吐衄，舌质深绛，苔黄燥为临证要点。

四、临床应用案例采验

案1：过敏性紫癜

某患，女，16岁。主诉：双大腿、小腿出现鲜红色皮疹3天，3天前患者双大腿、小腿密布黄豆大鲜红色皮疹，化验血常规各项均正常。尿检查：无蛋白尿、管型尿。近日口渴咽干，食欲尚可，小便色黄，大便略干，舌质红脉滑有力。诊断为过敏性紫癜（单纯型），证属血热壅盛，兼感表邪，热灼血络，瘀滞于皮下而发。治宜清热解毒，凉血滋阴。处方：石膏30g（打碎先煎），知母12g，生甘草10g，玄参10g，水牛角30g，银花15g，大青叶15g，丹皮10g，生地20g，水煎服，日1剂。

二诊：服药5剂后大便正常，小便不黄，紫癜开始消退，上方去石膏，加赤芍10g，又服5剂。

三诊：皮损消退，无新疹出现，但觉乏力，加党参15g、黄芪20g，又

服3剂，紫癜全消，3个月后随访未见复发。

案2：荨麻疹

周某，男，13岁。主诉：荨麻疹再发数日。曾患荨麻疹3次均需住院治疗。近日来荨麻疹复发，周身痒极，烦躁不安，伴发热，口苦纳少，大便2日未行，尿少色黄。刻诊：面肤红赤，周身满布大块疹片，肤色红赤，唇红，舌较干苔深黄，脉洪数，体温38.5℃。此为外邪侵袭，客于肌肤，由表及里，气血两燔，迫疹而出。治当清热凉血。方选化斑汤：生石膏30g，玄参、知母、金银花各10g，大青叶15g，丹皮10g，生地15g，甘草5g。嘱进2剂。药后周身不痒，疹团消失，热已退尽，继原方增损3剂善后，至今多年未发。

案3：鼻衄

黄某，男，18岁。患者鼻衄3年余，每年均发作3~4次，每次均因失眠或饮食辛热而触发。此次鼻衄乃食辛热之品而诱发，经鼻腔填压，血仍不止，故而前来求治于中医。刻诊：面颊红，唇干色赤，口气秽臭，舌正红苔薄黄，脉弦而数。此为胃火炽盛，灼伤血络，迫血妄行。治以清热，凉血，止血。方选化斑汤加减：生大黄10g，生石膏30g，玄参、生地各15g，丹皮10g，大青叶30g，知母10g，甘草6g。嘱进3剂，药后鼻衄已止，夜能安睡，遂以原方加减再进2剂以巩固。至今多年未发。

案4：原田病

患者，女，22岁，因双眼视力骤降1周，伴头晕、头痛、耳鸣入院治疗。血压126/76mmHg，视力：右眼指数/0.5m，左眼指数/1m，角膜后沉着物（+），房闪（-），视盘境界模糊，网膜面可见数个境界模糊的渗出斑，其上视网膜水肿，静脉扩张迂曲。诊断为原田病，住院治疗13日。每日静脉滴注地塞米松10mg，双眼视力0.5。KP（-），视网膜残留水肿条纹。出院后1周，因头晕、头痛、耳鸣症状加剧，视力下降，站立不稳再次入院，查视力：右眼0.08，左眼0.1，右眼KP（++），左眼KP（+）。视网膜明显水肿，双眼视盘水肿高约3D，视网膜下有白色点状沉着物。静脉滴注地塞米松10mg，同时服加减化斑汤生石膏100g（先煎），生石决70g（先煎），水牛角50g（先煎），玄参15g，生地20g，知母10g，山药15g，丹皮10g，川黄连5g，葛根10g，青黛10g，生甘草6g，紫草15g，每日1剂。5天后双眼视力0.6，KP（-），视盘及视网膜水肿基本消退，即停用地塞米松，继续服用加减化斑汤，加党参、黄芪、白术。双眼视力 1.2，视网膜呈晚霞状，病愈出院，至今未见复发。

案 5：中耳炎

沙某，男，13 岁，左耳疼痛，发热，耳内流脓 5 天，经治不效。刻诊：体温 38.6℃，痛苦面容，左耳轮红肿，乳突处灼热压痛，耳门口黄脓流出，恶臭，舌赤苔黄厚，脉弦数。此为外感邪毒，侵袭耳窍，邪热内蕴，酿而成脓。治当清热解毒。方用化斑汤加味：生石膏 30g，知母 10g，银花 20g，大青叶、紫花地丁各 30g，丹皮、生大黄各 10g，生地 20g，甘草 3g。2 剂药后热已趋降，大便畅通，耳痛较前减轻，流脓亦少，舌尚赤苔黄薄，脉弦缓，体温 37.5℃。药已中症，以前方继服 12 剂，病获痊愈。

案 6：血小板减少症

肖某，女，21 岁，发热头痛，皮下赤点，鼻孔牙缝出血，阴道流血月余，曾用激素治疗，血小板从 20×10^9/L 降至 5×10^9/L，以致病危。刻诊：面肤红赤，唇如涂脂，口臭，舌正红、苔黄薄，脉洪数。据脉察证，诊为阳明胃热亢盛，迫血妄行。治当清热凉血。方选化斑汤：生石膏 120g，玄参 20g，生地 30g，知母 20g，银花 15g，丹皮 20g，大黄 10g，大青叶 30g，甘草 15g。嘱服 3 剂。药后头痛已减，鼻与牙缝、阴道出血锐减，药已应证，未曾更弦，前后服药 50 余剂，生石膏用量达 15kg，症状均消失，血小板上升至 140×10^9/L，随访 1 年，未见复发并顺产 1 男婴。

五、现代应用

现代临床常用本方治疗皮肤病，如过敏性紫癜、荨麻疹、油漆皮炎、银屑病等。

六、应用经验采撷

临床为加强清热凉血效果，可加丹皮、赤芍、大青叶；肌肤发斑者，加竹茹、蝉蜕清热化斑解毒。

七、使用注意

本方原方中用犀角，现多用水牛角代替，并需重用。

清营汤

一、原文

太阴温病，寸脉大，舌绛而干，法当渴，今反不渴者，热在营中也，清营汤去黄连主之。(《温病条辨·卷一》)

脉虚，夜寐不安，烦渴舌赤，时有谵语，目常开不闭，或喜闭不开，暑入手厥阴也。手厥阴暑温，清营汤主之；舌白滑者，不可与也。(《温病条辨·卷一》)

阳明温病，舌黄燥，肉色绛，不渴者，邪在血分，清营汤主之。若滑者，不可与也，当于湿温中求之。(《温病条辨·卷二》)

小儿暑温，身热，卒然痉厥，名曰暑痫，清营汤主之，亦可少与紫雪丹。(《温病条辨·卷一》)

大人暑痫，亦同上法。热初入营，肝风内动，手足瘛疭，可于清营汤中，加钩藤、丹皮、羚羊角。(《温病条辨·卷一》)

清营汤

犀角三钱　生地五钱　玄参三钱　竹叶心一钱　麦冬三钱　丹参二钱　黄连一钱五分　银花三钱　连翘二钱，连心用

水八杯，煮取三杯，日三服。

二、方歌

清营汤治热传营，脉数舌绛辨分明，
犀地银翘玄连竹，丹麦清热更护阴。

三、临证要点

本方主治热灼营分证。以身热夜甚，心烦不寐，时谵语，或斑点隐隐，舌红绛为临证要点。

四、临床应用案例采验

案 1：肝脓肿病后高热不退

魏某，女，12 岁。因患肝脓肿经某医院治疗月余，肝区疼痛消失，临床

检验指标全部正常，唯持续高热（39~40℃）不退，经多方治疗无效来诊。患者病后余热未清，邪热客留营血，耗伤营阴，阴液已伤，无力自复，故高热不退。遂投清营汤：水牛角3g（冲服），黄连、连翘、紫草各10g，生地黄、丹参、金银花、黄芩各15g，玄参、麦冬、鲜竹叶心、丹皮各20g，生石膏30g，知母12g。2剂后热退身凉。

案2：手足口病

郑某，男，1岁6个月，因发热、皮疹2天来诊。患儿于2009年11月15日开始发热，手部皮疹，在外院门诊静脉滴注利巴韦林、炎琥宁等治疗2天，疗效不显，转求中医诊治。症见：发热，手部、口腔疱疹，纳差，进食哭闹，大便硬，舌红绛苔黄，脉数。查体：体温38.5℃，精神稍差，舌面及上腭见多个疱疹点，双肺呼吸音清，心音强，手部见多个疱疹，疱疹周围有炎性红晕。中医辨证为气分热盛，营阴受伤，气营同病。治以清热解毒，凉营养阴。予以清营汤加减：水牛角20g，生地15g，银花8g，连翘8g，玄参8g，丹参5g，麦冬10g，竹叶5g，黄连5g，大青叶10g，石膏15g，青蒿10g，神曲10g，火麻仁6g，甘草3g。每日1剂，水煎100mL，分2次服。服药1剂后患儿发热减轻，大便变软，无新出皮疹，体温37.8℃；服药2剂后，发热消退，皮疹色泽变淡，部分结痂；服5剂后手部、口腔疱疹消退，无发热，进食正常，大小便正常，病愈。

案3：皮肤黏膜淋巴结综合征

时某，男，3岁。患儿6天前开始发热，3天前躯干、面部相继出现皮疹，伴有左颈部淋巴结肿大疼痛及恶心、腹泻。曾在外院用水青治疗无效。收入我院后，诊断为皮肤黏膜淋巴结综合征。诊见：发热汗出，心烦躁扰，面部大片状鲜红色皮疹，周身出现针尖样红色皮疹，唇红干裂，舌质红绛无苔，脉象细数。查体：颈部、腹股沟淋巴结肿大，球结膜及咽部明显充血，扁桃腺肿大Ⅱ度，心肺正常，腹平软，肝肋下及边。检查：白细胞14×10^9/L，中性粒细胞0.8，血红蛋白132g/L，血小板39×10^9/L，血沉48mm/h，谷丙转氨酶243U/L，类风湿因子及抗核抗体均阴性，血清补体正常，蛋白电泳α20%，乳酸脱氢酶610U/L，心电图正常。中医辨证属气营两燔。方用清营汤合白虎汤加减：水牛角15g，生地10g，丹皮10g，玄参10g，连翘15g，竹叶6g，银花10g，麦冬6g，生石膏20g，知母20g，芦根10g，紫草20g。服药5剂后开始退热，7剂后热退净，全身皮疹消失，舌质由绛转红，手足指趾开始脱皮。上方去银花、生石膏、芦根、紫草，加沙参10g、五味子10g、红花10g、川芎10g，继续调治，4周后诸症皆消，精神食欲转佳，各项化验检查均恢复正常，经观察无并发症出现，病愈出院。2个月后随访，亦未见并发症。

案4：吐血（食管出血待查）

张某，男，12岁，2007年12月开始，常上午吐鲜血，持续3个月余，治疗后好转（具体药物不详）。现又复发，每日上午吐鲜血3~5mL，持续1周，曾用羚羊角粉治疗，效果不显。诊见：口吐鲜血，吐血前无恶心及咽喉刺痒，血中无胃内容物，夜间身热，口干，情绪烦躁，舌黯红绛，少苔，脉弦细。查胃镜及喉镜未见出血点，粪潜血阴性。西医诊断为食管出血待查。患者平素情绪急躁，情绪压抑。中医诊断为血证、营分证，证属热伤营阴，营热伤络。予以清营汤加减：生地黄、玄参、麦门冬、黄连、连翘、金银花、竹茹、知母、百合、制何首乌、石斛各10g，赤芍药8g，牡丹皮8g，白茅根15g，藕节炭10g，仙鹤草12g，侧柏炭、棕榈炭、白及、阿胶、鸡内金各10g，生石膏20g，桂枝3g，桑椹10g。日1剂，水煎取汁300mL，分早晚2次服。服药3剂，此间吐鲜血1次，精神好转，夜间身热减轻。原方加大止血药的剂量，改为藕节炭12g、侧柏炭12g、棕榈炭12g、白及12g，加炒栀子8g。服3剂，吐血已止，精神好转，偶觉夜间全身烘热。在第2方基础上加大滋阴药的剂量，改麦门冬12g、百合12g、知母12g、石斛12g，去竹茹，加竹叶10g、银柴胡8g、地骨皮8g。又服7剂，此间未吐血，无夜间身热，舌色转淡红，虑已无大碍，即停药。随访6个月未见复发。

案5：眼底出血

申某，男，55岁，自诉收麦时突然视物不清，烦躁易怒。来诊时血压170/100mmHg，面红耳赤，舌红苔黄，脉弦数。视力：左眼0.5，右眼0.3，眼底视网膜有片状鲜红色出血。方药：生地黄15g，淡竹叶12g，黄连3g，连翘12g，金银花12g，丹参15g，泽兰15g，地龙15g，茯苓20g，柴胡6g，龙胆草6g。6剂后症状大减，视力：左眼0.8，右眼0.6。连诊3次，进药18剂，病愈。

案6：心力衰竭

杨某，男，57岁。患者诉其反复气短乏力，胸闷憋气，心悸怔忡，口干舌燥2年，加剧3天，伴心烦失眠、盗汗、便秘，舌红少苔，脉沉细数。既往有高血压病史7~8年，2型糖尿病病史4年，近3天来出现心烦，情绪激动，盗汗，大便秘结，已经服用地高辛等药物治疗，症状未见明显好转。中医辨证为热盛阴虚。治以清营解毒，活血护阴。处方：麦冬15g，玄参15g，生地10g，连翘10g，竹叶10g，丹参20g，甘草8g，当归10g，丹皮15g，桃仁15g。进5剂后，气短乏力基本消退，胸闷憋气、心悸怔忡好转，舌质变淡，口不干渴，脉象趋缓，大便通畅，小便较黄。守前方3剂后痊愈。

案7：顽固性湿疹

姜某，男，75岁。患者四肢、踝部及足背红斑、丘疹、抓痕、血痂等，以右踝部及足部为重，伴有渗出，黄色结痂，剧烈瘙痒，反复发作2年多，曾先后就诊于各大西医院未获明显疗效，来诊前也曾就诊于中医院，亦收效不显。现见患者面部红赤，易手足心热，舌质红绛，有裂纹，舌苔薄黄，浮腻，剥落相间，脉弦数。诊断为湿疹。方药：玄参25g，麦冬20g，生地20g，白芍40g，川牛膝15g，茜草20g，紫草20g，丹皮15g，黄柏15g，竹叶10g，砂仁10g，生扁豆15g，生甘草10g，钩藤40g，珍珠母40g，炒泽泻15g，白芷10g，生姜7.5g。10剂，水煎，日2次温服。

二诊：药后面红、手足心热均减，四肢症状明显消退，右踝部及足背渗出亦明显减少，瘙痒显著缓解，舌裂纹变浅。效不更方，原方10剂。

三诊：四肢皮疹已完全消退，右踝部及足部已无渗出，结痂基本消退，现仅偶有瘙痒，舌质变淡，裂纹基本消失，苔薄。继续服用2个月，疗效稳定，皮疹完全消退，对运动、饮酒和局部刺激耐受增强。

案8：药物性皮炎

徐某，男，58岁。主诉：全身出现大片潮红皮疹3日。患者素有老年性皮肤瘙痒症，因痒甚难以入睡，服用甲喹酮2片，次日即发现全身皮肤潮红，体温增高，瘙痒加剧，口干唇燥，小便短赤。查体：体温38.5℃，全身皮肤见散在、弥漫性潮红，如猩红热样皮疹，部分融合成片，压之褪色，明显灼热感，肌肤粗糙，伴少许抓痕，糠状鳞屑，舌质红绛，脉细数。诊断为药物性皮炎（猩红热样红斑型）。证属素体阴亏，内中药毒，邪热入营。治宜清营解毒，凉血养阴。方用清营汤合增液汤化裁：水牛角（布包先煎）、生石膏（先煎）各30g，生地、天花粉、玄参各15g，麦冬、大青叶、金银花、丹皮、赤芍各 10g，黄连 2g，连翘心 3g，3 剂。

二诊：药后红斑基本消退，体温 37.5℃。去膏、连、翘、青，水牛角改为 15g。继进原方 5 剂，诸症悉除。嗣后因服用类似安眠药又发作一次，遵前法服本方再次取效。

案 9：银屑病

张某，男，56 岁，有银屑病史，近 1 周内病情突发日趋严重，4 天后全身皮肤出现潮红色，大片脱屑，体温达 39℃，谵语，昏睡，下肢浮肿，全身出现感染状态，舌质红绛，苔黄糙，脉洪数。属红皮症型，由热毒炽盛所引起。方用清营汤加味：生地黄 30g，黄连、金银花、连翘各 20g，大黄 5g，竹叶、丹参、玄参、木通、水牛角粉（冲服）、生甘草各 15g。服药 3 剂后病情缓解，体温降至 38℃，意识清楚，皮色渐淡，舌质红，苔黄，脉弦数。继服前方 3 剂，病情基本趋于稳定，体温恢复正常，浮肿消退，皮色淡红，舌质微黄，脉弦细，前方去黄连、水牛角粉，加党参 20g、当归 15g、麦冬 15g，连服 3 剂，外涂油质软膏配合治疗以巩固疗效。

案 10：淋巴肉瘤

王某，男，47 岁。患者恶寒高热，自汗盗汗，双下肢紫斑密布，颈项及腋窝淋巴肿结蜂起 3 月余。患者从 3 个月前开始，反复发热，憎寒高热，大汗出，两踝内外密集红斑点，背部疖疮丛生，此起彼伏。近 10 天来寒热交作频繁增剧，体温高达 39.5℃，口干渴不欲饮，纳差食少，小溲灼热，大便 5 日未行，下肢密集斑点成片，延至臀部，其色鲜暗相兼，压之不褪色。颈项腋窝，腹股沟淋巴肿结垒集日渐增大。经切片活检，报告结果为“淋巴肉芽肿瘤”。因拒绝化疗，故寻中医诊治。患者素有饮酒史，嗜酒无度。望诊：颈部淋巴肿结，垒垒相联质硬，双下肢斑点成片紫暗密布。舌质紫暗，边赤，苔薄黄欠润，两关弦紧有力，两尺洪大重按不绝。证属毒热与血相互搏结，蕴久聚于血脉，迫血外溢，内结成块。治宜解毒清热，散瘀活血，护阴养液。方用清营汤加味：广角粉 4g（分 2 次冲服），连翘 30g，黄连 16g，丹皮 20g，赤芍 30g，丹参 40g，桃仁 15g，金银花 60g，玄参 30g，生地 30g，甘草 10g，大黄 10g。

复诊：上方服尽第 3 剂，腹部阵发绞痛，泻下胶黏稀便，便后肛门灼烫感。昼夜泻下 3 次，最后一次为稀水样黑色大便。次日晨起，通身汗出如洗，然觉全身轻松，身热退至 36.8℃，并有饥饿之感。上方去大黄，续服 3 剂。

三诊：上方服至 6 剂，身热退至 36.5℃，双下肢斑点渐退，仅现色素沉着斑，淋巴结大者变软，小者散失，于上方加黄芪 30g、全蝎 15g 益气散结。

四诊：上方又进 5 剂，美其饮食，体力渐复，斑点退尽未现新生，肿结消散殆尽。毒将尽，热已除，停服中药。处以广角粉 50g，每次 2g 冲服，待药尽，诸症无恙，正常工作至今。

五、现代应用

感染性疾病如乙型脑炎、流行性脑脊髓膜炎、病毒性脑炎、败血症、肠伤寒等所致的发热；药物性皮炎、银屑病、过敏性紫癜等皮肤病。

六、应用经验采撷

见神昏谵语，舌謇肢厥者，可加安宫牛黄丸或紫雪丹；痉厥者，可加羚羊角、钩藤，或兼用紫雪丹；斑疹显现，吐衄便血者，可去金银花、连翘、竹叶心，加丹皮、赤芍；兼有表证者，可加淡豆豉、牛蒡子、薄荷；兼气分热炽者，可加石膏、知母。

七、使用注意

使用本方，应注意观察舌象，舌绛苔白滑者，禁用本方；须舌绛而干，无苔或仅有少许薄而乏津之苔，方可用之。此外，方中犀角现多用水牛角代替，并需重用。

宣白承气汤

一、原文

阳明温病，下之不通，其证有五：应下失下，正虚不能运药，不运药者死，新加黄龙汤主之。喘促不宁，痰涎壅滞，右寸实大，肺气不降者，宣白承气汤主之。左尺牢坚，小便赤痛，时烦渴甚，导赤承气汤主之。邪闭心包，神昏舌短，内窍不通，饮不解渴者，牛黄承气汤主之。津液不足，无水舟停者，间服增液，再不下者，增液承气汤主之。（《温病条辨·卷二》）

宣白承气汤方（苦辛淡法）

生石膏五钱　生大黄三钱　杏仁粉二钱　瓜蒌皮一钱五分

水五杯，煮取二杯，先服一杯，不知再服。

二、方歌

宣白承气用膏黄，杏仁蒌皮喘促商，
右寸脉实痰壅滞，上开肺痹下宽畅。

三、临证要点

本方主治阳明温病，下之不通，肺气不降之证。以咳喘，痰涎壅滞，发热，便秘，脉右寸实大为临证要点。

四、临床应用案例采验

案 1：肺炎

王某，男，45 岁。患者 5 天前因发热、咳嗽在他处诊治，曾注射柴胡等药，发热略退，旋刻回升。3 天前感胸闷胸痛，X 线见两肺有致密片状阴影，边缘不清。西医诊断为肺炎，经用青霉素等药，效果不明显，遂来诊治。现症：发热（39.5℃），汗出，口渴，咳嗽喘息，咳痰黄稠量多，胸闷不舒，小便短赤，大便 3 日未行，腹部微胀满，舌质红，苔黄腻，脉滑数。脉症合参，证属痰热壅肺，热结大肠。治当宣肺化痰，攻下热结。方用宣白承气汤化裁：瓜蒌壳 10g，大黄、葶苈子各 9g，杏仁、瓜蒌仁、桑白皮、黄芩各12g，石膏30g，川贝6g。服药1剂后，自诉大便3次，口渴减轻，咳喘亦减。药既见效，守方大黄减半，继服1剂，发热大减（37.5℃），咳嗽咳痰已微，口稍干，纳食不香，舌红，苔黄白而薄，脉滑而细。治宜清肃肺气，佐以和胃。方药：瓜蒌仁、桑皮、谷芽、山药各12g，芦根15g，杏仁10g，半夏9g，川贝9g，甘草3g。又服2剂药后，诸恙悉平。X线检查：两肺无异常发现。

案2：心力衰竭合并慢性支气管炎急性发作

白某，女，71岁，因咳嗽发热、不能平卧、浮肿1月余入院，诊断为高血压心脏病合并心力衰竭、慢性支气管炎急性发作。经强心、利尿、降压、抗感染及对症处理4天后，心力衰竭纠正，水肿消退，但依然端坐不能平卧，咳痰不爽，口渴不欲多饮，上腹胀痛，大便秘结，舌质红，苔腻有剥脱，脉沉实。治以宣肺化痰，润燥通腑。方药：生大黄5g（后下），玄明粉（冲）、桔梗各6g，杏仁12g，瓜蒌皮、瓜蒌仁、天花粉各15g，甘草5g，芦根30g，枳壳、麦冬各9g。服药1剂，当日排稀水便4次，气味臭秽异常，腹胀腹痛稍减，半卧位，呼吸较前顺畅，仍口干。再予原方1剂，服后口干欲饮，呼吸不畅，半卧位，舌质红，苔剥脱，脉沉实。恐久病体虚，过下伤正。原方去攻逐之大黄、玄明粉，加火麻仁15g润下。是夜9时许，肠鸣辘辘，矢气频频，排出鸽卵大燥屎数枚，顿觉腹中安和，呼吸顺畅，当夜即可平卧。改养阴生津、润肠通便方数剂，令大便通顺，数日后病愈出院。

案3：乙型脑膜炎合并支气管哮喘

王某，男，6岁。患儿哮喘三载，每发于小暑大伏之间，今则宿疾甫作4日，昨午骤然发热，无汗，头痛，入暮即嗜睡，今日依然身热不退，入院后西医诊断为乙型脑膜炎、支气管哮喘，给予对症治疗。刻诊：壮热（体温39.5℃），项强，面赤，神昏不识人，烦躁不安，惊搐，哮喘气促仍盛，腹微满，起病后未大便，小溲深黄。脉象滑疾，一息七八至，舌红，苔底白中心黄厚腻。证属暑温，邪在太阴阳明之分，肺气闭于先，胃家实于后也。宣白承气汤合新加香薷饮主之：陈香薷、杏仁（打碎）、川贝、锦纹大黄（后下）各6g，粉葛根、银花、连翘、瓜蒌皮、钩藤各10g，生石膏60g，竹叶30片。2剂，水煎，分4次服，每6小时鼻饲1次。

二诊：药后大便2次，身热稍退（体温39℃），腹满亦消，哮喘之势渐衰，唯仍昏神惊搐，项强，是肺胃之闭已开而手足厥阴经之邪未外达。前方去香薷、葛根、瓜蒌皮，加川雅连 3g、陈胆星 3g、黛蛤散 10g（布包）、炙地龙 10g，大黄减为 3g。2 剂，服法同前。

三诊：今日未大便，身热又退其半（体温 37.9℃），目已张，能饮水，哮喘迭减，惊搐停止。上方续服 1 剂。

四诊：体温已降至 37.5℃，哮喘亦减十之八九，能进食，舌偏红，苔白罩黄，用竹叶石膏汤合清络饮出入调治而愈，无后遗症。

案 4：鼻衄

汪某，男，19 岁，鼻衄反复发作 2 年，近 10 日又发作。初诊给予费氏豢龙汤 4 剂，衄血未止，血色鲜红，时夹血块，1 日 3~5 次，天热劳累后症状加重，面色无华，舌红苔薄黄，脉弦。治宜肺胃热盛，络伤血溢。处方：生大黄 8g（后下），生石膏 15g（研末，先煎），杏仁 10g（杵），生地 12g，怀牛膝 14g，黄芩 6g，仙鹤草、藕节炭各 15g。服药 3 剂，鼻衄仅发作 2 次，唯见大便稀薄，继进 3 剂，衄血未再犯。停药后大便自调。更用益气养阴之方以调理善后。

案 5：头痛

杨某，男，23 岁。患者阵发性头痛 10 余日，痛时有闷瞀之感，不痛则昏沉不爽，食下泛恶欲吐，晨起轻微咳喘，大便燥结 1 周未解，舌红苔白，脉沉弦。证属肠腑积滞，浊气不降而上逆。治以泻下通腑，肃肺降气。处方：生大黄 10g（后下），瓜蒌仁 25g（杵），杏仁 10g（杵），生石膏 20g（研末，先煎），姜半夏、厚朴各 5g，2 剂。2 天后诸症皆除。

案 6：癃闭

徐某，女，48 岁。患者先是风温犯肺，发热咳嗽 5 日，刻下热渐退（体温 38.2℃）而咳不减，日前又增小溲不畅，昨暮点滴而下，色赤，小腹膨隆胀痛，大便干，一日或间日一行。询知痰黄而稠，咯吐不爽，晨起之痰成块，胸痞，呼吸欠利，口干不多饮。舌红，苔薄黄，脉滑数。发热咳嗽于先，癃闭于后者，当责之肺气不利，无以通调水道。治宜重以清上，辅以利下。方用宣白承气汤合清肺饮加减：生石膏 30g，桑白皮、生山栀、光杏仁（杵碎）、瓜蒌皮、桔梗、车前子（包）、鲜枇杷叶各 10g，淡黄芩、制大黄各 6g，麦冬 15g。2 剂，分 4 次服，6 小时服 1 次。

翌日二诊：小溲已通而不畅，少腹胀痛大减，体温降至 37.7℃，前方续服 1 剂。

三诊：小溲畅行，体温降至 37.3℃，咳嗽亦减，改用桑杏汤合桑菊饮出入调治而愈。

五、现代应用

急性支气管炎或慢性支气管炎急性发作、急性肺炎等，凡出现高热喘嗽，舌红苔黄，脉实数有力者，均可用宣白承气汤治疗。

六、应用经验采撷

肺热炽盛者加黄芩、桑白皮、鱼腥草、芦根；痰涎壅盛者加葶苈子、浙贝母、竹沥、胆南星；喘甚者加麻黄、苏子、桑白皮；胸闷者加郁金、枳壳；久病致瘀者加桃仁、红花、川芎；腑实较重者可用玄明粉代生石膏。

七、使用注意

方中瓜蒌多用瓜蒌皮；寒喘、虚喘者禁用。

承气合小陷胸汤

一、原文

温病三焦俱急，大热大渴，舌燥，脉不浮而躁甚，舌色金黄，痰涎壅甚，不可单行承气者，承气合小陷胸汤主之。(《温病条辨·卷二》)

承气合小陷胸汤方（苦辛寒法）

生大黄五钱　厚朴二钱　枳实二钱　半夏三钱　瓜蒌三钱　黄连二钱

水八杯，煮取三杯，先服一杯，不下，再服一杯，得快利，止后服，不便再服。

二、方歌

小承气合小陷胸，枳蒌黄夏朴连同，
三焦俱急热渴躁，金黄舌色有痰壅。

三、临证要点

本方主治痰热腑实证。以大热大渴，舌燥，痰黄黏稠，胸腹痞满，大便硬或数日不下为临证要点。

四、临床应用案例采验

急性心肌梗死

许某，男，60 岁，以胸闷、心前区持续性刺痛 1 天，伴心悸、口干、腹胀，大便 5 天未行前来就诊。心率 136 次 / 分，律不齐，可闻及早搏，每分钟 6~8 次。心电图示：急性前壁心肌梗死伴室上性心动过速。舌质紫暗，苔黄腻，脉滑数。中医辨证为痰阻气滞血瘀，上焦痰热壅甚，中、下焦腑气不通。治宜清热通腑，理气豁痰，活血化瘀。方药：生大黄、黄连各 6g，川厚朴、红花、川芎、蒲黄、五灵脂各 10g，枳实、全瓜蒌、苦参各 15g，半夏、赤芍各 12g，当归 20g，加水 700mL，煎至 200mL 口服，每日 3 次，2 天内服完 3 剂。同时用 50% 葡萄糖 40mL 加毛花苷 C 0.4mg 静脉注射，早晚 10 小时各 1 次后停用。5% 葡萄糖 250mL 加复方丹参液 20mL 静脉滴注，每日 1 次。

二诊：患者仍胸痛，大便已解，腹胀减轻，舌苔仍黄腻，脉滑，继用前法。方药：制大黄 8g，川厚朴、川芎、赤芍、蒲黄各 10g，枳实、半夏各 12g，全瓜蒌、苦参各 15g，当归 18g，五灵脂 6g，黄连 3g，水煎常规服，4 剂。

三诊：患者胸闷疼痛止，心悸症状消失，大便正常，心率 82 次 / 分，律不齐，舌质紫，黄腻苔已退，脉弦。虑其余热有伤阴之势，故改用清热养阴、活血化瘀方，并停用液体。方药：沙参、丹参各 15g，麦冬、竹叶各 12g，莲子心、赤芍、红花、五灵脂、蒲黄、苦参各 10g。水煎常规服，7 剂。

四诊：患者胸闷疼痛再未发作，心电图示：前壁心肌梗死恢复期，在上方基础上加五味子 10g、砂仁 6g，继服 4 剂后病情好转出院。

五、现代应用

急性单纯性肠梗阻，急性胆囊炎，急性阑尾炎，急性胰腺炎，急性胃炎，心绞痛证属上焦痰热，中焦热结者。

六、应用经验采撷

宿食内停者加神曲、山楂、麦芽；气喘者加杏仁；头痛者加川芎；肠腑传导失职导致的眩晕者加半夏；气滞血瘀者加桃仁、红花。

七、使用注意

本方具有攻逐之力，易伤正气，得效后，不再服用。

新加黄龙汤

一、原文

阳明温病，下之不通，其证有五：应下失下，正虚不能运药，不运药者死，新加黄龙汤主之。喘促不宁，痰涎壅滞，右寸实大，肺气不降者，宣白承气汤主之。左尺牢坚，小便赤痛，时烦渴甚，导赤承气汤主之。邪闭心包，神昏舌短，内窍不通，饮不解渴者，牛黄承气汤主之。津液不足，无水舟停者，间服增液，再不下者，增液承气汤主之。(《温病条辨·卷二》)

新加黄龙汤（苦甘咸法）

细生地五钱　生甘草二钱　人参一钱五分，另煎　生大黄三钱　芒硝一钱　元参五钱　麦冬五钱，连心　当归一钱五分　海参二条，洗　姜汁六匙

水八杯，煮取三杯。先用一杯，冲参汁五分，姜汁二匙，顿服之，如腹中有响声，或转矢气者，为欲便也；候一二时不便，再如前法服一杯；候二十四刻，不便，再服第三杯；如服一杯，即得便，止后服，酌服益胃汤一剂，余参或可加入。

二、方歌

新加黄龙用海参，玄麦生地硝黄呈，
参归姜草扶正气，攻补兼施法可尊。

三、临证要点

本方主治热结里实，兼有气阴不足之证。以大便秘结，腹胀而硬，神疲少气，口干燥，舌苔焦黄燥裂为临证要点。

四、临床应用案例采验

案1：肠梗阻、肺源性心脏病

李某，男，78岁。患者于1983年3月因患急性肠梗阻被治愈后，于1990年8月4日又腹痛拒按，5~6日不大便，无矢气，呕吐不能进食，喘促气急，痰多胸闷，形体消瘦，故又来诊。查：舌干口臭，苔厚，脉弦细

数。患有肺源性心脏病10余年。X线检查：腹部有扩大的肠腔及液平面。西医诊断为急性肠梗阻，肺源性心脏病。中医辨证属阳明腑实，气阴两亏。治宜通腑泄热，补气滋阴。方用新加黄龙汤加减：人参10g，麦冬10g，生地15g，玄参15g，大黄10g（后下），芒硝10g（冲服），厚朴10g，枳实10g。水煎服，日1剂，分2次服下。服药后约3小时排便1次得矢气。共进2剂，腹痛已减，饮食渐增，喘促明显缓解，能下床行走，肠梗阻告愈，肺源性心脏病得以缓解。后用生脉散加味调理善后。1年后随访肠梗阻未再发生。

案2：胃痛（慢性萎缩性胃炎）

贾某，女，73岁，有慢性胃炎病史7年。7天前胃痛加重。诊见：胃脘隐痛，不思饮食，口干咽燥，恶心，神疲倦怠，少气懒言，大便多日不行，面色萎黄，蜷卧于床，舌红苔黄燥，脉细数。胃镜诊断为慢性萎缩性胃炎。中医辨证属胃阴不足，燥屎内结。治以滋阴养胃通便。方用新加黄龙汤加减：玄参15g，麦门冬15g，玉竹10g，石斛10g，沙参15g，当归9g，生地黄15g，高丽参8g（冲服），生大黄8g，芒硝3g，生姜10g，生甘草6g。每天1剂，水煎2次兑匀分早晚服。2剂后大便得通，如羊屎状，3剂后大便溏薄，色黑，渐思饮食，胃痛明显减轻。去芒硝、生大黄、当归、高丽参，加党参15g、扁豆10g、山药15g，加冰糖适量继服5剂，原有症状消失。

案3：急性胰腺炎

王某，男，57岁，因饮酒后出现左上腹疼痛、恶心2天来诊。刻诊：左上腹部胀满疼痛，并向腰背部放射，恶心，呕吐，身热，咽干唇燥，倦怠乏力，大便秘结，面色苍黄。曾有胆囊炎病史。查体：体温38℃，急重病容，舌红苔黄燥，脉细数，心肺正常，腹平坦，左上腹微有压痛，无反跳痛，无腹肌紧张。实验室检查：白细胞13.5×10^9/L，中性粒细胞0.87，血淀粉酶360U/L，尿淀粉酶1350U/L。腹部平片未见异常。CT提示：胰腺轻度增大，边缘不规则，考虑急性胰腺炎。西医诊断为急性轻症胰腺炎。中医诊断为脾胃实热，兼气阴不足，标实本虚之胰瘅。治以通里攻下泄热，滋阴益气。方用新加黄龙汤加减：生地黄15g，党参10g，麦门冬15g，玄参15g，当归6g，生大黄9g（后下），芒硝3g，柴胡15g，莱菔子15g，白芍12g，山栀子10g，金银花15g，生甘草6g，生姜10g。每天1剂，水煎

2次兑匀，同时给予抗生素、营养、支持等治疗。3剂后身热渐退，腹痛减轻，呕恶消失，大便得通，原方去芒硝、大黄同煎，继服3剂后，患者腹痛消失，诸症好转。

案4：肝硬化腹水

患者，女，63岁，患慢性乙型肝炎12年，肝硬化失代偿1年。患者10余年前因“胁痛，乏力，纳差”住院诊断为“慢性乙型肝炎”，保肝治疗后好转出院，其后间断服药。1年前因腹部胀满、双下肢水肿、小便减少，住院诊断为“慢性乙型肝炎，肝炎后肝硬化，肝硬化失代偿”。经使用利尿剂及补充人血白蛋白、氨基酸、维生素等支持疗法后好转出院，但其后腹水反复出现，肝功能改善不理想，每2~3个月即需住院治疗，一直服用利尿剂。2003年4月22日前来就诊，诊见患者面色晦暗，形体消瘦，神倦乏力，腹部胀满，右胁胀痛或刺痛，夜寐不宁，多梦，手足心热，口咽干燥，大便2日一行，舌暗红少苔，舌下脉怒张，脉细弦。实验室检查：谷丙转氨酶156U/L，谷草转氨酶78U/L，总胆红素34μmol/L，白蛋白25g/L，球蛋白35g/L，乙肝两对半为“大三阳”。B超示：肝包膜欠光滑，光点分布不均，肝内管道走行欠清晰，门静脉内径14mm，脾厚45mm，腹腔内有液性暗区。中医诊断为臌胀，证属气阴两虚，水湿瘀滞。治以益气养阴，攻逐水湿。方用新加黄龙汤加减：太子参20g，玄参15g，麦冬10g，生地15g，大黄6g，茵陈10g，白术10g，茯苓15g，猪苓20g，车前子20g，陈皮10g，夜交藤15g，合欢皮15g，甘草3g，麦芽15g，生姜3片。7剂，每日1剂，常法煎服。同时嘱其继续服用螺内酯，饮食清淡少盐，甲鱼、海参炖汤经常食用。

服完上药后，患者小便量增加，饮食增加，精神好转，大便较溏，每日一行，继服7剂。药后诊见患者双下肢肿消，嘱其减服螺内酯次数。上方去大黄、车前子、夜交藤、合欢皮，酌加赤芍、佛手、莪术等活血软肝之品。

服药3个月，复查肝功能明显好转，B超示：腹腔内已无液性暗区。停服利尿剂，中药仍以上方为基础方，随症加减继服6个月，患者体力增加，能从事家务劳动，面色转润。

服药1年后复查：谷丙转氨酶38U/L，谷草转氨酶30U/L，总胆红素11μmol/L，白蛋白30g/L，球蛋白32g/L。B超示：肝损伤，门静脉内径

11mm，脾厚40mm。随访3年病情稳定。

案5：眼眶肿痛

石某，男，5岁，以左眼眶肿痛4天为主诉，由急诊科转住眼科治疗，入院前以左眼眶炎在医院本地以静脉途径给抗生素消炎治疗4天，但无效果，且病情逐日加重。查见患儿左上睑高度红肿隆起，以外眦部最明显，红肿波及同侧颞部、眶下部及颧部，硬肿无波动，疼痛拒按，睑裂不易启开，可见球结膜水肿、下颌下淋巴结和耳前淋巴结肿大。入院后以左急性泪腺炎给予头孢哌酮静脉滴注，每日2次，并给予相应辅助治疗，经治3天，也无效果。于入院后第3天下午6时许，患儿出现体温升高、嗜睡、恶心、烦躁不安等症，白细胞15.4×10^{9}/L，中性粒细胞0.92，淋巴细胞0.08。在主管医师要求下，行全科讨论治疗，先行局部穿刺抽脓2次，均无脓液，接着经B超证实，未有脓液形成。讨论一直指出有产生败血症或向颅内感染可能，属重危病例。临时决定用中药治疗。诊见患儿舌红，苔微黄，脉细数，4日未大便。辨为热毒壅盛，气阴大伤，正不拒邪。治以滋阴益气，泻结通便，清热解毒。方用新加黄龙汤加减：玄参8g，生地8g，麦冬8g，当归8g，甘草3g，人参3g，大黄6g，芒硝3g，金银花8g。水煎，取一半量，于当日下午7时许，分多次徐徐服下。后半夜大便通，黎明约5时30分，脓液从结膜面穿破流出，量多，排脓后全身及局部症状减，以原方不变连服2剂而愈。

案6：帕金森病

孙某，女，63岁。患者2年前发现右手用力时有颤抖，不能持物，右下肢乏力，不能行走，头昏，大便秘结，6~8日一行，腹部胀满，不欲饮食。曾在多家医院就诊，头颅CT及肠镜检查未见异常，诊为中风，长期口服果导片及中成药效果不明显。现右手时有颤抖，舌颤，表情呆滞，行走及翻身困难，腹胀，不欲饮食，大便1周未行。查右侧肢体肌张力增高呈铅管样，肌力V级，左侧肢体肌力，肌张力正常，双侧病理征阴性。舌质淡红，苔黄厚腻，脉细弦。诊断为帕金森病。证属热结里实，气阴不足。治以泻热通便，滋阴益气。方用新加黄龙汤加减：生地、玄参、麦冬、当归各15g，人参（另煎）、芒硝（冲服）各3g，生大黄10g，海参2条，姜汁2匙（冲服），生甘草6g。煎汤200mL，分2次服。

二诊：服1剂后大便通，再以上方去人参、大黄、芒硝，加党参20g，黄芪、珍珠母各30g，白僵蚕、全蝎、红花、石菖蒲、肉苁蓉各10g，葛根15g。水煎，日1剂，分2次服。随症加减调治半年，同时口服多巴丝肼、盐酸苯海索。大便恢复正常，右侧肢体乏力好转，能自行翻身及下床行走，无腹胀，饮食正常。

案7：流行性腮腺炎

王某，男，6岁。其母代诉，5日前患儿无明显诱因出现恶寒发热，双侧耳下腮部肿痛，经某医师予以银翘散加减2剂后病情不见好转，又改服普济消毒饮3剂，并静脉滴注青霉素、利巴韦林（具体用量不详）。3日后，患儿双侧腮部肿大疼痛加重，且又出现身大热，头痛，口干口苦，倦怠，少气懒言，小便短少，大便3日未解。舌红苔黄燥，脉沉弱。急予补气养阴，攻下腑实。方用新加黄龙汤加减：生地、玄参、当归各8g，大黄（后下）、夏枯草、芒硝（冲服）、人参各6g，甘草4g。

二诊：服上药1剂2小时后患儿泻下燥屎，身大热渐退，双侧腮腺肿痛明显减轻，精神好转，纳食增加。将上方去大黄、人参，再服2剂后，病痊愈。

五、现代应用

伤寒，副伤寒，流行性脑脊髓膜炎，乙型脑炎，老年性肠梗阻等见上述证候者。

六、应用经验采撷

若无海参，可重用生地；若腹胀满较甚，加厚朴、莱菔子以行气消胀；若正虚重，去芒硝，减缓泻下之力。

七、使用注意

本方寒凉滋润，若属冷积便秘，则须慎用。

增液承气汤

一、原文

阳明温病，下之不通，其证有五：应下失下，正虚不能运药，不运药者死，新加黄龙汤主之。喘促不宁，痰涎壅滞，右寸实大，肺气不降者，宣白承气汤主之。左尺牢坚，小便赤痛，时烦渴甚，导赤承气汤主之。邪闭心包，神昏舌短，内窍不通，饮不解渴者，牛黄承气汤主之。津液不足，无水舟停者，间服增液，再不下者，增液承气汤主之。(《温病条辨·卷二》)

增液承气汤

即于增液汤内加大黄三钱，芒硝一钱五分。

水八杯，煮取三杯，先服一杯，不知再服。

二、方歌

增液承气用黄硝，玄参麦地五药挑，

热结阴亏大便秘，增水行舟此方宜。

三、临证要点

本方主治热结阴亏便秘证。以燥屎不行，下之不通，口干唇燥，苔黄，脉细数为证治要点。

四、临床应用案例采验

案1：肠梗阻

裴某，女，30岁，因腹痛，腹胀，肛门排气、排便停止2天就诊。患者有便秘史，时腹痛、腹胀，但不剧烈，2天前无明显诱因上述症状加重，伴肛门排气、排便停止，恶心，无呕吐，某医曾予大承气汤及西药治疗（具体不详）未能获效。查患者痛苦面容，其腹微隆，全腹触痛，左下为著，叩呈鼓音，肠鸣音亢进，予X线透视见肠管充气明显，左下腹有梯状气液平面，提示低位肠梗阻。血常规示：白细胞 11.2×10^9/L，中性粒细胞0.8。患者拒绝住院治疗，查其脉，一派数急，查其舌，红而苔剥。此乃津亏热结，无水行舟之象。治当通腑泄热，增水行舟。即予增液承气汤 1 剂，水煎分服。嘱服药后症状不解，即随诊。一服见效，服完病去若失。

案 2：胃炎

姜某，女，65 岁。患者因食欲减退、胃脘疼痛住某医院治疗，曾经多家医院行胃镜检查，诊为表浅性萎缩性胃窦炎、表浅性萎缩性胃体炎。住院治疗月余，虽胃痛已止，但每餐食入即吐，体质逐渐衰弱，形体消瘦。遂求中医诊治。刻诊：患者语音低微，精神疲惫，身难翻转，面色淡白无华，皮肤干燥脱屑，弹性减弱，贴附于骨，骨瘦如柴，腹部凹下，可见肠中燥屎团七八枚凸起腹上，近半个月来大便未解，汤水咽下即吐，舌绛瘦小，干燥无苔，脉右弦数，左沉细。患者胃病已久，饮食难凡胃阴大伤，津液干涸，不能四布，脾运无物，不为肌肤，故诸症蜂起。治宜增津液以滋脏腑润诸窍，通大便以泻腑结降胃气，养胃阴以扶正气进饮食。方用增液承气汤加味：生地、玄参各 30g，麦冬 25g，大黄 9g（后下），芒硝 6g，沙参、佛手各 15g。水煎分 3 次服，每日 1 剂，3 剂。

二诊：患者呕吐止，纳食增，精神好转，语音增大，可自己起坐；但仍未解大便，腹软，不胀不痛，绛舌转淡而润泽，苔薄白，脉沉细无力。此属中气虚惫，推动无力。守前方加黄芪 15g、升麻 10g 以益中气，助升降，推波助澜，果然药后排出燥屎团近 10 枚。

三诊：患者精神明显好转，可自由下床活动，饮食倍增，日可进主食 300g 左右，舌淡红而润，苔薄白，脉细缓。改以养阴和胃调理半月余而诸症悉愈。随访 1 年半，胃痛未见复发，饮食正常，面色红润，体重增加，能持家务。

案 3：三叉神经痛

杨某，女，50 岁。患者半年前因外感后出现右耳、齿、眶阵发性放射状剧痛，痛如刀割，伴咽干、便秘、小便短赤。经多家医院诊为三叉神经痛，卡马西平、盐酸布桂嗪、维生素 B，为其常备，多次进行普鲁卡因、维生素 B_2 封闭及针灸治疗，疗效不稳定。刻诊：除上述症状外，五官各部未见明显异常，舌红绛，苔黄燥，脉弦涩。中医诊为燥热内结，浊气上逆之经气痹阻。治以滋阴泻浊，活血止痛。方用增液承气汤加味：玄参、细生地、麦冬各 20g，白芷、地骨皮各 15g，大黄（后下）、芒硝（冲服）、䗪虫（细末冲服）各 10g。停服他药，2 剂后疼痛明显减轻，口咽干消失，大便秘结、小便短赤稍减。效不更方，服用上方出入10余剂而愈。随访至今，未见复发。

案4：脑震荡

程某，男，42岁。10天前，因车祸住入某院，当时症见：神志恍惚，呕吐，头痛，右颊部有裂伤，口鼻流血。查CT未见颅内病变，诊为脑震荡，经止血等对症治疗，其出血停止，但见右颊部持续性疼痛，痛如针刺，其疼痛加剧时，伴血压升高，周身汗出，同时见情感淡漠，经查脑电图，未见异常；经用卡马西平、氟桂利嗪等药，疗效不佳，遂求诊于中医。诊见患者便秘，口干，舌质暗红，舌苔黄腻略燥，脉弦数。此乃脑震荡后遗症，遂给予增液承气汤加减：生大黄10g（后下），生地黄20g，麦冬20g，玄参20g，芒硝10g（冲服），穿山甲10g，莪术15g。服药1剂，大便畅下，疼痛减轻，连服8剂后，诸症消失。

案5：高血压

张某，男，52岁，自诉患高血压病7年，常服中西药物维持。近1周来，由于工作繁忙加之嗜烟及饮酒过度，导致头痛、头晕、失眠，血压升至182/124mmHg，西药对症治疗不效。诊见患者面目通红，形体肥胖，性情急躁易怒，头部烘热，头晕，失眠，梦多，舌红，苔薄干燥，脉弦滑有力，大便3日未行。证属阳明热盛津伤，浊热上攻清窍。治宜通腑泄热，清热养阴。处方：玄参30g，麦冬20g，生地30g，大黄12g，芒硝30g（冲服），丹参30g，牛膝15g，石决明30g，夏枯草30g。2剂，日1剂，水煎服。仅服1剂，大便得通，诸症顿减，2剂服毕，血压降至140/107mmHg。后嘱以丹参、生地、山楂、夏枯草适量水煎，徐服代茶，以巩固疗效。随访8年，血压一直比较稳定。

案6：心肌梗死

张某，男，72岁，因心前区持续疼痛3小时入院，经心电图等检查，诊断为心肌梗死，经西医治疗后病情仍不稳定，遂求中医诊治。就诊时患者有胸痛，并伴有腹部胀满，口干，大便不通，舌暗紫，苔黄厚腻，脉结代。考虑患者年龄和便秘病史，给予增液承气汤加减治疗：玄参15g，生地15g，麦冬15g，大黄6g（后下），芒硝（冲）10g，莪术15g，赤芍12g，桃仁12g，瓜蒌15g，枳实15g，薤白15g。患者服药1剂后大便略通，3剂后，大便通，胸痛、腹胀好转，病情趋于平稳。大便通后，用血府逐瘀汤加减治愈。

案 7：病毒性肺炎

王某，女，1 岁半。患儿 4 天前发病，在某医疗站就诊，测体温 38℃，用小儿复方磺胺二甲嘧啶散口服治疗无效，改用肌内注射氨基比林及青霉素，治疗 2 天无效，体温继而上升至 39℃，立即送进某医院住院治疗，经检查确诊为病毒性肺炎。曾先后采用青霉素、庆大霉素、红霉素等抗生素静脉滴注治疗 2 天无效，体温继而升至 42℃，且出现神昏不语、牙关紧闭、抽搐（抽搐时口吐黑色泡沫）等邪陷心包、内陷厥阴之症状。查血常规及尿常规均无异常。5 天未解大便，燥屎内结不通，邪无出路。证属阴津渐竭之危重证候。热结阴亏，燥屎不通，治当甘凉濡润，软坚降泄。方用增液承气汤加味：玄参、生地、麦冬、浙贝、白芍各 5g，全瓜蒌、厚朴各 3g，羚羊角 1g，钩藤、杭菊各 2g，大黄、芒硝各 1g。水煎服，1 日 1 剂。服 1 剂后，邪陷心包、内陷厥阴之症状缓解。服第 2 剂后，大便通，热邪去，体温下降至 37℃。继用养阴健脾补肾之法，用增液汤加味：玄参、生地、麦冬、熟地各 3g，怀山药、茯苓、薏苡仁、芡实、党参各 5g，黄芪 10g。连服 2 剂患儿康复。

案 8：肺源性心脏病

赵某，男，72 岁，患慢性支气管炎 10 余年，合并肺源性心脏病 4 年，每年入冬均因病情加重而住院治疗。来诊前 3 天因天气变冷而致咳嗽、喘闷加重。症见：发热，咳嗽，吐黄痰，喘闷不能平卧，纳少，便秘，舌质暗，苔薄腻略黄，脉滑数，沉取无力。中医诊断：咳喘，证属本虚标实。方药：生地黄 20g，生大黄 8g（后下），麦冬 10g，玄参 10g，金银花 10g，蒲公英 20g，麻黄 2g，芒硝 3g（冲服），杏仁 6g，石膏 10g。服 1 剂后，便下，热退，喘减，将上方大黄用量减至 4g，去芒硝、石膏，加丹参 20g、白术 20g，3 剂后，喘咳大减；后再以上方加党参 15g，服药 10 剂，喘咳基本控制，精神、饮食明显好转。为巩固疗效，让其以生大黄 30g、生地黄 200g、党参 200g、白术 200g、麻黄 20g、川贝 100g、丹参 100g、当归 200g、陈皮 200g、半夏 100g，共为末装胶囊服用，每次 5g，每日 3 次，连服 3 个月。随访 2 年，其冬季未再复发，日常精神、体力均可。

案 9：颈椎增生

刘某，男，49 岁，自诉经常落枕，每于劳累或受寒后易发作，时头晕，颈部活动不利，有强硬感。由于过度劳累，于半个月前出现晨起手指轻度麻木感，经 X 线摄片检查，诊为颈椎轻度骨质增生。经输液、理疗、按摩等综合疗法治疗后症状减轻，近 1 周又因嗜酒导致症状加重。刻诊：患者形瘦，颈部活动受限，头晕，头痛，口干舌燥，心烦失眠，大便干燥，2 日 1 行，舌红绛而干，脉弦数有力。证属阳明热盛津伤，筋脉失濡，关节不利。治宜通腑泄热，清热养阴，濡筋缓急。处方：生地 20g，麦冬 20g，玄参 30g，酒大黄 2g，芒硝 30g（冲服），葛根 45g，白芍 30g，甘草 12g。日 1 剂，水煎服。服药 2 剂后，诸症悉减。又嘱服四物汤合活络效灵丹加减以资巩固。

案 10：黏膜干燥症

杜某，女，44 岁。患者近月余口干渴，唇燥裂，鼻腔干痛，口腔黏膜干燥红嫩，触之发麻疼痛，致使近日因惧痛难以进食，大便干结，二三日一行，痛苦难言，舌质红绛，无苔乏津，脉沉数有力。此为燥热伤胃阴，损津液而黏膜干燥，上窍失润则痛，肠腑燥结则秘。治以增液承气汤加味增津液，养胃阴，滋润孔窍，增水行舟。处方：生地、玄参各 30g，麦冬 25g，大黄 8g，芒硝 5g，石斛、玉竹、沙参各 15g，甘草 6g。2 剂，水煎服。

二诊：药后大便畅通，唇干裂、口腔黏膜红嫩麻痛皆减，鼻尚干，口略渴，药已收效，上方去沙参加天花粉 15g，再进 2 剂，诸症悉除。

案 11：痔疮

任某，男，18 岁。患者自述有痔疮病史，近日肛周发热、疼痛、不适近半个月，自涂马应龙麝香痔疮膏，效果不明显，遂来就诊。症见：肛门部热痛，用冷水冲洗后自觉症状减轻，大便 1 周未行，身热，腹按不硬，舌苔黄腻而燥，脉滑数。肛门检查：外观痔轻度外脱，余未见明显异常。证属湿热下注肛肠。方用增液承气汤加减：生大黄 10g（后下），芒硝 10g（冲），玄参 15g，麦冬 10g，生地黄 15g，金银花 15g，炒白芍 15g，炙甘草 6g，薏苡仁 15g，枳壳 12g，5 剂。服药第 1 天即排便，便后肛门疼痛减轻，2 剂后肛门未见疼痛。余症消失，痔疮回纳。

案 12：荨麻疹

张某，男，45 岁。患者自诉半年前突发全身瘙痒性风团，风团大小不一，有的融合成团，色红，奇痒难忍，严重影响睡眠及日常工作生活，痛苦不堪，曾就诊于各大医院，诊断为荨麻疹。查无寄生虫。服用西药及外用药1月余均无疗效，服用中药1月余稍有减轻，但仍反复发作。现症：全身遍布风团，大小不均，小如芝麻，大如豆瓣，有的连结成片，上有抓痕，色红，伴有纳呆，口渴，脘腹胀满，肛门奇痒，大便干结不适，小便短黄，其舌红苔腻，口中有酸腐味，脉滑数。此为胃肠实热，热结于内，不得疏泄透达，郁于皮毛腠理而发。治宜滋阴增液，泄热通便。方用增液承气汤加减：玄参30g，麦冬25g，细生地25g，大黄9g，芒硝6g，红花6g。

服4剂后复诊：风团全消，无痒感，大便通畅，纳可，苔稍黄，脉细微数。仍用原方加减：玄参20g，麦冬15g，细生地25g，制大黄6g，芒硝6g，红花6g。并嘱注意饮食结构，保持大便通畅，服药后，病痊愈，后随诊无再复发。

五、现代应用

现代临床常用本方治疗消化系统疾病如肠梗阻、幽门梗阻、胃炎、急性胆管炎、胰腺炎等，呼吸系统疾病如肺炎、肺源性心脏病、肺性脑病，以及心脑血管疾病、糖尿病、肛肠疾病（如痔疮、肛裂等）。

六、应用经验采撷

本方主要用于温病后期，津液损伤后，又内有积滞的病证，也可用于痔疮日久，大便燥结不通，证属热结阴亏者。偏于阴亏者，应重用玄参、麦冬、生地；偏于积滞者，则重用大黄、芒硝。

七、使用注意

热结津亏，燥屎不行，属虚实夹杂之证，使用攻下剂当审慎，在得下后，停服余药，避免攻伐太过。

导赤承气汤

一、原文

阳明温病，下之不通，其证有五：应下失下，正虚不能运药，不运药者死，新加黄龙汤主之。喘促不宁，痰涎壅滞，右寸实大，肺气不降者，宣白承气汤主之。左尺牢坚，小便赤痛，时烦渴甚，导赤承气汤主之。邪闭心包，神昏舌短，内窍不通，饮不解渴者，牛黄承气汤主之。津液不足，无水舟停者，间服增液，再不下者，增液承气汤主之。(《温病条辨·卷二》)

导赤承气汤

赤芍三钱　细生地五钱　生大黄三钱　黄连二钱　黄柏二钱　芒硝一钱

水五杯，煮取二杯，先服一杯，不下再服。

二、方歌

导赤承气治求因，左尺牢坚火腑寻，

小便赤痛时烦渴，赤芍连地柏硝军。

三、临证要点

本方是为温病阳明腑实及小肠热盛而设。以身热，大便不通，小便涓滴不畅，溺时疼痛为临证要点。

四、临床应用案例采验

案1：急性肾盂肾炎

祁某，女，34岁。患者违和1周，尿频且急，溺时疼痛，尿色红赤，身热口渴，腹部胀满，大便干结5日未行，苔黄燥，脉弦数，左尺牢坚。尿液检查：红细胞（+++），白细胞（+++），中段尿细菌培养：副大肠埃希菌>10万/mL。此阳明腑实，小肠热盛之候也。治当通阳明之结，泄小肠之热。仿导赤承气汤意：细生地15g，京赤芍12g，黄连6g，黄柏9g，生大黄9g（后下），芒硝10g（冲），石韦15g，凤尾草、白花蛇舌草各30g。服上方2剂后，腑通，溲畅，痛解，后以养阴清利剂，调治半个月，尿常规正常。尿培养2次均无菌生长。

案2：尿路结石

陆某，男，49岁。患者小溲频急，茎中热涩刺痛，点滴难解，头汗淋漓，间解血尿。B超检查示膀胱尿道结石。既往曾类似发作2次。因患者畏惧手术治疗，故求治于中医。视其形气俱实，舌质红苔黄腻，脉沉实有力，少腹拒按，是时大便五日不解。患者平素喜嗜辛热肥甘，聚湿生热，蕴结下焦，壅阻水道，不通则痛。治当通腑排石。方用吴氏导赤承气汤：生大黄、芒硝粉各9g（冲服），赤芍12g，生地20g，黄柏10g，金钱草30g，木通5g，六一散20g（包），石韦、冬葵子、茯苓各15g。服2剂，大便通，小溲剧痛难忍，辗转翻滚不安。须臾，排出瘀血2块，内夹蚕矢大砂粒2粒，溲利，痛止血停，追访迄今未复发。

五、现代应用

淋证，癃闭；口腔炎，鹅口疮等证属心经有热者；便秘，泌尿系感染等证属下焦湿热。

六、应用经验采撷

若小便涓滴不畅，尿色红赤，甚则夹有血块疼痛满急加剧，为络伤血溢，瘀热蕴结，阻于尿路，可于本方内加车前子、阿胶、栀子、小蓟或白茅根等药。

七、使用注意

虽有小便涩痛，但不宜大量使用利水通淋之品，因此，吴鞠通在组方时虽取导赤散之意，却未用木通、竹叶，盖以防其淡渗再伤津液；注意方中药物用量，方中需重用生地滋阴，苦寒导泻之品则宜轻用，以免苦燥伤津使津液偏走大肠。

加味白头翁汤

一、原文

内虚下陷，热利下重，腹痛，脉左小右大，加味白头翁汤主之。(《温病条辨·卷二》)

加味白头翁汤（苦寒法）

白头翁三钱　秦皮二钱　黄连二钱　黄柏二钱　白芍二钱　黄芩三钱

水八杯，煮取三杯，分三次服。

二、方歌

热型下利白头翁，秦白芩连芍共宗，
解热消炎杀菌妙，古今证效有余充。

三、临证要点

本方主治热毒痢疾。以腹痛，下痢脓血，赤多白少，舌红苔黄，脉弦数为临证要点。

四、临床应用案例采验

案 1：痢疾（急性细菌性痢疾）

李某，男，46 岁，因发热、腹泻而入院。自述于入院前 2 天起发热（38℃），当日大便 5~6 次，至晚腹泻加剧，几至不能离开厕所，大便量少，有红白胨，伴腹痛及里急后重，入院前 1 天大便次数达五六十次，发病后食欲减退，无呕吐。体检：体温 41℃，脉搏 138 次 / 分，神志清，心肺正常，血压 120/70mmHg，右侧扁桃腺肿大，腹软，肝脾未触及，下腹部有压痛。化验：血、尿常规无特殊，大便红细胞（+++），白细胞（+++），当日大便培养：检出副痢疾费氏志贺菌。入院后即给予加味白头翁汤：白头翁 30g，黄连 6g，黄柏 9g，秦皮 9g，黄芩 9g，白芍 12g。次日体温即降至正常，大便红白胨消失。腹泻腹痛、里急后重、腹部压痛，均于服药第 3 天后消失，共服白头翁汤 6 剂，以后大便连续培养 2 次，均为阴性，7 天后痊愈。

案 2：淋证（尿路感染）

宋某，男，31 岁。患者行阑尾切除术后，尿频、尿急、尿黄灼热、尿时阴茎痛甚、小腹灼热月余，曾服呋喃妥因，肌内注射庆大霉素等抗生素及中药八正散等方加减治疗罔效。现症：形体消瘦，情绪抑郁，口苦纳差，两胁不舒，少腹胀满，舌红苔黄微腻，脉细弦数。小便常规：蛋白（±），红细胞（+），白细胞（+）。审证求因乃为肝郁气滞，湿热下注。治宜清热燥湿，行气解郁。以加味白头翁汤治之。又据《内经》“诸气膹郁，皆属于肺”的理论，故选用白头翁汤清热燥湿的同时，重用桔梗宣肺气解郁，提壶揭盖以利小便。处方：白头翁 15g，秦皮 12g，黄连 5g，黄柏 10g，桔梗 30g，白芍 9g，黄芩 9g。4 剂后诸症消失而愈，小便常规正常。后以知柏地黄汤善后。

案 3：癃闭

林某，男，71 岁，因小便闭胀而住院。患者入院前二便下血 10 余天，继而大便秘结，小便点滴不通，小腹胀痛，口不渴，舌质红，脉细数。诊为癃闭。治以清利湿热。投八正散（改汤剂）。日服 2 剂。大便得通，小便仍不利。复投 2 剂罔效。乃改滋肾通关散（改汤剂），日服 2 剂。服药 2 天，亦无疗效。细思此证，乃因于湿热蕴结下焦膀胱气化失司而成，遂试投加味白头翁汤治之：白头翁、秦皮、黄柏各 10g，黄连 8g，桔梗 15g，日服 2 剂，小便得通，再投 2 剂病愈出院。

五、现代应用

阿米巴痢疾、细菌性痢疾等证属热毒偏盛者。

六、应用经验采撷

壮热烦渴者，加金银花、连翘、玄参、花粉等，以助清热解毒，生津除烦；痢下无度，体弱难支者，亦可用人参另煎呷服，以振作元气，减缓泻痢。

七、使用注意

素体脾胃虚弱者当慎用。

一加减正气散

一、原文

三焦湿郁，升降失司，脘连腹胀，大便不爽，一加减正气散主之。（《温病条辨·卷二》）

一加减正气散方

藿香梗二钱　厚朴二钱　杏仁二钱　茯苓皮二钱　广皮一钱　神曲一钱五分　麦芽一钱五分　绵茵陈二钱　大腹皮一钱

水五杯，煮二杯，再服。

二、方歌

一加正气藿苓陈，曲杏麦芽腹朴茵，
升降失司便不爽，脘连腹胀服之泯。

三、临证要点

本方主治湿阻中焦证。以脘腹胀满，呕吐，不欲食，大便溏垢不爽，舌苔白，厚腻，脉濡缓为临证要点。

四、临床应用案例采验

案1：头痛

马某，女，36岁。患者头痛如裹，尤以右侧为重，已半月有余，痛甚恶心呕吐，彻夜难眠，并伴有脘腹胀闷、二便不爽。就诊前曾按偏头痛对症治疗，症不缓解，舌白，脉缓。方用一加正气散加减：藿香10g，厚朴10g，陈皮10g，茯苓15g，茵陈15g，荷叶10g，杏仁10g，神曲10g，麦芽10g，白芷10g。服药3剂，症情大减，再进3剂而愈。

案2：病毒性肝炎

孙某，男，3岁。患儿精神萎靡已3天，现见低热，呕吐，不欲食，小便深黄，舌苔白，厚腻，脉濡缓。查：谷丙转氨酶58U/L，尿胆红素阳性。西医诊断为病毒性肝炎；中医辨证为寒湿痹阻脾胃。治宜芳香化浊。方用一加减正气散化裁：藿香10g，大腹皮6g，杏仁6g，陈皮6g，神曲20g，莱菔子 20g，山楂 30g，厚朴 6g，甘草 6g，茵陈 10g。水煎服，2 剂。

二诊：患儿巩膜及全身开始发黄，大便灰白色，小便浓茶色，恶心、呕吐症状消失，余症同前。用前方加茵陈至 15g，栀子 10g，郁金 6g，水煎服，4 剂。

三诊：患儿巩膜及全身黄疸已于昨日褪尽，体温正常，精神有所好转，舌苔薄，脉缓。二诊方茵陈减至 10g，加五味子 10g。水煎服 2 剂后，诸症大部分消失，但纳差。用前方加白术 10g、砂仁 6g，连服 10 剂后患儿食欲正常，余症皆消失。复查谷丙转氨酶 15U/L，乃愈。

五、现代应用

慢性胃炎，急、慢性肠炎，腹泻，呕吐，慢性病毒性肝炎，胆囊炎，头痛等。

六、应用经验采撷

脘腹胀满甚者，加枳壳、郁金；呃逆，恶心重者，加淡竹茹、半夏、生姜；大便溏泄者，加炒白术、苍术、生薏苡仁。

七、使用注意

湿热内蕴重者慎用；脾胃虚寒者禁用。

二加减正气散

一、原文

湿郁三焦，脘闷，便溏，身痛，舌白，脉象模糊，二加减正气散主之。（《温病条辨·卷二》）

二加减正气散（苦辛淡法）

藿香梗三钱　广皮二钱　厚朴二钱　茯苓皮三钱　木防己三钱　大豆黄卷二钱　川通草一钱五分　薏苡仁三钱

水八杯，煮三杯，三次服。

二、方歌

二加正气藿防通，朴卷广皮茯薏功，
脘闷便溏身体痛，化湿疏络妙无穷。

三、临证要点

本方主治湿郁三焦证。以脘腹胀满，大便溏薄，身体疼痛，舌苔白，脉沉濡为临证要点。

四、临床应用案例采验

身疼痛

万某，女，43岁。患者诉1周前冒雨后起病，现发热虽退，但全身疼痛难忍，午后为重，脘腹胀闷，大便不畅，苔白腻，脉濡缓。拟予二加减正气散健脾利湿，理气消胀，通利经络。处方：藿香、厚朴、陈皮、木防己、羌活、苍术、通草各10g，茯苓12g，薏苡仁30g。服药3剂，而告病愈。

五、现代应用

胃痛，腹痛，腹泻，呕吐，慢性结肠炎，盲肠炎等。

六、应用经验采撷

脘腹胀满甚者，加青皮、枳壳；恶心重者，加半夏、生姜；身体疼痛重者，加醋延胡索；腹泻重者，加炒白术、炒山药。

七、使用注意

脾胃气虚及阳虚者慎用。

三加减正气散

一、原文

秽湿着里，舌黄脘闷，气机不宣，久则酿热，三加减正气散主之。（《温病条辨·卷二》）

三加减正气散方（苦辛寒法）

藿香连梗叶，三钱　茯苓皮三钱　厚朴二钱　广皮一钱五分　杏仁三钱　滑石五钱

水五杯，煮二杯，再服。

二、方歌

加减正气三号方，陈藿苓朴杏仁商，
再加滑石共六味，清利湿热大便爽。

三、临证要点

本方主治秽湿着里，舌黄脘闷，气机不宣，久则酿热。以脘腹胀闷，大便黏腻不爽，纳差，舌红苔黄腻，脉洪数为临证要点。

四、临床应用案例采验

案 1：月经不调

王某，女，40 岁。患者诉月经不调半年，前后无定期，量少质淡，精神抑郁，胸脘满闷，经来加重，甚则四肢发凉，时有白带。服调经药不效，苔腻微黄，脉沉缓。拟予三加减正气散化裁：藿香、厚朴、陈皮、杏仁、佛手、竹茹各 10g，茯苓、郁金、滑石各 12g，以芳香开泄，宣利气机，使水道通调，湿热下达。共进药 6 剂而病愈。

案 2：慢性浅表性胃炎

刘某，男，30 岁。患者脘腹疼痛胀满 1 年，曾于某医院就诊，胃镜提示：慢性浅表性胃炎（糜烂型）。给予口服阿莫仙胶囊、多潘立酮、香砂养胃丸、三九胃泰，症状时轻时重。1 周前因饮白酒后出现脘腹胀满加重，纳呆不饥，呃逆，口苦口黏，口干不欲饮水，大便不爽，小便色黄，舌红苔

白，根部黄，脉滑。诊断为胃脘痛，证属湿热中阻，胃失和降。治宜祛湿除热，调畅气机。方用三加减正气散加味：藿香 9g，杏仁 6g，茯苓皮 9g，陈皮 5g，焦神曲 10g，炒麦芽 10g，茵陈 12g，生薏苡仁 15g，姜半夏 10g，白术 10g，滑石 15g。5 剂，水煎服，每日 1 剂。药后患者脘腹胀满减轻，食欲好转，时有呃逆、恶心。上方加竹茹 10g，继续服 7 剂后症状全无，大便恢复正常。又嘱患者每周服药 3 剂以巩固疗效。3 个月后患者告之胃镜复查结果：胃窦部糜烂已消失，黏膜基本正常。

五、现代应用

现代临床常用本方治疗泄泻、急慢性胃炎、肠炎等见三加减正气散证者，亦可用于治疗冠心病，症见心前区胀闷感，腹胀，纳食少，舌苔白腻，属湿热阻滞中焦者。

六、应用经验采撷

呃逆者，酌加旋覆花、代赭石；恶心重者，加半夏、陈皮；脘腹胀满甚者，加枳壳、香附、青皮；大便溏泄者，加炒白术、炒山药、赤石脂。

七、使用注意

本方主治湿郁化热，湿重于热者，对于热重于湿或湿热并重者当加减运用。

四加减正气散

一、原文

秽湿着里，邪阻气分，舌白滑，脉右缓，四加减正气散主之。(《温病条辨·卷二》)

四加减正气散方（苦辛温法）

藿香梗三钱　厚朴二钱　茯苓三钱　广皮一钱五分　草果一钱　楂肉炒，五钱　神曲二钱

水五杯，煮二杯，渣再煮一杯，三次服。

二、方歌

四加正气藿山楂，朴曲茯陈草果加；
秽湿偏寒脉右缓，舌苔白滑服之瘥。

三、临证要点

本方主治秽湿着里，邪阻气分证。以脘腹胀闷，纳呆，大便不爽或溏泄，或身重浊，舌白滑，脉缓为临证要点。

四、临床应用案例采验

腹泻

周某，女，42岁。患者诉腹泻3天，伴头身困重，脘腹胀闷。患者于3天前因过食生冷而致腹泻，日数十次，大便水样，经当地医院输液止泻及服香砂养胃丸等，腹泻次数虽减，但仍大便溏泻，脘腹胀闷，头身重浊，苔白滑，脉濡缓。治宜芳化秽浊，理气渗湿。方用四加减正气散：藿香15g，厚朴10g，茯苓12g，陈皮10g，神曲10g，山楂12g，草果10g。仅服2剂而病愈。

五、现代应用

腹痛，腹泻，慢性结肠炎，肠易激综合征等。

六、应用经验采撷

腹痛重者，加延胡索、川楝子；脘腹胀满甚者，加木香、枳壳；腹泻重者，加炒白术、炒山药、苍术。

七、使用注意

脾胃阳气亏虚者禁用。

五加减正气散

一、原文

秽湿着里，脘闷便泄，五加减正气散主之。(《温病条辨·卷二》)

五加减正气散（苦辛温法）

藿香梗二钱　广皮一钱五分　茯苓块三钱　厚朴二钱　大腹皮一钱五分　谷芽一钱　苍术二钱

水五杯，煮二杯，日再服。

二、方歌

五加正气藿陈苍，苓腹谷芽厚朴尝；
秽浊留滞脾运阻，运脾化湿中焦畅。

三、临证要点

本方主治湿郁中焦，寒湿伤脾证。以腹胀，脘闷，大便溏薄，舌淡苔白腻，脉滑为临证要点。

四、临床应用案例采验

案1：腹泻

周某，男，36岁。患者夏居园圃湿地，食凉饮冷而发寒湿下利，日行十余次，昼夜登厕，大便细软伴有白黏液，肠鸣，腹隐痛，便后稍缓。病已近月，日趋加重，脉沉，舌淡红。治宜苦辛温法：苍白术各12g，茯苓30g，陈皮10g，厚朴花10g，干姜6g，肉蔻6g，木香10g，藿香12g，泽泻12g，神曲12g，甘草6g，生姜3片，大枣3枚。上方服6剂，大便日行二三次，白黏液已无，病近愈，上方去肉蔻、藿香，加炒白芍18g、党参10g，又服6剂，诸症消失，告愈停药。

案2：胃痛

李某，男，29岁。患者诉胃脘隐痛，胀闷不适，胸腹痞满，腹中有振水声，食欲不振已周余，伴头晕身困、大便稀溏，舌苔白腻。B超检查示：有胃液潴留。证属寒湿阻滞，湿浊伤脾。治当健脾化湿。拟投五加减正气散：藿香 12g，厚朴 10g，陈皮 10g，茯苓 15g，苍术 12g，法半夏 10g，谷芽 12g，大腹皮 12g。水煎服，4 剂而愈。

五、现代应用

腹痛，腹泻，呕吐，结肠炎，直肠炎等。

六、应用经验采撷

脘腹胀满甚者，加砂仁、枳壳；恶心重者，加半夏、淡竹茹；腹疼痛重者，加醋延胡索、五灵脂；腹泻重者，加炒白术、炒山药、肉豆蔻、补骨脂。

七、使用注意

湿郁化热，湿重于热，热重于湿，湿热并重者当慎用或加减运用。

三石汤

一、原文

暑温蔓延三焦，舌滑微黄，邪在气分者，三石汤主之。(《温病条辨·卷二》)

三石汤方

飞滑石三钱　生石膏五钱　寒水石三钱　杏仁三钱　竹茹炒，二钱　银花三钱，花露更妙　金汁一酒杯，冲　白通草二钱

水五杯，煮成二杯，分二次温服。

二、方歌

暑湿蔓延三焦经，舌滑微黄邪气生，
二石膏滑寒水下，金汁花露杏仁通。

三、临证要点

本方主治暑湿弥漫三焦，邪在气分证。以身热，面赤耳聋，胸闷脘痞，下利稀水，小便短赤，咳痰带血，不甚渴饮，舌红赤，苔黄，脉数滑为临证要点。

四、临床应用案例采验

案 1：湿温

陈某，女，27 岁。因发热头痛 14 天于 1989 年 7 月 13 日入院。曾按感冒医治无效。住院 9 天来，发热少汗，汗出热不退。体温稽留在 38.5~39.5℃，脉搏 96~106 次 / 分。相关临床检查均正常。西医试用多种抗生素及能量合剂，中医按暑温施以新加香薷饮，虽汗出但热不减，反见午后热重。7 月 24 日会诊症见患者头痛耳鸣，渴不欲饮，腹胀胸闷，纳呆便软，尿黄短少，面红唇干，神疲少语，肤干灼热，舌红润，苔厚黄，脉滑数。诊为湿温，证属气分湿热。治宜清热解毒，淡渗利湿。投以自拟加味三石汤：黄芪、板蓝根、连翘各 25g，生石膏、金银花各 20g，寒水石、滑石、杏仁各 12g，竹茹、白通草、丝瓜络各 7g，1 剂。药后患者尿频量多，腹胀、胸闷减轻，体

温 38℃。复投上方 2 剂。再诊时已热退身凉，诸症缓解。再服 2 剂，诸症悉除。改服生脉散合四君子汤调护，3 剂。1989 年 8 月 2 日痊愈出院。

案 2：便秘

王某，男，8 岁。患儿从 3 岁起手足心热，夏季尤甚，每每需用冰敷方能入睡，且平素大便干，汗多，经多处诊治，效不显。患儿素体属热，于夏季则内外之热邪充斥三焦，故出现此症。当用三石汤加减清热退暑利窍，兼清肺胃大肠。药用：石膏 30g，滑石 30g，寒水石 30g，金银花 15g，香薷 6g，黄连 5g，灯心草 6g，杏仁 6g，白薇 15g，地骨皮 15g，青黛 12g（另包）。6 剂，日 1 剂，水煎服。

二诊：患儿手足心热减轻，但仍需用冰敷方能入睡，大便软，汗减。上方去香薷、灯心草、白薇、地骨皮，加水牛角 15g、生地 12g、鳖甲 10g。8 剂，日 1 剂，水煎服。

三诊：患儿上述症状基本消失。上方减生地为 6g，继服 5 剂。

案 3：遗尿

刘某，男，7 岁。患儿睡中遗溺，不易唤醒，每夜 1 次，尿色黄。方用三石汤加减清热利湿止遗。药用：石膏 30g，滑石 30g，寒水石 30g，通草 6g，麻黄 12g，桔梗 10g，韭子 15g，白芍 20g，桂枝 6g，菖蒲 12g。7 剂，日 1 剂，水煎服。

二诊：患儿睡中遗溺次数减少，不易唤醒，尿色黄。上方去桔梗、桂枝，加老鹤草 15g、石兰藤 15g。7 剂，日 1 剂，水煎服。

三诊：患儿偶有遗溺。上方加藿香 12g、佩兰 6g。继服 5 剂。

案 4：过敏性紫癜

尹某，女，13 岁。患儿双下肢紫癜密集，舌质红，苔黄白，脉弦数。方用三石汤合化斑汤加减：石膏 30g，滑石 30g，寒水石 30g，水牛角 15g，玄参 10g，茯苓 20g，猪苓 20g，通草 10g，石韦 15g，黄药子 15g，丹皮 15g，紫草 15g。7 剂，日 1 剂，煎服。

二诊：患儿双下肢散在紫癜，舌质红，苔黄白，脉弦数。上方去水牛角、玄参，加生地 15g、鱼腥草 30g。7 剂，日 1 剂，水煎服。

三诊：患儿双下肢紫癜消失。

案 5：磨牙

魏某，男，4 岁。患儿夜间磨牙，睡卧不安，爱揭衣被，舌质红，苔黄腻，脉数。方用三石汤加减：石膏 20g，滑石 15g，寒水石 20g，知母 12g，防风 10g，钩藤 15g，远志 6g，菖蒲 12g，夜交藤 20g，茯苓 20g，甘草 3g。4 剂，日 1 剂，水煎服。

二诊：患儿上症减轻，纳差。上方改石膏、寒水石各 15g，加怀山药 15g、白扁豆 12g、隔山消 15g。7 剂，日 1 剂，水煎服，以调理脾胃。

案 6：温病耳聋

吴某，男，31 岁，患者于 1994 年 9 月 3 日始觉恶寒、发热，间有几声咳嗽。第 2 天在聚餐回家渴饮凉开水 2 碗后觉腹部隐隐不适，每天发热，下午及夜间较高，近几天身热持续不退，体温在 39℃左右。9 月 8 日患者腹痛加剧前来就诊，诊见：腹部疼痛（以脐周为主），上脘痞塞感，高热（体温 39.2℃），面红而垢，心烦胸闷，耳鸣耳聋，口干但不欲多饮，咳嗽痰黄，大便稀烂，黄褐色，每日 2~3 次，小便黄少，舌红，苔黄腻，脉滑数。诊为湿温，证属热重于湿，湿势弥漫三焦。治宜清利三焦湿热。方用三石汤加减：滑石 30g，生石膏 30g（先煎），寒水石 15g，北杏仁 12g，竹茹 15g，金银花 12g，通草 10g，黄芩 12g，大腹皮 12g，枳实 10g，木香 10g（后下），车前草 20g。服药 3 剂后，发热、耳鸣耳聋减轻，胸闷、心烦好转，效不更方，守上方去竹茹、通草，加石菖蒲 12g、胆南星 10g，继服 3 剂。前后服药 12 剂，诸恙悉除。

五、现代应用

各种发热，紫癜，腹泻，便秘等。

六、应用经验采撷

热毒重者可用板蓝根、连翘；湿热重者可合用三仁汤、藿朴夏苓汤，增加清热祛湿之力。

七、使用注意

方中金汁，即粪清，采制不便，现已不用，可根据病情选用丹皮、栀子、羚羊角等清热药物替代。

薏苡竹叶散

一、原文

湿郁经脉，身热身痛，汗多自利，胸腹白痦，内外合邪，纯辛走表，纯苦清热，皆在所忌，辛凉淡法，薏苡竹叶散主之。(《温病条辨·卷二》)

薏苡竹叶散方（辛凉淡法，亦轻以去实法）

薏苡五钱　竹叶三钱　飞滑石五钱　白蔻仁一钱五分　连翘三钱　茯苓块五钱　白通草一钱五分

共为细末，每服五钱，日三服。

二、方歌

薏苡竹叶散连翘，蔻仁滑石苓通草，
辛凉解表并利湿，湿温为瘖服之去。

三、临证要点

本方主治湿温病湿热郁于经络证。以身热，身痛，汗多，自利，胸腹白痦为临证要点。

四、临床应用案例采验

案1：潮热

李某，男，3岁。其母述：20天来，身热（午后尤剧）时作时止，口不渴，乳食减少。经检查，诊为无名低热，服对乙酰氨基酚等退热剂，汗后仍不解。诊见：消瘦，神疲，胸背部有12粒散在疱疹（有3处小结痂）。此乃湿热郁蒸，内外合邪，白痦内发之证。治宜辛凉甘淡之品，方用薏苡竹叶散：薏苡仁5g，竹叶3g，滑石5g，白蔻仁5g，连翘5g，茯苓5g，通草2g，水煎服。3剂后，身凉，疱疹破溃呈结痂，病向愈。继投参苓白术散，以善其后。

案2：重症水痘

陈某，女，6岁。患儿3天前发热（体温39.2℃）咳嗽，虽经他医治疗，但未见好转，2天前发现其发际及胸背部散在红色斑丘疹及水疱，且渐趋密集并遍及躯干和四肢，发展迅速，伴纳呆、便结尿赤、夜寐不安。诊见：体温 39.5℃，神清而烦，全身遍布水疱，晶莹透亮，间或见淡红色斑丘疹，少数水疱已干瘪并结痂，左侧颈项和上腹部可见 2 处各 2cm×3.5cm 及 2cm×3cm 的大疱，咽红，颊及唇黏膜可见 3 处淡黄色溃疡灶。舌红唇赤，苔黄厚腻，脉滑数。两肺听诊呼吸音粗，右下肺闻及少许细小湿性啰音。胸片提示：支气管肺炎。血常规：白细胞 13.4×10^9/L，中性粒细胞 0.78，淋巴细胞 0.22。诊为重症水痘合并支气管肺炎。予以常规补液支持治疗，方用薏苡竹叶散加味：薏苡仁 20g，滑石 15g，茯苓、连翘各 9g，竹叶、牛蒡子、杏仁、紫草各 6g，鲜鸭跖草、鲜空心苋各 50g，通草 4g，黄芩 5g。水煎服，外用新鲜空心苋如上法制备后涂患处。2 天后，热退身凉，咳嗽减轻，疱疹多数干瘪结痂，胃纳有增，前方去鸭跖草，加谷芽 12g、白蔻仁 5g，续进 3 剂，疱疹全部结脱落，守方合参苓白术散出入善后。

案 3：胃脘痛

陈某，男，54 岁。患者素喜烟酒，常胃脘不适。10 天前，因淋雨而感湿邪，致胃痛复发。初恶寒，后但热不寒（午后尤甚），身重，乏力，口不渴，食少无味，小便浑浊，舌质红，苔黄腻，脉濡数。中医诊为湿热互结侵及脾胃，气机失职之胃脘痛。方用薏苡竹叶散加减：薏苡仁 15g，滑石 15g，白蔻仁 20g，茯苓 10g，通草 15g，厚朴 10g，黄连 10g，水煎服。3 剂后，胃痛大减，继进 3 剂，病愈，饮食、小便均恢复正常。

案 4：淋证（肾盂肾炎）

徐某，女，40 岁。2 年前，诊为肾盂肾炎，经治疗病情好转。8 天前，因夜归受寒，引发旧疾。诊见：腰腿痛，小便淋沥涩痛，头重如裹，肢体沉重，脘痞纳呆，口不渴，舌质红，苔白腻，脉濡缓。此乃外受风寒肺气不宣，不能通调水道，引发宿淋，湿热下注而致。治宜清化湿热，通利膀胱。方用薏苡竹叶散加减：薏苡仁 15g，竹叶 10g，滑石 15g，白蔻仁 10g，茯苓 15g，通草 15g，黄柏 10g，瞿麦 10g，水煎服。服药 6 剂，诸症消失，继投六味地黄丸，调理巩固。

案 5：狂证

史某，女，28 岁。患者 1 年半开始出现多疑，独自哭笑，幻听，失眠，出走，思维障碍，语无伦次，自知力差，生活不能自理，检查不甚合作。经 1 年多的中西药治疗，症状无好转。刻诊：除上述症状外，尚有恶心、食欲不振、发热、头晕、心烦、小便短赤，舌尖红，苔黄腻，脉滑数。诊断为狂证。辨证分析：感受湿热，留连不去，故恶心、食欲不振，舌红苔黄腻，脉滑数；湿热上蒙清窍，心神被扰，故发为狂证；湿邪黏腻，故病程缠绵，久治不愈。治宜清热化湿，开窍醒神，用“轻以去实法”。方用薏苡竹叶散加减：薏苡仁 15g，竹叶 15g，滑石 20g，白蔻仁 6g，连翘 10g，茯苓皮 15g，通草 10g，郁金 10g，蚕沙 15g，鲜荷叶 20g，每日 1 剂，水煎 2 次，共成 300mL，分 2 次服，30 天为一疗程。服上方 1 个月，幻听减少，思维较连贯，自制力稍恢复，诸症减轻。续服至 3 个月时幻听消失，生活能自理，劳动力恢复，继续服原方半年后停药。1 年后生育一男婴，随访 10 年未见复发。

案 6：扁平疣

赵某，女，25 岁。患者面部疣疹成群满布，颜面黑褐，双手腕及手背疣疹亦密集成群，已 10 余年，不痛，遇热时轻度瘙痒，曾经多方治疗，其效不显。方用薏苡竹叶散加味：薏苡仁 24g，竹叶 9g，连翘 12g，白蔻仁 6g，茯苓 12g，滑石 15g，通草 6g，赤小豆 18g。水煎服，1 日 1 剂。服至 15 剂时，面、手疣疹全部消退，但吃辛辣海椒和生姜，其疣疹复出。乃嘱患者少吃椒姜。原方再服 7 剂后，面、手疣疹全部消失，皮肤红润。以后虽吃辛辣食品，亦不见疣疹复发，乃愈。

案 7：痄腮

尹某，男，6 岁。患者素体湿盛，4 天前，右侧腮部肿胀作痛，发热（38.7℃），服板蓝根冲剂无效，投普济消毒饮去升麻、马勃，加生石膏、丹皮，同时外敷草药，病反加重，胸脘痞闷，恶心呕吐，饮食少进，渴不多饮，心烦不宁，大便稀，日 2 次，小便黄，舌红，苔黄腻，脉小滑数。证属风温病毒，挟湿壅腮。治宜宣利湿热，解毒散结。方用薏苡竹叶散加味：薏苡仁 12g，淡竹叶 2g，通草 3g，金银花、连翘、大青叶各 9g。服 4 剂，右腮部痛止，尚有微肿，热退，呕止，能进米粥。脘部闷，口干，小便黄，舌红，苔黄滑，脉滑略数。以原方去白蔻仁、黄芩，加神曲 6g、甘草 2g，续服 3 剂，腮肿全消。

五、现代应用

消化系统疾病，皮肤病，胃脘痛，淋证，发热类疾病。

六、应用经验采撷

恶寒发热，头重身痛，表证明显者加藿香、佩兰、香薷。

七、使用注意

本病胸腹白㾦，属湿停热郁，内外合邪之证，治疗既不能单用辛散解表，又不能纯用苦寒清里。单纯解表则汗出津伤，湿热留恋不去；单纯清里，不仅更伤脾胃，而且遏制邪气外出之机，用辛凉淡渗的薏苡竹叶散，以辛凉解肌表之热，淡渗祛胃肠之湿，使表邪从皮毛面散，里邪从小便而去。㾦枯白而空壳无浆者，谓之“枯㾦”，乃气液枯竭之候，则非本方所宜。

宣清导浊汤

一、原文

湿温久羁，三焦弥漫，神昏窍阻，少腹硬满，大便不下，宣清导浊汤主之。(《温病条辨·卷三》)

宣清导浊汤（苦辛淡法）

猪苓五钱　茯苓五钱　寒水石六钱　晚蚕沙四钱　皂荚子去皮，三钱

水五杯，煮成两杯，分二次服，以大便通快为度。

二、方歌

宣清导浊汤二苓，寒石蚕沙皂荚共，
宣通气机化湿浊，神昏窍阻便秘通。

三、临证要点

本方主治湿温久羁，弥漫三焦证。以神昏窍阻，少腹硬满，大便不下为临证要点。

四、临床应用案例采验

案1：湿温发热

许某，30岁。患者2个月前下乡淋雨感湿。翌日全身困倦，不欲饮食，发热，体温在38℃左右波动，肌内注射青霉素钠、复方奎宁，服中药银翘散、藿朴夏苓汤等，未效。刻诊：体温38.2℃，微恶寒，四肢乏力，口涎胶黏，不欲食，面色萎黄，大便不畅，小便短涩，舌质淡红，苔白腻，脉弦滑。中医诊断为湿温，证属湿浊内蕴胃肠。治宜清热化湿，升清降浊。方用宣清导浊汤加味：蚕沙12g，泽兰12g，茯苓20g，猪苓15g，皂荚子10g，佩兰10g，青蒿12g，薏苡仁30g（炒），寒水石30g。每日1剂，水煎服。

二诊：2剂热退，二便通调。上方去泽兰，继服2剂，诸症消失。

案2：水肿（肾炎）

余某，女，40岁。患者无明显诱因头面、下肢浮肿1个月，伴脘腹饱

满、不欲饮食、小便短少。血常规：白细胞 10.8×10^9/L，血沉 30mm/h。尿常规：蛋白（++++），镜检白细胞 6~9 个 /HP，尿素氮 10.0mmol/L。西医诊断为肾炎。曾静脉滴注青霉素钠、氨苄西林，口服泼尼松；服中药五皮饮、平胃散等未效。刻诊：面部、下肢水肿，面色晦暗，食欲不振，下腹饱满，大便少，小便短涩，舌苔厚腻微黄，脉沉弦。诊为水肿，证属湿浊浸渍下焦。治宜宣化湿浊。方用宣清导浊汤加味：蚕沙 15g，茯苓 20g，皂荚子 15g，寒水石 30g，猪苓 15g，泽兰 12g，莲叶 10g。每日 1 剂，水煎服。

二诊：患者自诉药进 1 剂后，便下胶黏臭粪约 300mL，水肿减半。服药 3 剂，除饮食欠佳外，余症俱除。继用参苓白术散巩固治疗半个月后，复查血常规白细胞 8.0×10^9/L，尿常规蛋白消除、白细胞偶见，肾功能正常，疾病痊愈。

案 3：臌胀

陈某，男，12 岁。患儿半个月前因暴食后出现腹部胀满疼痛，大便不畅。胃肠钡餐造影未见异常，查血常规白细胞 13.0×10^9/L。静脉滴注庆大霉素、合霉素，口服土霉素、四环素，服用中药保和丸、枳实导滞汤、大承气汤等未见好转。现症：腹部胀满，坚硬压痛，面色苍白，面部轻度浮肿，形体消瘦，不欲饮食，二便不畅，舌质淡红，舌中苔白滑且腻，两尺脉沉弦而滑。诊断为臌胀，证属肠道气滞湿阻。治宜升清降浊。方用宣清导浊汤加减：皂荚子 10g，寒水石 30g，茯苓 20g，猪苓 15g，蚕沙 12g，薏苡仁 20g，荜茇 10g。每日 1 剂，水煎服。

二诊：连服 2 剂，泻下黏稠便约 1000mL，腹胀减半。继服 2 剂，又泻 2 次，余症悉除。后改用香砂六君子汤巩固善后。

案 4：黄疸（急性黄疸型肝炎）

王某，男，72 岁。2 个月前，患者无明显诱因出现恶寒发热，全身乏力，腹胀胁痛，恶心呕吐。曾用药不详。次日便见身目俱黄，小便黄褐似酱油色。经某医院检查诊断为急性黄疸型肝炎。住院治疗 2 个月，诸症减轻，唯黄疸指数持续在 20 单位不降，故求治于中医。现症：身目仍微黄，头晕重，胸闷泛恶，腹胀满胁痛，大便不下，尿黄短赤。诊断为黄疸，证属湿遏热郁，熏蒸肝胆，蕴结大肠。治宜清利肝胆湿热，佐以通腑泄热。药用茵陈、栀子、柴胡、大黄之类，服药 3 剂后复诊，诸症未见起色，然药下便通，药停如故。经慎虑腹胀大便不下一证，当属湿热与气交阻，气机郁滞，加之患者年逾七旬，真阴亏耗，又受湿热病邪更伤阴液，大肠传导失司所致，非同肠腑燥结之苦寒攻下之法所能解除。故另立治则宜通气机，清化湿热退黄，佐以润肠通便。方选吴鞠通宣清导浊汤合茵陈蒿汤去大黄加滋阴润肠之品：猪苓 15g，茯苓 15g，寒水石 20g，晚蚕沙 12g，皂荚子 9g，茵陈 30g，栀子 12g，蒲公英 30g，玄参 30g，生首乌 30g，玉竹 20g，炒莱菔子 30g。服 3 剂后复诊：大便畅，腹胀减，纳食较前馨香，舌苔转薄。此方共服 15 剂，自觉诸症悉除，身目黄染皆退，复查肝功能各项指标均属正常。年余随访，黄疸病未复发。

五、现代应用

臌胀、水肿、乙型肝炎、尿毒症证属湿热秽浊郁闭大肠，弥漫三焦者。

六、应用经验采撷

少腹胀满拘急、不矢气者，系肠腑湿郁较甚，加杏仁、瓜蒌、槟榔；神识昏蒙较甚者，合用苏合香丸。上焦见症明显者，可加黄芩、连翘、瓜蒌皮等；湿热蕴肺者，治宜清透肺经气分之湿，酌加杏仁宣利肺气，气行则湿化；湿热困阻脾胃者，可加白蔻仁、厚朴等行气宽中；寒热往来者，可加青蒿、草果以和解化湿；下焦见症明显者，可加薏苡仁、茯苓、车前子等。

七、使用注意

本方不宜久服或过量服用，尤其是气虚阴亏和血虚患者。服药期间忌食辛辣、生冷、油腻食物且不可同时服用滋补性药物，以免滋腻留邪碍胃。

杏仁滑石汤

一、原文

暑温、伏暑，三焦均受，舌灰白，胸痞闷，潮热呕恶，烦渴自利，汗出溺短者，杏仁滑石汤主之。(《温病条辨·卷二》)

杏仁滑石汤方（苦辛寒法）

杏仁三钱　滑石三钱　黄芩二钱　橘红一钱五分　黄连一钱　郁金二钱　通草一钱　厚朴二钱　半夏三钱

水八杯，煮取三杯，分三次服。

二、方歌

杏仁滑石用通草，黄芩黄连郁金讨，
橘红厚朴京半夏，辛开苦泄利三焦。

三、临证要点

本方主治暑温伏暑，邪伏三焦证。以胸痞闷，潮热，呕恶，烦渴，自利，汗出溺短，舌灰白为临证要点。

四、临床应用案例采验

案 1：肾病综合征

曲某，男，22 岁，2001 年 3 月 30 日初诊。主诉：下肢水肿反复发作 20 个月，发热、咽痛反复发作近 1 个月。患者于 1999 年 8 月冷水浴后出现咽痛、下肢水肿，在当地医院查尿蛋白（++++）。经静脉滴注泼尼松 60mg、维生素 C、头孢哌酮等药 10 天后，肿消，尿转阴。9 月底后开始反复发作，尿蛋白（++）。1999 年 12 月 21 日肾穿刺示：微小病变肾病，肾病综合征。曾用泼尼松、雷公藤、环磷酰胺……近 1 个月以来反复感冒，发热，咽痛。现症：口干苦，渴欲饮水，体温正常，咽不痛，身痛，乏力，基本无汗，纳差，轻度恶心，尿量 500mL/24h，色黄。患者呈急性病面容，精神不振，满月面，颜面、后背、胸部可见较为密集的痤疮，腹部可见妊娠纹，全身高度水肿，下肢按之如泥，口唇干燥皲裂。舌质红绛，舌苔黄厚腻，脉沉濡。2001 年 3 月 30 日查：尿蛋白（++++），尿红细胞（++++），镜检：红细胞 1~2/HP，白细胞 1~2/HP。病属湿热弥漫三焦。治以宣气，化湿，清热。方用杏仁滑石汤加味：杏仁 10g，滑石 30g，薏苡仁 30g，炒黄芩 10g，黄连 6g，厚朴 6g，法半夏 10g，通草 3g，生石膏 20g，郁金 10g，橘红 10g，白蔻仁 6g，西洋参 1g（单服竹叶 10g）。9 剂，水煎服，日 1 剂。

2001 年 4 月 9 日二诊：患者肿减，纳增，精神好转，身不痛，恶心、胸闷明显减轻，便干好转，可侧卧，口仍苦，唇略干。尿量增至 4000mL/24h。舌质稍黯红，舌苔薄白，脉左细弦，右沉细。上方加生地黄 12g，牡丹皮 10g，西洋参改 2g（单包），10 剂。

案 2：泄泻

王某，男，1 岁半。患儿腹泻 3 天伴发热、咳嗽，经青霉素、四环素治疗，症不减。现症：发热（肛温 38.5℃），大便质稀色黄，形似蛋花汤，日行 10 余次，肛门红，尿黄短赤，偶有咳嗽，舌红，苔黄腻，纹紫。证属湿热伤及胃肠。方用杏仁滑石汤加味：杏仁 5g，滑石 10g，黄芩 5g，黄连 3g，陈皮 5g，法半夏 3g，郁金 2g，木通 5g，厚朴 4g，石膏 10g，前胡 5g。1 剂后症状好转，续进 1 剂，诸恙悉除。

案 3：钩端螺旋体病

方某，男，23 岁。患者因发热、头痛、全身肌肉酸痛，伴口渴、乏力 2 天，于 1990 年 7 月 29 日入院。患者于 2 天前下午突然出现发热、恶寒、头痛、全身肌肉酸痛以小腿为甚，并感乏力、口渴、尿赤、胸闷、纳呆。查体：体温 39.3℃，痛苦面容，两眼结膜充血，腹股沟淋巴结肿大，有压痛，腓肠肌压痛明显。舌质红，苔黄腻，脉濡数。血常规：白细胞 12×10^9/L，中性粒细胞 0.78。尿常规：蛋白（+）。西医诊断为钩端螺旋体病（伤寒流感型），中医辨证为暑温夹湿。治宜消暑解毒化湿。方用杏仁滑石汤加减：杏仁 6g，滑石 30g，黄连 6g，佩兰 12g，厚朴 8g，银花 12g，木防己 12g，晚蚕沙 15g（包）。西药用青霉素。服上方 2 剂后，次日早上体温即已正常，头痛、身痛明显减轻，饮食增加，精神好转，再服 2 剂，症状、体征消失，再用清暑益气汤合参苓白术散调理，共住院 4 天痊愈出院。

案 4：肠伤寒

洪某，女，63 岁，素体虚寒，宿有痰喘。因患者发热恶寒、无汗、身重，医投温散，热势渐高，午后热重，遍体酸楚，继而痰嗽气促，目黄身黄，神志昏昧，大便溏秽自遗，尿失禁。发病第9天住某医院内科，经查血常规、嗜酸性粒细胞直接计数、肥达反应、血培养等，诊断为肠伤寒、革兰阴性杆菌败血症，经氨苄西林、庆大霉素、复方新诺明等治疗5天，体温波动于38.7~39.8℃。病家急来邀诊。诊见患者神识不清，目黄，汗出，痰声作响，身热不扬，两便自遗，舌红，苔薄黄腻滑，脉濡数。病至极期，险象环生，湿热夹痰，阻遏气分，弥漫三焦，内陷包络，再三思量，断然投予清化湿热痰浊、宣窍利气达邪之剂。方用杏仁滑石汤合至宝丹加减：杏仁、碧玉散、黄芩、黄连、橘红、郁金、厚朴、石菖蒲、青蒿、至宝丹（化冲）。清水煎，频频饲服。连夜服完1剂，至晨神识转清，续进1剂，下午最高体温38.4℃，目黄较退，两便渐调，仍见痰嗽喘鸣，自动出院来诊。改投己椒苈黄丸加半夏、杏仁、橘红，1剂，痰喘显减。再予杏仁、滑石、黄连、黄芩、橘红、半夏、丹参、白薇、白前、通草，3天后身热退尽，诸症向安，继续调理而愈。

案5：痿证

潘某，女，48岁，来诊时已病半年余，于某医院住院治疗无效，故求治于中医。症见患者气病状如感冒，发热恶寒，后恶寒渐解，而发热加重，大抵每日上午37.5~38℃，下午39℃左右，夜间可达40℃以上。体温虽高但口不渴而黏腻，身重，脘腹痞满，饮食减少，时有恶心，小便黄赤短涩而热，住院后曾用各种方法治疗，而发热始终不退，逐渐出现下肢麻木，行动不便，软弱无力，而终至不仁不用。其舌质红绛，苔黄白而黏腻，此乃湿遏热伏，湿热并重之证。治以化湿清热。方用三仁汤合杏仁滑石汤加减：杏仁15g，白蔻仁15g，薏苡仁50g，陈皮15g，半夏10g，厚朴15g，石菖蒲15g，滑石15g，淡竹叶5g，通草5g，黄芩10g，黄连10g，郁金10g，水煎服。3剂后，体温夜间降至39℃左右，又服3剂，体温又降，脘腹痞满渐舒，食欲有增，考虑湿热成痿，应以三妙散为主方，故于上方加苍术25g、黄柏15g、牛膝15g。

五、现代应用

现代临床常用本方治疗泌尿系统疾病如慢性肾炎、肾盂肾炎、肾病综合征、肾衰竭等，以及多种传染病。此外，湿热痿证、泄泻等也可使用本方治疗。

六、应用经验采撷

气虚者，加西洋参；湿重者，加佩兰、大腹皮、泽兰、苍术；热重者，加生石膏、金银花、连翘；大便溏者，加葛根、败酱草；寒热如疟，热势弛张不退者，加青蒿、赤茯苓、青黛。

七、使用注意

中焦脾胃虚寒者禁用。

黄芩滑石汤

一、原文

脉缓身痛，舌淡黄而滑，渴不多饮，或竟不渴，汗出热解，继而复热，内不能运水谷之湿，外复感时令之湿，发表攻里，两不可施，误认伤寒，必转坏证，徒清热则湿不退，徒祛湿则热愈炽，黄芩滑石汤主之。(《温病条辨·卷二》)

黄芩滑石汤方（苦辛寒法）

黄芩三钱　滑石三钱　茯苓皮三钱　大腹皮二钱　白蔻仁一钱　通草一钱　猪苓三钱

水六杯，煮取二杯，渣再煮一杯，分温三服。

二、方歌

黄芩滑石茯苓皮，通草白蔻猪腹皮，
湿热并重中焦邪，发热身痛脉缓医。

三、临证要点

本方主治湿热之热重于湿证。以渴不多饮，脘痞，便溏，小便不利，舌红苔黄，脉滑为临证要点。

四、临床应用案例采验

案 1：暑温

钟某，男，25 岁。患者因发热 7 日，曾在某医院急诊室留诊观察，经用青霉素、链霉素、红霉素、激素等治疗而热不退，体温持续在 39~40℃，自动出院，转求中医治疗。患者在发病前有饮冷贪凉史，现发热上午轻，下午重，黄昏后热度更高。神志清，头晕身痛，四肢无力，上身有汗，下身无汗，汗出热解，继而复热，口渴但不多饮，脘闷不饥，腹胀微痛，大便 3 日未解，小便不畅，灼热感，舌苔白腻，脉沉滑而缓。此乃外受风寒，内蕴暑湿，湿遏热伏，湿热阻气，郁而化热。处方：黄芩 12g，滑石 15g，藿香 10g，白蔻仁 3g，通草 6g，茯苓皮 10g，生薏苡仁 15g，连翘 10g，青蒿 10g，制大黄 9g，竹叶 9g。水煎服，每日 1 剂。服上方 2 剂后，遍身微微汗出，大便通，体温降至 37℃，身酸体困，脘闷腹胀轻；3 剂后发热全退，唯感头晕神倦，肢体疼痛，口干欲饮，舌质红，苔白润，脉弱缓。再予清热化湿，以蠲余邪。拟方：黄芩 10g，滑石 15g，竹叶 9g，藿香 10g，佩兰 10g，茯苓 12g，厚朴 10g，扁豆 10g，神曲 10g，鲜荷叶 1 角（后下）。连服 3 剂，诸症告愈。

案 2：遗尿

黄某，男，6 岁，因夜间遗尿 1 年就诊。其母述小儿尿床，每夜 1~2 次，尿味臭，色黄量多，唤之难醒，神志朦胧，眠中梦语，纳食尚调，大便干，日一行，舌红，苔黄腻，脉滑。诊断为遗尿，证属湿热，采用清热利湿法。方药：黄芩 10g，滑石 12g，猪苓 10g，土茯苓 12g，大腹皮 10g，通草 6g，白蔻仁 6g，石菖蒲 6g，郁金 10g，蝉蜕 6g，瓜蒌仁 10g。5 剂，日 1 剂，并嘱咐家长忌给小儿生冷油腻食品。

二诊：小儿夜间能自己醒来解 1 次小便，未尿床。守方加减，再进 5 剂。2 个月后其母电话告知小儿未再遗尿。

案 3：小儿急性肾炎

李某，女，8 岁。因颜面及全身浮肿 6 天入院。患儿于半个月前患感冒，畏寒发热，全身不适，继而出现颜面浮肿，很快延及全身。小便量少，曾于当地服中西药治疗效果不佳而来住院。查体：血压 97/67mmHg，咽微赤，扁桃体Ⅰ度肿大，颜面及下肢浮肿明显，心肺无异常，腹稍胀，肝脾未及。小便常规：尿蛋白（++），红细胞（+++），颗粒管型 2~5/HP。诊断为急性肾炎。处以黄芩滑石汤：黄芩 6g，滑石 10g，茯苓 10g，木通 2g，银花 10g，白术 6g，桑白皮 6g，陈皮 10g，砂仁 6g，麦冬 10g，3 剂，并嘱患儿卧床休息，低盐饮食。服药 6 剂后，患儿浮肿全部消退，诉食量增加，又继服上方 3 剂后查血常规及小便常规均正常，痊愈出院。随访 2 年，未再复发。

案 4：恶露不净

苏某，女，26 岁，已婚。患者人工流产后，阴道出血，时多时少，至今 19 天不净。服生化汤、四逆散加味未效。诊时阴道出血较多，小腹微痛，腰酸，口渴，舌红，苔黄腻，脉弦软滑。妇检：可见血液由宫内流出，子宫后位，大小正常，轻触痛，双侧附件（-）。B 超提示：宫腔积血。辨为冲任损伤，复感时邪，湿热入血之恶露不绝。治宜清热利湿，止血。方用黄芩滑石汤加减：黄芩、猪苓、茯苓皮、苍术、黄柏、牛膝各 9g，滑石 30g，白蔻仁、通草各 6g，贯众炭 15g。3 剂，水煎服，日 1 剂，分 2 次服。

复诊：服药 3 剂后，昨日血止，今日仅感小腹隐痛，舌红，苔黄，厚腻转薄，脉弦软。遂以清热利湿、疏肝活血之剂调治旬余，月经来潮，量中等，5 天净。净后妇科检查和 B 超复查，子宫及双侧附件未见异常。

案 5：鼻渊

梁某，女，17 岁。患者近 3 年来，鼻塞流脓涕而量多，舌红，苔黄腻，嗅觉消失，头晕胀痛，近 1 个月来加重，伴腹胀、纳呆、乏力，脉滑数。平素临睡前，需经常使用麻黄滴鼻剂来改善鼻通气功能，才能入睡。近日夜间出现鼻呼吸困难，须张口呼吸。查：鼻黏膜充血，色紫，又中甲肿胀较甚，下道积脓。辨为鼻渊，证属湿热困脾。治以清泄湿热，芳香化浊。方用黄芩滑石汤加味：黄芩、滑石、通草、猪苓、茯苓、甘草、大腹皮、茵陈、陈皮、石菖蒲、藿香、佩兰、白豆蔻、鱼腥草。服 5 剂后，自觉鼻脓性涕减少，通气改善，头晕胀痛，明显减轻。继服 5 剂后，自觉症状完全消失。查：鼻腔黏膜色正常，中甲收缩，观察半年，无任何不适感。

案 6：肾移植术后蛋白尿

沈某，男，43 岁。患者肾移植术后 12 个月，口服环孢素、吗替麦考酚酯、泼尼松三联抗排斥治疗。常规化验时发现尿中蛋白（++），24 小时尿蛋白 2.6g，肝肾功能正常，血环孢素谷浓度 220ng/mL。就诊时诉口苦，大便偏干。舌质红，边有瘀点，苔黄腻，脉弦滑。证属湿热。予以黄芩滑石汤加减：黄芩、丹参、滑石各 15g，茯苓、猪苓、大腹皮、川芎各 12g，蔻仁 3g、金钱草、茵陈各 30g，制大黄 6g。服药 14 剂后，尿常规定性检查蛋白（+），24 小时尿蛋白 1.1g。原方减大黄再进 14 剂，尿常规定性检查蛋白阴性。

案 7：乳蛾

吴某，女，10 岁。患儿自 7 天前起觉咽喉不利，渐见畏寒发热，发热午后为甚（体温 39.5~40.5℃），身热不扬，汗出不解，咽喉肿痛，吞咽为甚，双侧乳蛾Ⅲ度肿大，色灰白，稍红，口苦渴不欲饮，纳呆不思饮食，大便不爽，小便黄赤，脉濡数。证属湿热搏结，咽喉不利。予以黄芩滑石汤：黄芩 7g，滑石 18g，僵蚕 13g，薄荷 8g，苍术 5g，六神丸 1 支，犀黄丸 8 粒，猪苓 10g，通草 8g。服上药，热尽，4 剂诸症悉平。

案 8：肺炎

赵某，男，58 岁。因发热咳嗽请西医诊治，诊断为右下肺炎，因对青霉素过敏转中医治疗。主诉：发热咳嗽 2 天，微恶风寒，无汗，胸闷气短，痰色白中夹黄，稠黏难出，厌食倦怠，体温 38.7℃，胸透：右下肺片状模糊阴影，查血常规白细胞 19×10^9/L，中性粒细胞 0.82，淋巴细胞 0.18，舌红苔黄而腻，脉滑数。辨为温热犯肺，肺失清肃，予以辛凉解毒、清肺止咳方药治疗。

2 天后二诊：药后汗出热退不恶寒，旋即发热又作，并周身酸懒，不思饮食，二便不畅，咳嗽如故。体温 38.4℃，查血常规白细胞 21×10^9/L，中性粒细胞 0.5，淋巴细胞 0.19。舌红苔黄腻，脉滑略数。时值长夏，降雨甚多，气候闷热，本病症状与吴鞠通所述"脉缓身痛，舌淡黄而滑，渴不多饮，或竟不渴，汗出热解，继而复热"类似，故不可拘于肺炎发热而辨为温热之邪，而以湿热论治更为贴切。投以黄芩滑石汤与千金苇茎汤合方：黄芩 9g，滑石 24g，茯苓皮 12g，猪苓 9g，通草 6g，大腹皮 9g，白蔻仁 3g，芦根 30g，杏仁 9g，生薏苡仁 30g，冬瓜仁 9g，3 剂。

三诊：患者述服 1 剂后尿多热退，3 剂服尽，咳嗽大减，痰少。查血常规白细胞 7.1×10^9/L，中性粒细胞 0.56。效不更方，仍守前法，继投 7 剂，1 周后胸透复查两肺未见异常而痊愈。

案 9：多发性牙龈脓肿

薛某，女，34 岁。主诉：牙龈肿痛反复发作 2 月余。现病史及主症：2 个月来牙龈红肿疼痛，伴低热，体温 37.4~38℃，口腔科诊为"多发性牙龈脓肿"。注射青、链霉素因耳鸣停药。前医亦用大量清热泻火解毒药，症状未见好转，反而增加恶心欲吐症状。查患者牙龈红肿疼痛，两颌下淋巴结肿大，伴有低热，体温 37.4℃，口干不欲饮，恶心，溺赤，大便不爽，舌红苔黄腻，脉滑。查血常规白细胞 23.2×10^9/L，中性粒细胞 0.84。患者苔虽黄却不燥，口干但不喜饮，发热总在 38℃以下，脉滑而不数，提示并非单纯胃火炽盛，而是湿热内蕴中焦。用药不可纯用苦寒，正如吴鞠通所说"徒清热则湿不退，徒祛湿则热愈炽"。故选用清热祛湿的黄芩滑石汤加味治疗。处方：黄芩 9g，滑石 24g，茯苓皮 12g，猪苓 6g，通草 6g，大腹皮 6g，白蔻仁 6g，连翘 15g。服药 3 剂后症状明显缓解，先是热退，继而牙龈肿痛大减。查血常规白细胞 $6.4\times10^9/L$，中性粒细胞 0.5，再进 5 剂后痊愈。

五、现代应用

肠伤寒，急性胃肠炎，急性肾盂肾炎，泌尿系感染，急性肾功能衰竭证属湿温发热，湿热并重者。

六、应用经验采撷

泄泻、腹痛者，加木香、白芍；腹胀者，加炒枳实、厚朴等。治疗慢性肾炎等肾脏疾病，见血尿者，加白茅根、炒小蓟、炒蒲黄、石韦等。治疗湿温发热，可加黄连、青蒿；湿重者加苍术。烦躁不安者，加黄连、木通；兼暑湿者，加鲜藿香、鲜佩兰；寒热反复，或朝凉暮热者，加青蒿、白薇。

七、使用注意

脾胃虚寒及阴虚者慎用。

增液汤

一、原文

阳明温病，无上焦证，数日不大便，当下之，若其人阴素虚，不可行承气者，增液汤主之。服增液汤已，周十二时观之，若大便不下者，合调胃承气汤微和之。(《温病条辨 · 卷二》)

增液汤方（咸寒苦甘法）

元参一两　麦冬连心，八钱　细生地八钱

水八杯，煮取三杯，口干则与饮，令尽，不便，再作服。

二、方歌

增液玄参与地冬，热病津枯便不通，
补药之体作泻剂，若非重用不为功。

三、临证要点

本方既为治疗津亏肠燥所致大便秘结的常用方，又是治疗多种内伤阴虚液亏病证的基础方。以便秘，口渴，舌干，脉细数或沉而无力为临证要点。

四、临床应用案例采验

案 1：化脓性扁桃体炎

何某，男，8 岁，因高热伴咽痛、咳嗽 1 天来诊。体检：体温 39.8℃，咽充血（+++），双扁桃体Ⅰ度肿大，有脓点，心率 110 次 / 分，律齐，双肺未闻及啰音，舌红，苔黄，脉细数。西医诊断为化脓性扁桃体炎，中医辨证为肺胃热盛。治以清热解毒。处方：连翘、银花、芦根、石膏各 15g，黄芩、荆芥、桔梗各 10g，牛蒡子、薄荷各 6g，2 剂。

二诊：患儿仍发热不退，口干咽燥，大便 3 天未解，原方加玄参、麦冬、生地各 20g，丹皮、赤芍各 15g，2 剂。

三诊：其母诉服药后泻下大便数次，旋即体温渐降，咽痛明显减轻，体温 37.2℃，再进 2 剂诸症悉除。

案 2：支气管肺炎

吴某，女，45 岁，因发热、咳嗽、痰黄 3 天来诊。患者曾服先锋霉素、咳特灵等症状未见好转，咽痛咽痒，咳嗽剧烈，整夜不能安睡，咯痰黄稠，口干多饮，大便干结。体检：体温 38.8℃，咽充血（++），心率 110 次 / 分，律整，双肺可闻及细湿啰音，舌尖、边红，苔黄，脉细数。血常规：白细胞 9.4×10^9/L，中性粒细胞 0.76，淋巴细胞 0.24。胸透：双肺纹理增粗中，下肺有少量斑片状影。西医诊为支气管肺炎，中医辨证属痰热郁肺。治以清热化痰，宣肺止咳。处方：黄芩、连翘、前胡各 15g，桔梗、百部、北杏仁、荆芥各 10g，鱼腥草、桑白皮各 25g，2 剂。

二诊：患者诉发热退，咽痛消失，但仍咳嗽剧烈，痰黏难咯，夜不能寐，大便难。此乃热伤肺津，肺失肃降。原方加玄参、麦冬、生地各 25g，川贝 10g，再进 2 剂，即觉痰稀易咯，大便通畅，咳嗽缓解。

案 3：胃脘灼热

徐某，女，83 岁。患者自诉胃脘灼热不适感反复 1 个月余，伴口干、头晕乏力、夜寐欠佳、纳食少，大便结，小便调，舌质红、苔少，脉弦细。前医予以四君子汤加黄连、蒲公英、制大黄等 6 剂，除大便结减轻外，余症无好转。证属胃阴不足。治宜滋阴清热，润燥通便。予以增液汤加味：炒生地 20g，玄参 10g，麦冬、北沙参各 10g，石斛 10g，当归 10g，炒白芍 15g，柏子仁 15g，制大黄 10g，佛手 5g，夜交藤 20g，太子参 15g。服 2 剂后，胃脘灼热不适感明显减轻，精神睡眠好转，二便正常。效不更方，续服 4 剂，诸症消失。

案 4：糖尿病

薛某，女，46 岁。患者起病 1 月余，多食善饥，烦渴多饮，饮亦不解，小便频数，大便干结，二三日一行，形体日渐消瘦，精神疲惫，夜寐多梦，舌边尖红，脉虚数。化验检查：尿糖（+++），空腹血糖 11.6mmol/L，因服 D860 出现胃肠道反应，拟换用中药。中医辨证属肺胃积热，津液亏耗，阴虚火旺。治宜滋阴降火，生津润燥。方药：玄参、生地各 15g，麦冬 12g，知母、天花粉各 10g，生石膏 18g，黄精 30g。服 7 剂后，口渴、饥饿感减轻，小便转清，继服 7 剂，自觉病去大半，精神好转，方中去石膏加生黄芪，益其气更增其液，又服 15 剂，尿糖转阴，空腹血糖已降至 6.6mmol/L，后以消渴丸善后。

案5：甲状腺功能亢进症

乐某，女，32岁，4年前确诊为甲状腺功能亢进症，用抗甲状腺药物治愈。近1个月来因心情不舒，致旧病复发，自觉心慌、烦躁，善怒，多汗，口干，消瘦，乏力，夜寐不安，多梦，舌红苔薄，脉细数。一般检查：眼球突出不明显，双侧甲状腺轻度肿大，心率102次/分，手颤（+），结合化验检查，诊断为甲状腺功能亢进症，患者要求服用中药治疗。证属肝肾阴虚，心肾不交，阴虚阳亢。治宜滋阴潜阳，清心宁神。方药：玄参、生地、制首乌、夏枯草、合欢皮各15g，麦冬、枸杞子各10g，生白芍、钩藤（后下）、丹参各12g，生牡蛎（先下）30g，服15剂后，心慌减轻，手颤消失，心率降至84次/分，原方化裁服15剂后，诸症好转，T_3、T_4恢复正常。

案6：皮肤瘙痒

李某，男，70岁，皮肤瘙痒1月余。现症：全身皮肤干燥，遍布抓痕，甚至搔抓后呈苔藓样改变，皮肤脱屑，伴口干心悸、失眠多梦，舌红少津，脉细。中医诊断为风瘙痒，证属阴液亏虚，生风生燥。治以增液润燥，祛风止痒。处方：玄参、麦冬各30g，生地20g，牡丹皮、薄荷、荆芥各15g，当归、刺蒺藜、蝉蜕、甘草各6g，百合、石斛各10g，珍珠母、煅龙骨各30g，水煎服，每日1剂。并嘱忌烟酒发物，内衣要柔软宽松，宜棉丝织品。服药2周后，皮肤瘙痒缓解，继发性皮损减轻。继服1周后，皮肤瘙痒消失，皮损渐愈，其他不适症状消除，随访1个月未见复发。

案7：月经后期

张某，女，29岁，3年前月经延期，时间推后10~15天，多方求治疗效不佳，经量少，色黯红，或有血块，或有小腹及乳房胀痛。刻诊：月经推后半个月，烦躁不安，易怒，体倦乏力，多梦，面部可见黄褐斑，少腹微胀，舌质红，苔少微黄，脉细数，纳可，口干，口气微臭，大便干燥3日一行，小便黄。索前医处方，皆为行气活血之品，如桃仁、红花、甲珠之属。再询患者，自诉3年前曾行人工流产，因工作繁忙，术后3天即开始工作，又喜辛辣咸香之品，平素性情急躁，诊为月经后期，证属阴虚血燥，肝气郁结。治以滋阴清热，疏肝理气。方用增液汤合丹栀逍遥散加减：玄参15g，麦冬15g，生地黄15g，丹皮10g，炒栀子10g，当归15g，杭芍15g，醋炒柴胡10g，炒香附10g，炙甘草6g，3剂。冷水煎服，日1剂，3剂后大便通畅，日一行，烦躁减少，眠可，效不更方，再进3剂，2剂后经水至，少腹胀痛减轻。以此方调整 2 月余，月经正常，随访至今，未再复发。

五、现代应用

现代临床常用本方治疗温热病津亏肠燥便秘，习惯性便秘，慢性咽喉炎，复发性口腔溃疡，糖尿病，皮肤干燥综合征，肛裂，慢性牙周炎等证属阴津不足者。

六、应用经验采撷

热结甚者，可加大黄、芒硝以清热泻下，名增液承气汤；阴虚牙痛者，可加牛膝、牡丹皮以凉血，泻火，解毒；胃阴不足，舌质光绛，口干唇燥者，可沙参、玉竹、石斛等以养阴生津。

七、使用注意

阳明实热引起的便秘，不宜用本方。

清宫汤

一、原文

太阴温病，不可发汗，发汗而汗不出者，必发斑疹，汗出过多者，必神昏谵语。发斑者，化斑汤主之；发疹者，银翘散去豆豉，加细生地、丹皮、大青叶，倍元参主之。禁升麻、柴胡、当归、防风、羌活、白芷、葛根、三春柳。神昏谵语者，清宫汤主之，牛黄丸、紫雪丹、局方至宝丹亦主之。(《温病条辨·卷一》)

清宫汤

元参心三钱　莲子心五分　竹叶卷心二钱　连翘心二钱　犀角尖磨冲，二钱　连心麦冬三钱

二、方歌

清宫汤中用元参，犀角麦冬连翘心，
竹叶莲子清心窍，热入心包服之妙。

三、临证要点

本方主治温病误汗，液伤邪陷，心包受邪。以高热，神昏，谵语，舌质红绛，苔燥为临证要点。

四、临床应用案例采验

案1：中风（脑出血）

张某，男，62岁，因突发神昏偏瘫失语入院。2天后出现高热39.5℃，神志昏迷，时有躁动抽搐，面色潮红，身热灼手，痰壅气粗，舌强短缩，舌质红绛，苔黄燥，脉弦滑数。查血压190/110mmHg，双肺满布痰鸣音，听心音被痰鸣遮掩不清，脉率110次/分。血常规：白细胞20×10^9/L，中性粒细胞0.90。头颅CT示左侧基底节出血破入脑室。西医诊断为脑出血。中医诊断为中风，中脏腑，属阳闭证，辨证为邪热炽盛，内陷心包，肝风内动。治宜清心开窍，凉肝息风。方用清宫汤加减，配合安宫牛黄丸。处方：水牛角30g（先煎），玄参15g，竹叶12g，莲子心12g，生石膏30g，

赤芍 15g，黄连 6g，胆南星 12g，羚羊角粉 3g（冲），钩藤 30g（后入），全蝎 6g。水煎药液 300mL，分 2 次鼻饲。安宫牛黄丸 1 粒研碎，日 2 次随药汁鼻饲。另外静脉给予液体、维生素、20% 甘露醇降颅压。治疗 1 天后，热势稍退，抽搐减轻，病情好转，守方治疗 4 天，体温复常，神志转清醒。血常规：白细胞降至 10×10^9/L，中性粒细胞 0.75，后改用清热养阴活血通络善后。

案 2：狂证（抑郁性神经症）

白某，女，31 岁。1 年前，患者因爱人工作调动曲折，出现整日情绪低沉，少与人交往，失眠，悲观厌世，对周围一切不感兴趣，时有自杀轻生念头，但无自杀行为。某医院诊断为“抑郁性神经症”，服阿米替林、多塞平后，病情有缓解，继而出现通夜不能入睡，整日坐立不安，兴奋话多，遇本单位同志总是滔滔不绝说不完，常无故发脾气，打烂东西，再服阿米替林、多塞平无效，而求中医诊治，察面色红，口唇干燥，未大便，舌质红，苔黄干厚腻。治宜疏郁通腑，凉营安神。方药：玄参、黄连各 12g，柴胡、麦冬各 15g，生地、连翘、石莲各 20g，栀子、沉香、芒硝各 10g，水牛角粉 30g，朱砂 3g（分次兑服）。水煎服，1 日 1 剂，日服 3 次。

二诊：服药后唯夜间入睡难、多汗，继上方加青蒿、牡丹皮、龟甲各 12g。

三诊：服药后唯夜间易醒，继上方去柴胡、芒硝，加酸枣仁 15g、知母 15g，共细末，炼蜜为丸，每次 3g，日服 3 次。服药 9 个月后一切如故，随访至今，病无反复。

案 3：更年期失眠

李某，女，54 岁。患者绝经 1 年余，近 2 个月来常感心烦不安，彻夜不眠，心悸时作，突发烘热汗出，舌边尖红，苔薄黄，脉细数。诊断为更年期综合征，失眠。方用清宫汤加减：玄参 15g，生地黄 15g，茯苓 15g，黄连 4g，连翘 12g，莲子 4g，竹叶 10g，麦冬 15g，浮小麦 30g，炒酸枣仁 15g，苦参 30g，灵芝 30g，夜交藤 30g，水煎服。嘱其每晚 6 时、9 时各服一煎，促进睡眠。服药 1 周后，患者心悸、烦躁明显改善，又服 2 周睡眠基本恢复正常。

案 4：心动过速

张某，女，24 岁，心悸、胸闷、咳嗽、咽阻 1 个月。查：消瘦貌，甲状腺中等肿大，心率138次/分，律齐，无杂音，两肺呼吸音增粗，腹软，肝脾未扪及，右上腹轻压痛。B超示胆囊炎。甲状腺功能正常，心电图示：心率138次/分，窦性节律，PR间期不足0.13秒。苔薄，质红，脉数疾。证属心阴偏虚，心阳偏亢。治宜养阴泻火，清心宁神，佐以肃肺利胆。拟用清宫汤合泻心汤加味：南沙参、麦冬各12g，玄参、连翘、鲜竹叶、杏仁、黄芩各9g，莲子心3g，黄连、生大黄各2g，金钱草15g，浙贝母、甘草各6g。服2剂后，心悸、胸闷减轻，心率减为100次/分，PR间期0.14秒。又服3剂，心电图示：心率68次/分，PR间期0.16秒。去泻心汤加桑白皮、葶苈子各9g，郁金、鸡内金各6g，川厚朴、虎杖各12g，以增强肃肺化痰、清热利胆之力，3剂而愈。

案5：病毒性肝炎

患者，男，17岁，体检时发现血谷丙转氨酶85U/L，同时查HBsAg（+）、HBeAg（+）、HBcAb（+），曾在某传染病医院治疗，予以甘草酸二铵胶囊、垂盆草冲剂等药物治疗，3周后复查血谷丙转氨酶升至200U/L以上，故来本院肝病门诊。症见：形体消瘦，唇红目赤，心烦不宁，口干而苦，溲赤便干，多梦遗精，舌红，苔薄黄，脉细而数。证属心肝火旺。治以清心泻火。仿吴氏清宫汤加减：玄参15g，黄连4g，连翘12g，莲子4g，竹叶10g，生龙骨30g，茯苓15g，丹参15g，牡丹皮10g，生地黄15g，五味子10g。水煎服，日1剂。上方服毕14剂，复查血谷丙转氨酶降至70U/L，诸症均除，服药1个月，复查肝功能正常，随访1年未见复发。

案6：急黄

患者，女，38岁，1995年3月10日以黄疸住院治疗。住院期间，患者突然昏迷，不省人事，黄疸迅速加深，全身黄如橘色，高热烦渴，神昏谵语，形体肥胖，舌质红，苔黄而燥，脉弦数。证属黄疸之急黄。方用清宫汤加减：连翘12g，竹叶6g，玄参12g，麦冬9g，莲子心3g，石菖蒲12g，黄连3g，茵陈24g，生地12g，丹皮9g，栀子9g，黄柏3g，滑石12g，泽泻9g，木通6g。服此方后，患者逐渐清醒，连服数剂，黄疸消退，神清如故。

案7：复发性口腔溃疡

王某，女，32岁。患者自诉有口腔溃疡反复发作史5年，时因劳累诱发加重。诊见：面赤心烦，口干而臭，大便秘结，小便短赤，舌体及两侧黏膜散在溃疡点，大小不一、表面有黄白分泌物，周围鲜红微肿。诊断为多发性口腔溃疡，证属心脾积热，且以心火偏亢为主。治当养阴泻火。方用清宫汤加减：玄参15g，竹叶9g，连翘12g，莲子4g，生地黄12g，木通9g，生甘草5g，石膏30g，淡豆豉30g。水煎服，日1剂。连服2周，口腔肿痛明显改善，尿色转清。再服10剂，口腔溃疡基本消退，半年内无复发。

五、现代应用

现代临床常用本方治疗乙型脑炎、感染性高热等。此外，本方对呼吸系统疾病、精神疾病、心脑血管疾病、急性肝炎均有一定疗效，如用于心阴不足、心阳偏亢之心动过速，甲状腺功能亢进引起的心动过速，胆心综合征引起的心动过速及慢性房颤的转复；精神疾病见失眠、心烦易怒、兴奋话多、行为粗暴、舌质红绛、脉弦数者；中风见高热、神昏者等。

六、应用经验采撷

热痰盛者，加竹沥、梨汁各25mL；咯痰不清者，加瓜蒌皮4.5g；热毒盛者，加金汁、人中黄；渐欲神昏者，加银花9g、荷叶6g、石菖蒲3g；抽搐者，加服紫雪丹；神昏谵语者，加服安宫牛黄丸或至宝丹。

七、使用注意

本方为清热剂，寒闭证及脾胃虚寒见纳呆、便溏者禁用。

安宫牛黄丸

一、原文

太阴温病，不可发汗，发汗而汗不出者，必发斑疹，汗出过多者，必神昏谵语。发斑者，化斑汤主之；发疹者，银翘散去豆豉，加细生地、丹皮、大青叶，倍元参主之。禁升麻、柴胡、当归、防风、羌活、白芷、葛根、三春柳。神昏谵语者，清宫汤主之，牛黄丸、紫雪丹、局方至宝丹亦主之。(《温病条辨·卷一》)

安宫牛黄丸方

牛黄一两　郁金一两　犀角一两　黄连一两　朱砂一两　梅片二钱五分　麝香二钱五分　真珠五钱　山栀一两　雄黄一两　金箔衣　黄芩一两

上为极细末，炼老蜜为丸，每丸一钱，金箔为衣，蜡护。脉虚者人参汤下，脉实者银花，薄荷汤下，每服一丸。兼治飞尸卒厥，五痫中恶，大人小儿痉厥之因于热者。大人病重体实者，日再服，甚至日三服；小儿服半丸，不知再服半丸。

二、方歌

安宫牛黄开窍方，芩连栀郁朱雄黄，
犀角珍珠冰麝箔，热闭心包功效良。

三、临证要点

本方主治温热病，邪热内陷心包，或内闭外脱，或暑入心营（血），或痰热蒙闭之证，亦可治中风窍闭，小儿惊厥属痰热内闭者。以高热烦躁，神昏谵语或昏愦不语，舌謇肢厥，舌红绛，脉数为临证要点。

四、临床应用案例采验

案1：急性胰腺炎

某患，男，32岁，因上腹疼痛半天入院。患者于前1天晚餐饮喜酒，进食过饱，半夜上腹持续性疼痛，阵发性加剧，呕吐1次，吐出食物残渣，腹胀大便秘结。自服保济丸，腹痛无缓解，第2天上午腹痛加剧而入院。

查：体温39℃，血压95次/分，心率20次/分，表情痛苦，呻吟不安。舌质红，舌苔黄，干燥，脉弦数。皮肤巩膜无黄染，上腹有明显压痛，拒按，墨菲征阴性，腹胀，肠蠕动音消失。血清淀粉酶1600U（苏木杰法），血白细胞总数12.7×10^9/L，中性粒细胞0.86。西医诊断为急性胰腺炎。中医辨证为脾胃实热，具有阳明腑实之痞、满、燥、实、坚之特点。选用大黄50g，煎水半碗送服安宫牛黄丸1丸；针刺足三里、内关、中脘、天枢、气海穴，留针15分钟。患者服药后，大便3次，稀烂便，随即热退，腹胀、腹痛减轻。入院后前2天禁食，每天静脉滴注10%葡萄糖1000mL、5%葡萄糖盐水1000mL。住院3天后症状缓解，复查血清淀粉酶180U，尿淀粉酶350U，病愈出院。出院后追访1个月，未见急性胰腺炎症状。

案2：不明原因低热

某患，男，75岁。高龄老人，平素形体尚可，无特殊病史，于去年春夏之际，渐次出现低热不退，前后住入几家省级医院，经多方位的检查未得出明确结论，只得对症施用各种广谱抗生素，病情终未见好转。后去上海某医院住院检查，排除了占位性病变，低热原因不明，遂求中医诊治。视其舌苔厚腻，质偏深红，询问饮食少进，大便尚通，小便偏黄，神志尚可，自感困倦，脉滑数。综合脉症，此由湿邪热化，蕴热于内，阻滞中焦，热久伤阴所致，证属湿热证。予以安宫牛黄丸2丸，即舌苔消退，热解病除，饮食渐增，恢复如常。

案3：痛风

某患，男，42岁。患者平素嗜食膏粱厚味，饮酒无度，体检时发现白蛋白偏高，尿酸为456μmol/L，但无明显自觉症状，未予重视。2个月前其右足趾剧烈疼痛，痛如刀割，以为打球受寒所致，自用麝香止痛膏不但未效，而且入夜疼痛更剧，继则患处明显红肿发热。查血尿酸为563μmol/L，诊断为痛风，予以苯溴马隆治疗，2天后疼痛如故，遂来就诊。诊见：面色晦滞，面容痛苦，伴有食欲不振、口苦口干，小便色黄，大便不畅，舌苔黄微腻，中根部腻甚，脉浮弦，左关弦甚。证属湿毒内蕴，火热下注，脉络不利。治以清利湿热，泻火解毒，通络止痛。遂以安宫牛黄丸3粒，每天1粒，顿服，连服3天，并用四妙散合龙胆泻肝汤，其症减轻。

案4：急性反应性精神病

某患，男，35岁，因左颈及右背被钢钎击伤伴出血3小时急诊入院。

患者3小时前在矿洞中工作时不慎被钢钎击伤左颈及右背，左颈皮肤斜形破裂出血，创口长约8cm，出血剧，伴局部疼痛、面色苍白、头昏乏力，右背部击伤后疼痛不适，但尚能忍受，呼吸时背痛加剧，伤后神清，无昏迷，无头痛呕吐。入院时初步诊断：①左颈项部皮肤裂伤；②软组织挫裂伤。入院后经清创缝合、止血抗感染、支持对症治疗1周后，一般情况明显好转。后因与他人产生争执，突发精神异常，时常胡言乱语，言语前后矛盾，少寐多梦，头昏胸部隐痛，邀中医会诊。询问家属，知患者平时脾气较为急躁，但无类似发作，家族中亦无类似病史。舌淡红，苔微腻而黄，脉细弦滑。躯体检查除左颈项部皮肤裂伤经清创缝合包扎及右背压痛外，未见其他明显阳性体征。中医诊断为狂病，证属痰火扰心，气血两亏，瘀血阻络。西医诊断为急性反应性精神病——反应性意识模糊状态。治拟清心开窍，益气养血为主。予以安宫牛黄丸口服，每天1次，1次1粒，并内服八珍汤加味。

二诊：连服4天后，言语错乱明显减轻，精神亦明显转佳，但仍少寐，头、颈、胸隐痛，并感胃脘时有不适，舌脉如前。改安宫牛黄丸为每天2次，一次0.5粒，饭后口服；并同服归脾汤加味及猴菇菌片。连用2天后，夜寐转佳，无言语错乱，神志亦清，头、颈、胸仍感疼痛，苔薄，舌淡红，脉细，停服安宫牛黄丸，用归脾汤合通窍活血汤加减以善其后，服药10余剂，精神症状完全消失而出院。

五、现代应用

现代临床常用本方加减治疗流行性乙型脑炎、流行性脑脊髓膜炎、中毒性痢疾、尿毒症、脑血管意外、中毒性肝炎、肝昏迷等证属热毒内陷心包者。

六、应用经验采撷

脉虚者人参汤下，是防正气虚弱者，不胜药力；脉实者银花、薄荷汤下，是增强清透邪热之功。每服1丸。大人病重体实日再服，甚至日3服；小儿服半丸，不知再服半丸。

七、使用注意

若神昏属虚证之脱证，或属寒闭者，应当忌用。每服 1 丸。大人病重体实日再服，甚至日 3 服；小儿服半丸，不知再服半丸。

至宝丹

一、原文

太阴温病，不可发汗，发汗而汗不出者，必发斑疹，汗出过多者，必神昏谵语。发斑者，化斑汤主之；发疹者，银翘散去豆豉，加细生地、丹皮、大青叶，倍元参主之。禁升麻、柴胡、当归、防风、羌活、白芷、葛根、三春柳。神昏谵语者，清宫汤主之，牛黄丸、紫雪丹、局方至宝丹亦主之。(《温病条辨·卷一》)

湿温邪入心包，神昏肢逆，清宫汤去莲心、麦冬，加银花、赤小豆皮，煎送至宝丹，或紫雪丹亦可。(《温病条辨·卷一》)

《局方》至宝丹方

犀角镑，一两　朱砂飞，一两　琥珀研，一两　玳瑁镑，一两　牛黄五钱　麝香五钱

以安息重汤炖化，和诸药为丸一百丸，蜡护。

二、方歌

至宝朱砂麝息香，雄黄犀角与牛黄，
金银二箔兼龙脑，琥珀还同玳瑁良。

三、临证要点

本方是治疗痰热内闭心包证的常用方。以神昏谵语，身热烦躁，痰盛气粗，舌绛苔黄垢腻，脉滑数为临证要点。

四、临床应用案例采验

高热惊厥

林某，男，7个月，以急性链球菌性脑膜炎合并支气管肺炎住院。应用西药治疗1周，病情无缓解。高热持续，抽搐仍频，加服《局方》至宝丹及羚羊角粉，3日后热退，当日惊止。续服中药汤剂，2周后痊愈出院。

五、现代应用

急性脑血管病，脑震荡，流行性乙型脑炎，流行性脑脊髓膜炎，肝昏迷，冠心病心绞痛，尿毒症，中暑，癫痫等证属痰热内闭者。

六、应用经验采撷

本方清热之力相对不足，可用《温病条辨》清宫汤送服本方，以加强清心解毒之功；若湿热酿痰，蒙蔽心包，热邪与痰浊并重，症见身热不退、朝轻暮重、神识昏蒙、舌绛上有黄浊苔垢者，可用《温病全书》菖蒲郁金汤（石菖蒲，炒栀子，鲜竹叶，牡丹皮，郁金，连翘，灯心，木通，淡竹茹，紫金片）煎汤送服本方，以清热利湿、化痰开窍；如营分受热，瘀阻血络，瘀热交阻心包，症见身热夜甚、谵语昏狂、舌绛无苔或紫暗而润、脉沉涩者，则当通瘀泄热与开窍透络并进，可用《重订通俗伤寒论》犀地清络饮（水牛角汁，丹皮，连翘，淡竹沥，鲜生地，生赤芍，桃仁，生姜汁，鲜石菖蒲汁，鲜茅根，灯心）煎汤送服本方；如本方证有内闭外脱之势，急宜人参煎汤送服本方。

七、使用注意

本方芳香辛燥之品较多，有耗阴劫液之弊，故神昏谵语由阳盛阴虚所致者忌用；孕妇慎用。

桃仁承气汤

一、原文

少腹坚满，小便自利，夜热昼凉，大便闭，脉沉实者，蓄血也，桃仁承气汤主之，甚则抵当汤。

桃仁承气汤方（苦辛咸寒法）

大黄五钱　芒硝二钱　桃仁三钱　当归三钱　芍药三钱　丹皮三钱

水八杯，煮取三杯，先服一杯，得下止后服，不知再服。

二、方歌

桃仁承气六般施，归芍硝黄并丹皮，

下焦蓄血小腹胀，小便自利最相宜。

三、临证要点

本方主治瘀热互结下焦蓄血轻证。以少腹急结，小便自利，神志如狂，甚则烦躁谵语，以及血瘀经闭，痛经，脉沉实而涩为临证要点。

四、临床应用案例采验

案1：老年性膀胱松弛症

郑某，女，63岁。患者因下腹部疼痛、排尿困难1周入院，诊为老年性膀胱松弛症，经用西药抗感染、新斯的明配合热敷治疗1周无效，每日均须导尿。邀中医会诊，症见：精神委顿，面色黧黑，口干苦，大便秘结，小便不通，下腹胀急，阵发掣痛，入夜为甚，舌质紫黯，苔薄黄，脉紧。证属瘀热蓄结下焦，膀胱气化不利。治以泻热逐瘀。方用桃仁承气汤加减：桃仁10g，大黄10g，桂枝6g，川牛膝12g，当归尾10g，赤芍10g，丹参15g，五灵脂10g，车前子15g，生甘草6g。水煎服，日1剂。2剂后小便通畅，但入夜后仍有下腹掣痛，予上方去大黄加青皮、乌药，2剂，诸症消失。经调理后出院。

案2：情感性精神病

张某，女，36岁。主诉：狂躁反复发作4年，加重半个月。患者有情感性精神病史 4 年，半个月前因情感刺激而发狂躁，表现为哭笑无常，语无伦次，打骂不避亲疏，烦躁易怒，表情淡漠，目光呆滞，面色晦暗，口唇青紫，大便燥结，小便黄赤，舌有瘀斑，苔黄厚腻，脉涩有力，经血带有瘀块。中医诊为狂证，证属痰热互结于下焦，上扰心神。治宜破血逐瘀，清心开窍。处方：桃仁 10g，大黄 30g，甘草 6g，土鳖虫 10g，水蛭 10g，胆南星 12g，石菖蒲 10g，枳实 30g，芒硝 3g（冲服），水煎服。服 2 剂后，大便通，泻下酱色糟粕，神安，狂躁大减，去芒硝又服 3 剂，小便色红、灼热，病情缓解，再服 5 剂后病渐痊愈。

案 3：高脂血症

张某，男，48 岁。主诉：头晕头痛 2 个月。患者有高血压病 10 年，近 2 个月来头晕稍胀痛，右侧上肢麻木，言语不流利，胸膈满闷，时有心慌，耳鸣，夜寐多梦，大便干燥，舌质淡红，苔薄黄微腻，脉弦滑关盛。测血压 174/98mmHg；心电图示：ST–T 改变；血脂 TCH 12.9mmol/L，TG 1.9mmol/L。就诊前自服脂必妥治疗月余，除症状稍减轻外，查血脂无明显变化。给予桃仁承气汤加味：大黄 10g（后下），桃仁 10g，芒硝 6g，桂枝 9g，甘草 6g，泽泻 15g，山楂 30g，桑寄生 20g，车前子 15g（包煎），天麻 12g，菊花 20g，钩藤 20g。水煎服，日 1 剂，2 次分服。连服 2 周，头晕肢麻大减，其他症状消失；续服 2 周，症状消失。

案 4：急性阑尾炎

谢某，男，28 岁。主诉：右下腹疼痛 3 天。患者 3 天前因淋雨受凉感冒，未曾服药，次日又饮酒少许，夜间突然上腹部疼痛，恶心呕吐，当夜去某医院就诊，按急性胃肠炎常规处理，凌晨疼痛加剧，痛点转移到右下腹，同时伴有寒战高热，西医诊断为急性阑尾炎。现症：右下腹压痛明显，腹皮灼热，腹肌紧张，小便黄赤短少，大便已 3 天未解，舌质红，苔黄，脉滑数有力。此为邪入少腹，瘀热不行之候。治宜泻热祛瘀，散结消肿。方用桃仁承气汤加减：大黄 15g，芒硝 12g（冲服），桃仁 12g，甘草 6g，红藤 24g，赤芍 18g，连翘 18g，败酱草 24g。服 2 剂后，泻下数次，泻出臭秽浊物，诸症悉平，脉亦缓和，前法既效，率由旧章，继以上方去芒硝，加紫花地丁 31g，连进 6 剂告愈。

案 5：盆腔淤血综合征

宗某，女，68 岁。主诉：下腹部胀痛反复发作 3 年余，加重 2 个月。

患者3年前下腹部胀痛反复发作，近2个月来下腹部胀痛加重伴急躁易怒，低位腰痛，牵及会阴部疼痛，昼轻夜重，大便秘结，小便黄赤。经妇科检查诊为盆腔淤血综合征。舌暗紫，苔黄腻，脉弦涩。证属气血瘀结于下焦。治宜活血逐瘀，通络止痛。方药：桃仁10g，大黄10g，桂枝6g，炙甘草6g，芒硝3g（冲服），水蛭6g，土鳖虫6g，牛膝6g，枳实30g，水煎服。3剂后诸痛大减，心情平静，泻下酱色大便，小便赤。去芒硝，又服药9剂后痊愈。

五、现代应用

盆腔淤血综合征、急性阑尾炎、老年性膀胱松弛症等证属瘀热互结者，高脂血症，情感性精神病等。

六、应用经验采撷

后世对本方的运用有所发展，不论何处的瘀血证，只要具备瘀热互结这一基本病机，均可加减使用本方。对于妇人血瘀经闭、痛经以及恶露不下等症，常配合四物汤同用；如兼气滞者，酌加香附、乌药、枳实、青皮、木香等以理气止痛。对跌打损伤，瘀血停留，疼痛不已者，加赤芍、当归尾、红花、苏木、三七等以活血祛瘀止痛。对于火旺而血郁于上之吐血、衄血，可以本方釜底抽薪，引血下行，并可酌加生地、丹皮、栀子等以清热凉血。

七、使用注意

因本方为破血下瘀之剂，故孕妇禁用。

连梅汤

一、原文

暑邪深入少阴消渴者，连梅汤主之；入厥阴麻痹者，连梅汤主之；心热烦躁神迷甚者，先与紫雪丹，再与连梅汤。(《温病条辨·卷三》)

连梅汤方（酸甘化阴酸苦泄热法）

云连二钱　乌梅去核，三钱　麦冬连心，三钱　生地三钱　阿胶二钱

水五杯，煮取二杯，分二次服。脉虚大而芤者，加人参。

二、方歌

连梅汤中连乌梅，生地阿胶麦冬心，
清心滋肾除消渴，手足麻痹亦可医。

三、临证要点

暑邪深入少阴，火灼阴伤，消渴引饮；暑邪深入厥阴，筋脉失养，手足麻痹者。

四、临床应用案例采验

案1：消渴（糖尿病）

杨某，女，43岁。患糖尿病5年，经常服用消渴丸、格列本脲、D–860等，病情时有反复，颇为苦恼。刻诊：口干渴欲饮，小溲频多，形体消瘦，五心烦热，舌红少津，苔薄黄，脉沉细数。查尿糖（+++），空腹血糖18.4mmol/L。责之素体阴虚，燥热津伤，精微不固。投以连梅汤加味：黄连4g，乌梅12g，生地25g，麦冬20g，天花粉20g，山萸肉12g，牛膝15g，5剂。

二诊：药后口渴大有好转，尿量基本正常，复查尿糖（+），苔脉同前。原方继进10剂，精神转佳，烦热已除，口不渴，查尿糖（–），空腹血糖7.2mmol/L，嘱取猪胰3具焙干研粉装胶囊，每服4粒，日3次，以巩固，并注意饮食忌宜，定期检查血糖、尿糖。追访半年，一切正常。

案 2：心悸（病毒性心肌炎）

周某，男，49 岁，1 周前曾患感冒，现以胸闷、心悸、心前区隐痛来诊。心电图示：T 波低平，频发室早。西医诊断：病毒性心肌炎，室早。刻诊：心悸，胸闷隐痛，口干苦，神疲，夜寐多梦，手足心热，舌质红有紫斑，苔少黄，脉细结代。证属邪热伤阴，扰动心神，心脉瘀阻。治宜清热滋阴，活血宁心安神。予以连梅汤加减：黄连 8g，生地 25g，麦冬 20g，乌梅 12g，丹皮 10g，丹参 20g，川芎 15g，炙甘草 6g。5 剂，水煎服。

二诊：药后诸症悉减，舌红苔薄，脉细无结代，效不更方，原方 5 剂，继服。

三诊：患者诉无自觉不适，复查心电图正常，嘱服用天王补心丹 2 周巩固。

案 3：胃痛（萎缩性胃炎）

薛某，男，57 岁，患胃脘痛 3 年，形体偏瘦，经纤维胃镜检查诊为慢性萎缩性胃炎。刻诊：胃脘部嘈杂、隐痛不舒，口干不欲饮，大便干结，苔薄黄，舌质红，脉细弦。证属胃阴不足，虚火内生，胃体失养。治宜滋阴泻火，养胃止痛。方用连梅汤加味：生地 12g，麦冬 15g，阿胶 12g（烊化冲入），黄连 6g，乌梅 15g，白芍 15g，北沙参 15g，玉竹 12g，炙甘草 6g，7 剂。

二诊：服药 7 剂后胃痛减轻，口干嘈杂好转，大便通畅，苔薄白，药中肯綮，宗原方略有增减，服 27 剂后诸症悉除。续用胃酶合剂 10g，每日 3 次口服，调治 2 个月，经钡餐摄片复查无异常。

案 4：闭经

刘某，女，30 岁。主诉：闭经 2 年余。患者于 4 年前丧子，此后精神抑郁，胸闷常太息，终日神志恍惚，心悸气怯，眠差多梦，纳食不香，口干唇燥，形体日渐消瘦，乃至月经闭止，舌质黯红，苔薄，脉细数。此乃情志抑郁，心气停结，营阴暗耗，心火偏亢。治宜疏肝解郁，养心阴，通心气，清心火，和血脉。方用连梅汤加味：黄连、远志、炙甘草、乌梅各 6g，麦冬、柏子仁、合欢皮、泽兰、卷柏、牛膝、阿胶（烊化兑服）各 12g，生熟地各 15g，香附 9g。上方连续服用 20 剂，心悸、失眠、多梦等症状减轻，月经来潮，但量少色黯。嘱继服上方 10 剂后，以逍遥丸与柏子仁丸交替服用 3 个月，巩固疗效。随访 2 年，月经正常。

案 5：血精（精囊炎）

张某，男，53 岁，已婚。主诉：同房时排出鲜红精液已数月余，曾求治于多家医院，行相关检查后，确诊为精囊炎，给予中药及抗生素等治疗不效。近两三个月来症状加重，每次性交时均为肉眼血精，同时伴有腰痛、膝酸软、小腹及睾丸隐痛。既往肝硬化病史 10 年，时感两胁隐痛，性情急躁，头晕耳鸣，少寐多梦，尿黄口干，舌淡红，有龟裂，苔薄黄，脉弦细。体格检查未见异常。专科检查：外生殖器无异常，双侧睾丸大小正常，质硬，无压痛、结节；附睾不肿硬，输精管及精索静脉（–）；肛指检查前列腺中等大小，质地中等，无触痛。前列腺液检查：卵磷脂小体（++），白细胞 2~10/HP；精液检查：脓细胞（+++），红细胞（++++），精子计数 26106/mL，活动率 45%，活动力 30%，畸形 15%。西医诊断为精囊炎；中医辨证属阴虚火旺，热入精室，血热妄行，并精而出。治宜滋阴降火，佐以凉血止血。方用连梅汤加味：黄连 10g，乌梅 15g，生地 15g，麦冬 10g，阿胶 10g（烊化兑服），生山栀子 12g，大小蓟各 15g，生甘草 6g，小茴香 6g，三七粉 3g（冲服）。5 剂，水煎服。

二诊：服药后精液色泽明显变淡，自觉症状减轻，守方继进 7 剂。

三诊：肉眼血精消失，无明显不适感，精神转佳，前列腺液及精液检查无异常，病告痊愈。

案 6：口糜

王某，32 岁。患者经行口舌生疮，舌体疼痛，反复发作，恙延 3 载。每次经前 5~6 日即开始，上下唇内，双侧颊黏膜及舌均有溃疡，尤以舌为甚，疼痛难忍，伴有烦躁、失眠、多梦、口眼干燥，大便干结，小便短赤灼热，舌红少苔，脉细数。此系肝肾阴虚，虚火上炎所致。治宜滋阴降火，清热润燥。方用连梅汤加味：黄连、乌梅各 6g，阿胶（烊化兑服）10g，生地 15g，麦冬、白芍、玄参、北沙参、石斛各 12g，生甘草 3g。服药 10 剂，月经来潮，诸症减轻，口疮未再复发。阴虚难复，宗方缓图。

五、现代应用

胆道蛔虫症合并感染，慢性溃疡性结肠炎，阴虚热盛型糖尿病。

六、应用经验采撷

脉虚大而芤者，加人参；口干渴者，加石斛、天花粉、玉竹；心烦不寐者，可加远志。

七、使用注意

本方治阴虚有热、虚实夹杂之证，阳虚者不可用；服药期间不宜食用辣椒、大葱、姜、海产品、蛋类等高脂、辛辣食物，应多食蔬菜。

青蒿鳖甲汤

一、原文

脉左弦，暮热早凉，汗解渴饮，少阳疟偏于热重者，青蒿鳖甲汤主之。（《温病条辨·卷二》）

青蒿鳖甲汤方（苦辛咸寒法）

青蒿三钱　知母二钱　桑叶二钱　鳖甲五钱　丹皮二钱　花粉二钱

水五杯，煮取二杯。疟来前，分二次温服。

二、方歌

青蒿鳖甲知地丹，热自阴来仔细看，
夜热早凉无汗出，养阴透热服之安。

三、临证要点

本方用于温病后期，邪伏阴分证。以夜热早凉，热退无汗，舌红苔少，脉细数为临证要点。

四、临床应用案例采验

肺癌

周某，男，58岁。患者于1990年1月起咳嗽，痰中带血，同年3月胸部X线摄片检查示右肺肿块，肺癌可能性大。经支气管纤维镜活检，病理报告为右肺中分化鳞癌。因CT扫描示纵隔淋巴结转移，肿块与大血管粘连，不能手术切除，故要求服中药治疗。来诊时发热已持续1个月不退，体温在38.3~39℃，伴左胸闷痛、咳嗽，痰中时带血丝，口干，盗汗，纳差，疲乏，消瘦，舌红少苔，脉细数。听诊：右肺呼吸音明显减弱，双肺未闻及干、湿啰音。血常规：血红蛋白112g/L，白细胞10.8×10^9/L，中性粒细胞0.78，淋巴细胞0.22。入院后用青霉素、头孢曲松治疗7天，发热不减。中医辨证为阴虚发热。治宜养阴清热。方用青蒿鳖甲汤加味：青蒿15g，鳖甲20g（先煎），生地黄20g，知母10g，牡丹皮10g，天花粉15g，白茅根30g，重楼30g，白花蛇舌草30g，生牡蛎15g（先煎），陈皮10g。

每日1剂，水煎服，分2次服。服药3剂，体温降至38℃；5剂后体温已正常，诸症缓解。原方再进5剂巩固疗效。后改用百合固金汤加减以滋阴润肺、清热解毒。住院治疗月余，未再发热。复查胸部X线摄片示病灶稳定。

五、现代应用

现代临床常用本方治疗原因不明的发热、各种传染病恢复期低热、慢性肾盂肾炎等阴分内热、低热不退者。

六、应用经验采撷

暮夜早凉，渴饮者，去生地，加天花粉以清热生津止渴；兼肺虚者，加沙参、麦冬滋阴润肺。

七、使用注意

阴虚易作动风者不宜使用。

加减黄连阿胶汤

一、原文

春温内陷下痢，最易厥脱，加减黄连阿胶汤主之。(《温病条辨·卷二》)

加减黄连阿胶汤（甘寒苦寒合化阴气法）

黄连三钱　阿胶三钱　黄芩二钱　炒生地四钱　生白芍五钱　炙甘草一钱五分

水八杯，煮取三杯，分三次温服。

二、方歌

加减黄连阿胶汤，芩芍地草合成方，
春温内陷而下痢，最易脱厥要早防。

三、临证要点

本方主治湿热伤阴，热多湿少证。以心烦不眠，口燥咽干，舌红苔燥，脉细数为临证要点。

四、临床应用案例采验

不寐

张某，男，23岁。患者因与同事间经济借贷问题处理不当，思想矛盾，后悔不已，辗转思虑，不得解脱，逐渐出现睡眠不实、整日郁郁寡欢、食欲减退、头晕头痛、失眠、惊惕肉瞤、心悸心慌、乏力、自悲自责等症状。经服西药地西泮、多虑平等，病情未见好转，病延半年有余。患者非常焦虑，求医心切，遂来求助中医治疗。现症：表情淡漠，精神委顿，但时有焦躁不安之象，善太息，口干目眵，舌红苔黄腻，大便干，脉弦数。证属肝郁气滞，气郁化火，心阴受损，心神失养。治拟清肝泻火，理气解郁，养心安神。方用加减黄连阿胶汤：黄连3g，龙胆草、生山栀、黄芩、枳壳、郁金、石菖蒲、阿胶、佛手片各10g，白芍、炒枣仁15g，浮小麦30g。服药1个月，诸症悉减。继服1个月，诸症基本消失，情绪稳定，苔化脉平，唯夜眠时有不实，继用归脾丸调理数月而愈，随访2年未见复发。

五、现代应用

凡属阴虚火旺之失眠、焦虑、抑郁等神经官能症，更年期综合征，头痛，牙痛，口舌生疮，以及血热妄行之各种出血，胃炎，肠炎，痢疾，淋证，痘疹，喉痹等，用之有效。

六、应用经验采撷

阴虚而火不甚旺者减少芩、连用量，加女贞子；夜梦纷纭，易惊醒者，加龙骨、珍珠母；盗汗或自汗者，加龙骨、牡蛎。

七、使用注意

脾胃虚寒及肾阳虚衰者忌用。

加减复脉汤

一、原文

风温，温热，温疫，温毒，冬温，邪在阳明久羁，或已下，或未下，身热面赤，口干舌燥，甚则齿黑唇裂，脉沉实者，仍可下之；脉虚大，手足心热甚于手足背者，加减复脉汤主之。(《温病条辨·卷三》)

加减复脉汤方（甘润存津法）

炙甘草六钱　干地黄六钱　生白芍六钱　麦冬五钱，不去心　阿胶三钱　麻仁三钱

水八杯，煮取八分三杯，分三次服。剧者加甘草至一两，地黄、白芍八钱，麦冬七钱，日三夜一服。

二、方歌

除去参桂与姜枣，加入白芍治阴伤，
温邪久恋阳明证，快服加减复脉汤。

三、临证要点

本方主治温热病后期阴液亏虚证。以身热面赤，口干舌燥，脉虚大，手足心热为临证要点。

四、临床应用案例采验

案1：冠心病

刘某，男，65岁。患者确诊为冠心病已有8年，近年来时常出现胸闷不适，时有心悸烦热，口干咽燥，大便秘结，西药无法改善其阴虚燥热症状，遂求中医诊治。查其舌质光绛无苔，边有瘀点，脉沉细缓。辨证为心肾阴虚，气滞血瘀。治宜滋养心肾阴液，理气通络。方用加减复脉汤加味：炙甘草10g，干地黄24g，生白芍15g，麦冬15g，阿胶10g（烊化冲服），麻仁10g，丹参15g，全瓜蒌24g。5剂，常法煎服。药后口干咽燥症状明显好转，大便通畅，胸闷得以舒缓，原方再进5剂，患者感觉舒适，诸症缓解。嘱其注意饮食清淡，适当活动，不定期服用本方，1年多来症状基本

得以解除。

案 2：呕吐

李某，女，56 岁。患者因发热，头晕，心烦呕吐不止收住内科。经治疗，高热已退，头晕稍好转，但纳差、心烦欲呕仍存在，面色萎黄，声音低弱，全身无力，蜷卧于床，手心发热，便秘溲黄，口干燥，渴不思饮，饮则即吐，舌光红无苔，脉沉细数。证属胃热上逆，营阴被劫。治宜止呕降逆，滋阴润燥。方选加减复脉汤合二陈汤加味：党参 20g，生地 20g，白芍 15g，麦冬 15g，阿胶 20g，麻仁 15g，法半夏 20g，陈皮 6g，茯苓 15g，焦山楂 20g，炙甘草 15g，代赭石 20g。服法：先服用生姜泡水或藿香正气水，待呕止逆消再用上方煎液小剂量进服，待胃气和，以上方正常饮用，每天 3 次。上方服用 6 剂后，患者精神稍好，可坐起，并可少量饮食，再以上方为主加健脾补气药，又服 7 剂之后痊愈出院。

五、现代应用

低热，咳嗽，痹证，石淋，产后大便干结，及久热伤阴证等。

六、应用经验采撷

气虚者，加人参或太子参；阳虚者，加桂枝；夜寐不安者，火麻仁改为炒酸枣仁，加茯苓；胸闷重者，加瓜蒌、枳壳、郁金；脘痞纳差者，加广藿香、薏苡仁、厚朴。

七、使用注意

阴虚化火者忌用。

一甲复脉汤

一、原文

下后大便溏甚，周十二时三四行，脉仍数者，未可与复脉汤，一甲煎主之；服一二日，大便不溏者，可与一甲复脉汤。(《温病条辨・卷三》)

一甲复脉汤方

即于加减复脉汤内，去麻仁，加牡蛎一两。

二、方歌

一甲复脉干地黄，炙草麦芍牡蛎攘，
阿胶养血并润燥，阴液亏损是效方。

三、临证要点

本方主治下焦温病，热邪伤阴，但大便溏者，及温病后期阴液亏虚证。以面赤身热，手足心热，口舌干燥，神疲乏力，大便溏泄，舌质鲜红，脉虚大为临证要点。

四、临床应用案例采验

案 1：腹痛（慢性结肠炎，浅表性胃炎）

张某，男，40 岁。患者下利 10 天后，腹常隐隐作痛 20 天，经常解赤色黏液便，潮热，口干，盗汗，舌红无苔，舌中部裂纹，脉虚大无力。西医诊断为慢性结肠炎，浅表性胃炎。中医诊断为胃阴亏虚腹痛。治宜滋养胃阴。方用一甲复脉汤加味：熟地 30g，杭白芍 30g，麦冬 10g，阿胶 15g，煅牡蛎 30g，玉竹参 15g，白头翁 10g，甘草 6g，水煎服。连服 6 剂后痛减，共服 20 余剂，诸症消失。1 年后随访未见复发。

案 2：耳聋

卢某，女，70 岁。患者初患感冒高热，经治热退，但耳聋、耳鸣半月余，耳内，脑内气塞感，伴头晕、口干、便秘，舌红少苔，脉细数无力。证属热烁阴液，肾水不能上承。治以甘寒养阴。方用一甲复脉汤化裁：麦冬 15g，生地 15g，白芍 15g，阿胶 10g，火麻仁 10g，甘草 10g，山药 15g，女贞子 20g，牡蛎 15g。2 剂后耳聋、耳鸣证减，守方继服 7 剂诸症愈。

五、现代应用

现代临床常用本方治疗温热病后期阴液亏虚证，内科杂病，甲状腺功能亢进致心悸不宁，夜不能寐者。

六、应用经验采撷

本方为加减复脉汤去麻仁，加牡蛎而成；阳虚者，加肉桂、干姜；气虚者，加红参；夜寐不安者，加炒酸枣仁、茯苓。

七、使用注意

方中的阿胶烊化冲服；阴虚火旺者忌用。

二甲复脉汤

一、原文

热邪深入下焦，脉沉数，舌干齿黑，手指但觉蠕动，急防痉厥，二甲复脉汤主之。(《温病条辨·卷三》)

二甲复脉汤方（咸寒甘润法）

即于加减复脉汤内，加生牡蛎五钱，生鳖甲八钱。

二、方歌

二甲复脉干地黄，炙草冬芍麻仁攘，
阿胶鳖甲生牡蛎，阴液亏损服之康。

三、临证要点

本方主治热邪深入下焦证。以手指蠕动，齿黑，舌干，脉沉数为临证要点。

四、临床应用案例采验

案 1：虚劳

陈某，19 岁，脉虚数，头目眩冒，暮有微热，饮食少减，面似桃花，身如柳叶，与二甲复脉法。熟地 18g，生鳖甲 24g，生白芍 18g，麦冬（不去心）15g，生牡蛎 15g，麻仁 6g，阿胶 9g，炙甘草 18g。煮 3 杯，分 3 次服。服 20 剂，红退晕止，食进，后用专翕大生膏 2kg 收功。

案 2：抽搐（癔病，低钙性抽搐）

邓某，女，40 岁，因四肢麻木 7 天，抽搐 2 次收住院。患者 7 天前出现四肢麻木，以肘、膝关节以下明显，此后不明原因四肢抽搐 2 次，每次历时约 10 分钟。抽搐时神志清楚，头不痛，无眼球斜视，无吐白沫，稍感恶心，胸前紧闷。诊断为癔病，低钙性抽搐。经多种西药对症处理，症无改善，遂请中医会诊。症见患者四肢麻木，以肘、膝关节以下明显，时有抽搐，胸前麻木，每次发作持续 1~2 小时，日 2~3 次。发作时手拉床缘，喜压心口。苔黄而干，舌质稍绛，脉沉细而缓。证属肝阴不足，阴虚风动。

治拟滋阴息风通络。方用二甲复脉汤化裁：败龟甲20g，白芍15g，阿胶10g，麦冬10g，生地20g，天麻5g，钩藤6g，僵蚕10g，黄芩10g，蜈蚣1条，3剂。

二诊：药后，抽搐、麻木明显缓减，舌脉同前，上方加当归10g、瓜蒌壳20g。

三诊：3剂后，四肢抽搐已止，唯感四肢麻木及胸前阵发性麻木时有发作，但为时短，舌质转红，苔微黄，脉沉细。用二诊方加柴胡6g、枳壳6g、炙甘草6g。3剂后病愈出院，迄今未见复发。

案3：附睾结核

患者，16岁，2年前因自觉阴囊部轻度疼痛并有坠胀感，经某医院诊断为附睾结核，经抗结核治疗2月余无效而求治于中医。查：右侧附睾有1~2cm硬结，呈椭圆形，硬如石，有压痛。X线胸透肺部无结核征象，血沉40mm/h。症见口干思饮，体瘦，唇焦咽燥，舌红少津，脉细数。辨证为阴虚火炎，痰凝成核。治拟滋阴潜阳，化痰软坚。方用二甲复脉汤煎服，同时配合消睾丸，2个月后治愈。

案4：泄泻

胡某，男，53岁。患者平素体健，5年前出国援外，因水土不服，致大便溏泄，日4~5次。2年后回国，便泻反愈甚，屡经中西药调治皆罔效。自今入夏以来，便泻特甚（多者日达10余次），又于1个多月前突然耳鸣，大汗淋漓，旋即昏迷，约半小时方醒。如此发作已3次，故来诊。就诊时除上述症外，又兼面红热冲，口干思饮，盗汗失眠，五心烦热。切其脉浮弦滑大数。望其舌嫩红中裂，边现齿印，少苔欠津。此为久泻精伤，致肾关不固而肝阳妄动之候。治当益阴固肾，兼以潜阳安神。方用二甲复脉汤加减：生牡蛎30g，百合30g，生龟甲20g，煅龙骨15g，白芍20g，熟地12g，麦冬12g，茯神15g，枸杞子15g，阿胶12g。前后两诊，共服7剂，病愈。

五、现代应用

癔病抽搐，低钙性抽搐，震颤，虚劳，附睾结核，泄泻等。

六、应用经验采撷

气虚者，加太子参；脘痞纳差者，加广藿香、薏苡仁、鸡内金、神曲。

胸闷重者，加瓜蒌、薤白、枳壳、郁金。

七、使用注意

方中的阿胶烊化冲服；阴虚火旺者禁用。

三甲复脉汤

一、原文

下焦温病，热深厥甚，脉细促，心中憺憺大动，甚则心中痛者，三甲复脉汤主之。（《温病条辨·卷三》）

三甲复脉汤方（同二甲汤法）

即于二甲复脉汤内，加生龟甲一两。

二、方歌

三甲复脉用牡蛎，鳖甲龟甲配伍奇，
炙草地麦麻胶芍，潜阳补水心动医。

三、临证要点

本方主治下焦温病，热深厥甚证。以心中憺憺大动，甚则心中痛，手足蠕动，心悸，抽搐，口干舌燥，脉细数为临证要点。

四、临床应用案例采验

案1：面肌抽搐

王某，女，38岁。2001年6月11日晨起发现左侧口眼歪斜，诊为面神经炎，初用针灸治疗3周，恢复缓慢，后改为口服激素、维生素B，及肌内注射维生素B_2治疗，恢复较快，但半个月后出现病侧面部眼角及口角肌肉不自主间歇性抽搐，逐渐加重。曾多方治疗效果不佳。诊见患者神态安详，形体偏瘦，面色较暗，舌质暗红，苔薄白，脉弦细。予以三甲复脉汤：生牡蛎15g，生龟甲15g，生鳖甲15g，生地黄10g，炙甘草5g，炒白芍10g，青蒿15g，枸杞子10g，焦三仙各10g。7剂后症状明显减轻，面部肌肉原有僵硬感消失，再予补中益气汤加牡蛎、龟甲、鳖甲、枸杞子各10g，服2周后痊愈，随访至今未复发。

案2：四肢抽搐

杨某，男，4岁。其母代诉：患儿10天前因食西瓜后腹泻。经治疗泻止，但却出现了四肢时而抽搐（上肢为甚），不思饮食，站立不稳，近日又经输液等多种治疗，未见好转而要求服中药治疗。症见患儿不愿站立，双上肢时见抽动，身体消瘦，唇舌干燥，眼眶下陷，精神沉郁，肢端发凉。体温 38℃，脉细数。诊为阴虚型抽搐症。投三甲复脉汤：牡蛎 10g，炙甘草 10g，麦冬 10g，鳖甲 15g，生地黄 12g，生白芍 12g，阿胶 15g，龟甲 15g，麻仁 10g。服用 3 剂，诸症减退，上方加减续服 6 剂，患儿恢复健康。随访半年，未见复发。

案 3：肌萎缩侧索硬化症

黄某，男，55 岁。患者于 1971 年自觉左手臂酸痛无力，手指发麻，就医于当地医院，诊为关节炎，给予抗风湿治疗。至 1976 年 3 月，出差途中突然晕倒在地，无外伤，旋即神志清醒，自觉四肢麻木不仁，但不久又自渐恢复，乃到某医院治疗，诊断不明。回当地后，住某医院治疗。检查：眼底视网膜动脉变细，反光增强，左上肢肌肉明显萎缩，肱二头肌、肱三头肌肌腱反射消失，肌力较差，无明确诊断，经应用维生素 B_2、ATP、烟酸肌醇等治疗后出院。不久，在一次劳动中突觉全身无力，双上肢麻木，下肢乏力，难以走动，再次住院诊断为：侧索硬化症，高脂血症，老年性颈椎综合征。经中西医结合治疗，住院 3 个多月病证无明显改善，由该院建议转他院神经科检查。1976 年 8 月，患者经各院神经科会诊后，明确诊断为肌萎缩侧索硬化症。采用中西医结合治疗，中医采用活血化瘀通络药物治疗，并请骨科会诊，配合中药内服外洗，结合针灸理疗等，疗效均不佳，病情呈渐进性发展，足膝抖动、肌肉萎缩日渐加重。1977 年 4 月 1 日来诊，检查：体温 36.8℃，血压 140/70mmHg；血常规：白细胞 5.5×10^9/L，嗜酸性粒细胞 0.01，中性粒细胞 0.54，淋巴细胞 0.42，单核细胞 0.03，血红蛋白 10g/L；血生化检查：胆固醇 7.4mmol/L，β 脂蛋白 12.4mmol/L。患者自觉神疲乏力，面色苍晦，形体消瘦，两手腕至指端对称性麻木，左侧肱二头肌、肱三头肌明显萎缩，失其握力，不能持物，右臂肌肉蠕动，手足震颤，头晕目眩，夜寐不佳，爪甲无华，饮食尚可，二便自调，舌质红，苔少，脉弦细。此乃久病体虚，土失健运，气血生化不足，阴血亏损，导致肝脉失养，风阳妄动之候。治拟育阴潜阳，养血息风。方用三甲复脉汤：生地 15g，麦冬 10g，阿胶 10g，麻仁 10g，生白芍 15g，炙甘草 9g，龟甲 15g，鳖甲 15g，牡蛎 25g，服 6 剂。

4 月 12 日二诊：药后身体舒适，两手麻木只见于掌心至指端，夜寐转佳，头晕亦减，臂部肌肉蠕动仍见，舌脉同前，药中肯綮，效不更方，守原方去阿胶、麻仁，加桑寄生、金狗脊各10g，续服6剂。

4月22日三诊：手指麻木局限于两手指节，臂部肌肉蠕动明显减轻，余症如前，守上方再服6剂。

5月30日再诊：诸症悉除，肌力日增，萎缩之肌肉进一步恢复，按上方再服5剂，配合虎潜丸以收全功。并嘱其加强功能锻炼。

案4：甲状腺功能亢进症

刀某，女，38岁，傣族。患者确诊为甲状腺功能亢进症2年余，经服甲巯咪唑等西药治疗效果不佳。近1个月感消瘦明显伴发热5日。体温38℃左右，已用过多种中西解热药无效。诊见患者消瘦明显，发热面色潮红，双眼球突出，颈粗，头晕目胀，汗多，全身关节酸痛，心悸，心烦，失眠，纳食差，大便干，小便黄，舌质红少苔，脉沉细数虚。体温38.5℃，体重42kg，血压135/81mmHg，心率115次/分，心律不齐。双侧眼球突出，凝视征阳性。甲状腺呈Ⅲ度弥漫性肿大，质中等无结节，可闻及甲状腺血管杂音。舌及双手抬平明显震颤。结合化验检查，诊断为甲亢危象先兆，辨证为阴虚阳亢。治以滋阴潜阳，清热养液，救阴固脱。方用三甲复脉汤加味：炙甘草10g，干地黄20g，生白芍20g，麦冬15g，阿胶10g，麻仁10g，生牡蛎15g，生鳖甲20g，生龟甲30g，潞党参15g，五味子9g，浙贝母10g。因患者发热数日，配合输液支持治疗。经服上方3剂后热退神清。继续服50剂后，症状与体征悉除。唯甲状腺Ⅰ度肿大。复查基础代谢率15%，各项检查恢复正常值。嘱患者继服中药半个月以巩固疗效。4个月后随访未见复发。

案5：慢性荨麻疹

患者，女，26岁，全身反复发作风团4年。患者4年前夏季未服过任何药物和特殊饮食而突发风团，周身发痒，经服中药而愈，以后每至夏季或遇热则作，曾先后用中药及抗过敏药物等，效果不著。查：全身可见散在大小不等风团，色红而不甚。舌尖红赤，苔薄白，中心剥脱，脉细弦数。诊断为慢性荨麻疹，证属阴虚生风，心火炽盛。治宜滋阴凉血，清热息风。方用三甲复脉汤加减：生甘草6g，生地30g，赤芍、牡丹皮各15g，阿胶（烊化）、火麻仁各9g，生牡蛎（先煎）、生鳖甲（先煎）、生龟甲（先煎）各20g，白蒺藜10g，炒栀子、黄连各6g。服药5剂后风团渐退，瘙痒不甚。继服7剂，风团消除。次年夏季，又发作1次，但病轻势缓，经用上方调治6剂而愈。后随访2年未见发作。

五、现代应用

流行性乙型脑炎，流行性脑脊髓膜炎等引起的原发性高血压、肢体抽搐、低血钙手足搐搦等。

六、应用经验采撷

症状剧者，加甘草30g，地黄、白芍各24g，麦冬21g，日三夜一服。

七、使用注意

邪热炽盛之抽搐、痉厥，勿用本方。

小定风珠

一、原文

既厥且哕（俗名呃忒），脉细而劲，小定风珠主之。(《温病条辨·卷三》)

小定风珠方（甘寒咸法）

鸡子黄生用，一枚　真阿胶二钱　生龟甲六钱　童便一杯　淡菜三钱

水五杯，先煮龟甲，淡菜得二杯，去滓，入阿胶，上火烊化，纳鸡子黄，搅令相得，再冲童便，顿服之。

二、方歌

小定风珠息风方，龟甲阿胶鸡子黄，
童便淡菜轻为剂，既厥且哕服之康。

三、临证要点

本方主治温邪久羁下焦，消烁肝肾阴液证。以四肢厥逆，心悸，呃逆，脉细而劲为临证要点。

四、临床应用案例采验

呃逆

黄某，男，89岁，因感冒发热，渐至呕吐，四肢厥冷而来院就诊，诊断为休克型肺炎。住院治疗10多天，体温仍持续在38℃以上，血压靠升压药维持，病情日趋恶化，而以中医治疗。症见患者面赤而憔，目淡无神，口唇干燥，四肢蠕动，循衣摸床，胡言妄语，呃逆连声。其家属云：10多天未进食，亦未大便，只能饮少量水，小便既黄且短。察其腹满拒按，身热无汗，四肢尚温，舌质红绛，苔黄厚腻，脉细数而实。此属阳明温病，非急下不能荡除阳明久羁之邪。又见无汗、小便不利、谵语，此热伤营分，邪闭心包，故方配伍清营开窍之品。处方：大黄、厚朴、麦冬、玄参、连翘、竹叶心、郁金各10g，芒硝6g（冲），生地15g，人工牛黄1.5g（冲），1剂。一煎大便得下，热退大半，二煎去芒硝。2日后，白天体温已近正常，诸症悉减，能少量进食，撤去升压药。但半夜仍发热，口燥咽干，舌苔干

黑，脉细数有力，拟吴氏护胃承气汤微和之：大黄、玄参、麦冬各10g，生地15g，丹皮、知母各6g，1剂。服后体温正常，舌苔渐化，饮食渐增，但其继续呃逆未愈，夜半为甚，持续数日，脉细而劲，小定风珠主之：鸡子黄1枚，阿胶6g，生龟甲18g，童便40mL，淡菜10g，2剂。先煮龟甲、淡菜，去滓，入阿胶烊化，调鸡子黄，再冲童便，顿服之，1剂呃逆大减，2剂后痊愈。以饮食调养半月余，起居如常，胸透肺部阴影全消，病愈出院。

五、现代应用

糖尿病，甲状腺功能亢进症。

六、应用经验采撷

气虚而喘者，加党参、黄芪以益气补虚；自汗出者，加龙骨、党参、浮小麦以敛阴止汗；心悸怔忡者，加茯神、党参、淮小麦以宁心安神。

七、使用注意

方中阿胶烊化，鸡子黄生用。

大定风珠

一、原文

热邪久羁，吸烁真阴，或因误表，或因妄攻，神倦瘛疭，脉气虚弱，舌绛苔少，时时欲脱者，大定风珠主之。（《温病条辨·卷三》）

大定风珠方（酸甘咸法）

生白芍六钱　阿胶三钱　生龟甲四钱　干地黄六钱　麻仁二钱　五味子二钱　生牡蛎四钱　麦冬连心，六钱　炙甘草四钱　鸡子黄生，二枚　鳖甲生，四钱

水八杯，煮取三杯，去滓，再入鸡子黄，搅令相得，分三次服。喘加人参，自汗者加龙骨、人参、小麦，悸者加茯神、人参、小麦。

二、方歌

大定风珠鸡子黄，麦地麻芍牡草方，
龟甲鳖甲胶五味，滋阴息风最相当。

三、临证要点

本方主治阴虚动风证。以温病后期，神倦瘛疭，脉气虚弱，舌绛苔少，有时时欲脱之势为临证要点。

四、临床应用案例采验

案 1：脑梗死

刘某，男，75 岁，2004 年 3 月突发偏瘫，诊为脑梗死、高血压 3 级。经单用西药治疗效果差，遂配合中医治疗。症见：右肢体不遂，头晕，目眩，夜寐不安，舌质绛，苔少，脉弦细数。中医诊断为中风，证属肝肾阴虚，痰瘀阻络。治宜滋阴平肝息风，祛瘀通络。予以大定风珠汤：阿胶 10g（烊化），鸡子黄 2 枚（冲服），龟甲、鳖甲、牡蛎、龙骨、石决明各 10g（先下），白芍 20g，麦冬 15g，生地、山萸肉、山药各 20g，钩藤、僵蚕各 10g，地龙 12g，全蝎（冲服）3 条，天麻、夜交藤各 10g，甘草 8g，每日 1 剂，水煎取浓汁 200mL，口服，每日 2 次，15 剂后脉静，头晕、目眩减轻，夜寐安，食知味，肢体活动明显有力，再服月余，患者行走如常，诸

症消失。

案 2：肝豆状核变性

顿某，男，12 岁，以右上肢颤动 20 天为主诉来诊。患者因上课听讲注意力不集中致学习成绩下降，被家长呵斥后出现右上肢不自主颤动，频率为每分钟 30 次左右，伴频繁眨眼、摇头、撇嘴。询问家族史，患者父亲有肝豆状核变性病。查血清铜蓝蛋白 0.15g/L，眼科裂隙灯下可见角膜 K–F 环。诊断为肝豆状核变性。治疗起始给予 D– 青霉胺等口服，效果不理想，肢颤不止，即加用中医辨证施治。刻诊：肢颤头摇，神情紧张，夜眠不安，口干纳少，舌质红，苔薄黄，脉弦数。证属阴虚风动，虚火扰心。治以滋阴息风，清心安神。药用：龟甲 12g，鳖甲 12g，牡蛎 12g，阿胶 10g（烊化），白芍 10g，生地黄 12g，麦冬 10g，五味子 10g，黄连 8g，僵蚕 6g，鸡子黄 1 枚（搅冲）。水煎服，每日 1 剂。服 6 剂后肢颤明显减轻，头摇、眨眼缓解不明显，前方继服 10 剂，肢体震颤消失，夜眠安静。

案 3：不寐

王某，男，48 岁，诉有心烦不寐、彻夜不眠、心悸不安、头晕耳鸣、潮热盗汗、五心烦热、健忘多梦、腰膝酸软、遗精等症已 2 年之久，经多方求医，沉病难起。查患者除上述症状外，尚有口燥咽干、舌红少苔、小便短赤等症，脉细数。诊为不寐，证属阴虚阳亢，扰动心神。此因肾阴不足，不能上交于心，心肝火旺，火性炎上，扰动心神。方用大定风珠加味：鸡子黄 2 枚，阿胶 9g，生地、麦冬、白芍、龟甲、牡蛎、鳖甲各 20g，炙甘草 12g，麻仁、炙五味子各 6g，磁石、龙骨、合欢皮、夜交藤、地骨皮各 15g，知母、山栀各 10g，黄连 6g，6 剂。

二诊：患者自述药后不寐、头晕耳鸣等症除去大半，其他诸症均有收效。药中肯綮，方不更改，效法前方继进 12 剂，诸症皆除，其病痊愈。1 年后随访，未见复发。

案 4：癔病性昏厥

张某，女，52 岁，诉发作性昏倒 3 次，失眠 3 周。患者与夫离异数年，心情多郁，于 3 周前，曾因家事惹恼，旬日内断续昏倒 3 次。多在情感暴发时突然倒地，喘气，不言不语，双眼紧闭，面色潮红，全身僵直，当每次医者检查时，似故意逃避，眼球活动尚好，无病理反射，肌腱反射正常，提示意识并未完全丧失。约在 10 分钟或 1 小时左右苏醒。自述发病开始时突感清窍如蒙，想言而不能言，发音不出；醒后心中焦烦，时感饥饿，尤其偶闻雷鸣身即汗出，嗳气频繁时则昼夜不能入眠。刻诊：忧郁貌，形瘦，口干喜凉饮，时而头晕，大便干结，小便正常，舌红少津，苔薄黄，脉沉细微弦。血压128/80mmHg。心电图、脑电图及头颅CT检查均无异常。诊断为发作性癔病昏厥，证属阴虚肝逆，风扰神明。治宜养阴潜镇。药用：牡蛎20g（先煎），阿胶（烊冲）、白芍、生地黄、龟甲、鳖甲、麦冬、玄参、石斛、火麻仁、五味子、菊花、旋覆花（布包）、茯神各10g，炙甘草6g，全蝎2g，鸡子黄1枚（搅冲），大枣5枚，水煎服，每日1剂。5剂后，头晕减轻，嗳气减少。再投5剂，失眠及心烦等症均有好转，原方续进。共服19剂，诸症悉除。又以原方制丸连服3个月，观察1年余，昏厥未再发作。

案5：产后抑郁症

董某，女，27岁。患者平素性格内向，多愁善感，3个月前足月剖宫产一男婴，产后出血800mL，恶露1月余方尽。1个月前因琐事与丈夫生气后，出现情绪低落、思维迟钝、失眠多梦、头痛、默默不欲饮食、身体消瘦，伴泌乳量减少、面色黄白、发脱少泽、口干舌燥、腰酸腿软，大便干结，已4日未解，舌淡胖有齿痕，脉细弱。诊断为产后抑郁症。治以滋阴潜阳养血，安神疏肝定惊。药用：生地、麦冬各18g，当归、牡蛎、制龟甲、制鳖甲各15g，五味子、柴胡、白芍、炙甘草各9g，鸡子黄1个，黄芪、党参、茯神各12g。每日1剂，水煎分2次服用，并给予心理疏导。14天为1个疗程。服用2个疗程后，精神好转，失眠头痛基本消失，食欲改善，病已见效，原方继服，2个疗程后病愈，已正常上班。

案6：小舞蹈病

王某，男，11岁。患儿挤眉弄眼半年、扭颈1个月，心肺正常，腹平软，肝脾不大，舌质红，苔白，脉细数。肝功能正常，抗链球菌溶血素“O”正常，尿常规、血沉正常，血常规：红细胞5.11×10^{12}/L，白细胞13.3×10^{9}/L，中性粒细胞0.7，嗜酸性粒细胞0.01，淋巴细胞0.28。脑电图：界限正常脑电图。此为肝肾阴虚，水不涵木，阴不潜阳，肝阳升而不利，肝风内动，导致扭颈、手足不自主动作。肝肾阴虚，血不润燥，阴不济阳，故阳动缩颈，面生风则挤眉弄眼。药用：钩藤、僵蚕、白芍、生地、山萸肉各15g，牡蛎、龙骨、山药各20g，石决明、甘草各10g，阿胶5g（烊冲）。每日1剂，水煎200mL分3次口服。6天后不自主运动减少，只有在注意力集中时才出现。又服前方加龟甲10g、鳖甲10g，每日1剂，10天后症状消失出院。

案7：惊悸（高血压，冠心病）

张某，女，48岁，于1971年突发心悸，心率100~120次/分，经查发现血压偏高，长期服中西药，效不著。于本年10月24日经查运动式心电图阳性，普通心电图提示心肌缺血，诊为冠心病。患者于1980年10月初突感胸闷痛，动则尤甚，每下楼则心慌胆怯，气短欲坠，周身乏力，且素来头晕，入夜尤著，夜不安寐，每逢心悸而紧之时即面部烘热，周身颤动不已，语言随之不能出。望其面虚浮色萎黄少华，舌嫩红干燥，无苔。切其脉小弦滑数，重按则衰。此乃心、肝、肾三阴亏极而肝阳上亢，致心阳随之动荡，络脉为之闭塞。治当育阴和阳，兼以摄纳通润。拟用大定风珠加减：生龟甲、生牡蛎各30g，生鳖甲18g，熟地、麦冬、炙甘草各10g，白芍25g，丹参15g，五味子12g，鸡子黄1个（分冲），以上方为基础随证加减。于1981年4月23日诸症皆消，复查心电图未见异常。

案8：眩晕

张某，男，38岁。患者自诉头晕耳鸣，少寐多梦，腰膝酸软，失眠健忘，目赤干涩，盗汗遗精，伴五心烦热、口干喜冷饮等症已1年之久，经多方医治无效。查患者除上述症状外，尚有便秘、小便短赤、舌红少苔等症，脉弦而细数。诊断为眩晕，证属阴虚阳亢，火邪升动之候。此因患者平素肾阴不足，又加久泄伤肾，使阴津不足，水不涵木以致阴虚阳亢，火邪并动，上扰清窍而致眩晕。治宜清热降火，补肾滋阴。方拟大定风珠加味：鸡子黄2枚（分冲），阿胶9g，生地、麦冬、白芍各18g，生龟甲、生牡蛎、鳖甲、炙甘草各12g，麻仁、五味子各6g，地骨皮、代赭石各20g，怀牛膝、黄柏、莲须、合欢皮、夜交藤各15g，黄连6g，6剂。

二诊：患者自述药后眩晕、耳鸣除去大半，其他诸症均有明显转轻。药已对症，方不更改，再进12剂，诸症悉除。

案9：顽固性荨麻疹

史某，女，32岁。患者患荨麻疹3年余，症见遇冷遇热发作，躯干、四肢散发大小不等的风团样皮疹，奇痒难忍，月经后为甚，面色少华干糙，大便干燥，口干多饮，脉细数，舌质红，少津无苔。证属阴虚血少，内风化热。方用大定风珠汤：炒白芍12g，生地黄12g，麦门冬12g，阿胶10g（烊化），龟甲15g，鳖甲15g，牡蛎15g，炙甘草10g，火麻仁8g，五味子10g，红枣10g，生姜3片，5剂，每日1剂，水煎，分3次服，每次入鸡子黄1枚，随药汁冲服。

二诊：患者诉皮疹基本消退，口干多饮，大便干燥亦趋正常。再服5剂巩固疗效，患者恢复正常工作，随访2年未见复发。

案10：耳鸣

李某，男，23岁。患者面颊潮红，耳鸣眩晕，腰膝酸软，耳鸣如蝉，入夜更甚，颧赤目涩，口干舌燥，手足心热，失眠遗精等已半年之久。经多方治疗，均未奏效。问诊知患者发病前正值新婚之际，因房劳过度而发病。查患者除上述症状外，尚有心烦盗汗、便秘尿赤、口渴多饮、舌红苔薄、脉细数等症。诊断为耳鸣，证属肾阴不足，阴虚火旺，邪火上乘清窍之候。此因患者嗜欲无节，房劳过度而伤肾，使肾阴不足，阴虚火旺，邪火上乘扰乱清窍而致耳鸣。治宜滋肾降火，收摄清气。方用大定风珠加味：鸡子黄2枚（分冲），阿胶10g，生地、麦冬、白芍各20g，生龟甲、生牡蛎、鳖甲、炙甘草各12g，麻仁、五味子各6g，地骨皮、代赭石、龙骨各20g，黄柏10g，枣仁、柏子仁、怀牛膝各15g，黄连6g，6剂。

二诊：患者自述药后耳鸣、眩晕减去大半，其他诸症均有明显改善。药中病机，方不更改，宗法前方继服12剂。诸症皆平，其病获愈。1年后随访，旧恙未发。

案11：甲状腺功能亢进症

江某，女，47岁。患者自述半年来明显消瘦，体重下降10kg，但饭量反较平时增加1倍，躁动不安，口干苦，心烦失眠，手足心热，眼突手颤，肠鸣辘辘，大便溏。检查甲状腺肿大，听诊心音亢进，心脏扩大，心率100次/分，舌质稍绛少津，脉虚细数而上鱼际，寸强尺弱。同位素检查：T_3 6.6nmol/L，T_4 42.3nmol/L。确诊为甲状腺功能亢进症，证属阴虚引动内风，阳亢不敛。治宜滋阴息风潜阳。方用大定风珠加减：生地、生牡蛎、生白芍各30g，阿胶（烊化）、浙贝母各10g，炙甘草20g，生鸡子黄2个（分冲），夏枯草、五味子、玄参各15g，黄连、龟甲粉（冲）、鳖甲粉（冲）、黄芩各6g，乌梅24g。每日1剂，水煎服。上方服10剂后，烦热渐轻，可入眠。20剂后手颤已微，眼突减轻，多食易饥现象消失，体重增加

2.5kg。因口苦已除，上方去芩、连，又服10剂，诸症基本消失，体重增加5kg，复查 T_3 3.8nmol/L，T_4 20nmol/L。随访4年未见复发。

五、现代应用

现代临床常用本方治疗流行性乙型脑炎、化脓性脑膜炎、登革热、流行性出血热、败血症、心力衰竭症见后期神倦，手足蠕动，舌质绛，苔少，脉虚弱者。

六、应用经验采撷

气滞者加香附、青皮；痰凝者加海藻、昆布、浙贝、二陈汤等；肝火偏亢者加龙胆草、栀子；自汗者加龙骨、人参、小麦；悸者加茯神、人参、小麦；低热者加白薇、地骨皮；痰多者加竹茹、天竺黄。

七、使用注意

本方由众多滋腻药物组成，若阴液虽亏而邪热犹盛者，则非本方所宜。

沙参麦冬汤

一、原文

燥伤肺胃阴分，或热或咳者，沙参麦冬汤主之。(《温病条辨·卷一》)

沙参麦冬汤（甘寒法）

沙参三钱　玉竹二钱　生甘草一钱　冬桑叶一钱五分　麦冬三钱　生扁豆一钱五分　花粉一钱五分

二、方歌

沙参麦冬扁豆桑，甘草玉粉合成方，
秋燥耗津伤肺胃，苔光干咳最堪尝。

三、临证要点

本方主治燥伤肺胃或肺胃阴津不足证。以身热不甚或不发热，咽干口渴，干咳少痰，舌红少苔为临证要点。

四、临床应用案例采验

案1：噎膈

余某，男，54岁。半年来，患者每进餐时，便吞咽梗涩作痛，固体食物难入，汤水可下，食后觉剑突部灼热隐痛，且干呕不能平卧，平卧则呕，呕物带有鲜血，口干，咽燥，便秘，舌质红干，脉弦细数。食管吞钡造影检查诊为食道炎症。属津亏热结，食道失于濡养所致。治以养胃生津为主。方药：沙参、麦冬、玉竹、扁豆花、白芍、藕节炭、石斛各10g，生地15g，生甘草3g。服药6剂后，吐血止，食后灼热痛亦减，便畅。前方去藕节炭、生地，继服20剂，诸症痊愈。食管吞钡造影复查为食道正常。随访1年，未见复发。

案2：胃脘痛

南某，男，38岁，胃脘痛已2年。现症：胃脘隐隐灼痛，口燥咽干，口渴，大便干结，食少，舌红苔少，脉弦细。胃镜检查诊为萎缩性胃炎。中医辨证为阴虚胃痛。治宜养阴益胃。方药：沙参，麦冬、玉竹、扁豆花、白芍、石斛各10g，橘络3g，生甘草6g。服药6剂后，口燥咽干、口渴已平，胃脘隐隐灼痛亦减，但食欲仍欠佳，继以本方合四君子汤续服半个月而愈。

案3：咳血

王某，男，52岁，素患咳嗽，每逢秋冬复发。现症：咳嗽，痰中带血，血色鲜红，每日咳血30~50mL，咽喉不利，口干面红，舌质红，脉细数。X线透视诊为支气管扩张。中医辨证为阴虚肺燥，灼伤络脉。治宜养阴清热，凉血止血。方药：沙参、麦冬、花粉、玉竹、桑叶、白芍、藕节、百合、川贝各10g，玄参、鲜茅根、生地各15g，五味子5g，服药6剂，咳平而血止。

案4：胁痛

柴某，男，44岁，自诉左胁隐痛已有2年。现症：左胁隐痛，其痛悠悠不止，口干咽燥，心中烦热，头晕目眩，舌赤少苔，脉细弦而数。证属肝阴不足，郁火上逆，灼伤胃阴。治宜滋阴养胃。方药：沙参、麦冬、玉竹、石斛、枸杞、白芍各10g，生地15g，川楝子、甘草各3g，服药9剂而获愈。

案5：痿证

冯某，女，18岁，自诉曾患乙型脑膜炎，经某院传染科住院治疗病情好转，但四肢无力，手不能握物，足不能站立，诸症不愈。西医诊为乙型脑膜炎后遗症。虽经服营养神经类药，但疗效不佳，故来求治于中医。现症：四肢乏力麻木，皮肤干燥，心烦口渴，咽干，小便黄少，大便秘结，舌质红，苔微黄，脉细数。乃由温病高热，灼伤肺津所致。治宜遵“治痿独取阳明”之则。方药：沙参、丹参、生地各15g，麦冬、花粉、玉竹、玄参、赤芍、木瓜、五加皮、伸筋草各10g，五味子3g，桑枝2尺，服药半个月，配以针灸治疗，四肢麻木渐消，乏力减轻，唯口苦、心烦、便结尚存，上方去伸筋草、木瓜，加当归10g、鸡血藤15g，续服20剂，四肢活动逐渐恢复。随访1年，体安无恙。

五、现代应用

小儿迁延性肺炎，小儿口疮，支气管炎，肺结核，肺炎，口疮，霉菌感染，心动过速，急性肝炎，呕吐，慢性萎缩性胃炎，慢性咽炎，小儿咳喘，腰腿痛，燥咳等。

六、应用经验采撷

余热未清者，加芦根、金银花；阴虚热盛者，加玄参、生地黄；咳甚痰中带血者，加白茅根；潮热、盗汗、颧红者，加炙鳖甲、青蒿。

七、使用注意

外感咳嗽及脾胃虚寒者忌用。

益胃汤

一、原文

阳明温病，下后汗出，当复其阴，益胃汤主之。(《温病条辨·卷二》)

益胃汤方（甘凉法）

沙参三钱　麦冬五钱　冰糖一钱　细生地五钱　玉竹炒香，一钱五分

水五杯，煮取二杯，分二次服，渣再煮一杯服。

二、方歌

益胃汤能养胃阴，冰糖玉竹与沙参，
麦冬生地同煎服，甘凉滋润生胃津。

三、临证要点

本方主治滋养胃阴证。以饥不欲食，口干咽燥，舌红少津，脉细数为临证要点。

四、临床应用案例采验

案 1：小儿尿频

郝某，女，6 岁，患儿平素喜食油炸食品。近 1 个月来忽小便频数，白天数十次，夜间 3~5 次，伴有纳差、口渴喜饮、便干、盗汗等症，无发热、尿痛等症。尿常规无异常，舌红、剥脱苔，脉细数。证属胃阴不足，气化失常。治宜清养胃阴，佐以缩泉、调畅气机。方用益胃汤加减：麦门冬 10g，沙参 10g，生地黄 10g，玉竹 10g，怀山药 20g，五味子 5g。山茱萸 10g，川楝子 5g。水煎服，每日 1 剂。4 剂后症状明显好转，夜间只起 1 次，白天也只小便 5~6 次，效不更方。继服 4 剂以巩固疗效，1 周后诸症消失，随访 1 年未再复发。

案 2：腹泻

庞某，女，38 岁。患者因爱美减肥服用减肥茶，开始时大便次数稍多，日行 2~3 次，近 1 周来，大便次数明显增多，每日 5~6 次，甚或 10 多次，大便后又泻出棕褐色油脂，时多时少，偶或矢气，往往伴油脂迸出，肛门

灼热，有下坠感，舌红苔黄，脉弦大。处方：麦冬18g，沙参10g，玉竹10g，生山药24g，生石膏12g，白芍18g，乌梅3g，黄连3g。服5剂而病证减半，大便调而油脂减少，继续用上方进退10余剂而安。

案3：慢性萎缩性胃炎

某患，男，49岁。患者自诉胃脘胀闷、疼痛反复发作5年，加重7天。现症：胃脘胀痛，食后更甚，嗳气频频，恶心吞酸，口苦口干，伴有乏力，大便不畅，舌质淡边红有齿印及瘀斑，少苔，脉弦细。经胃镜检查提示：慢性萎缩性胃炎（中度）伴有糜烂。证属胃阴亏虚，兼气滞血瘀。治宜理气养阴，活血止痛。方用益胃汤加味：北沙参15g，麦冬15g，生地20g，玉竹12g，当归12g，生白芍10g，佛手片10g，仙鹤草10g，八月札10g，三七参5g，生甘草6g。每日1剂，早晚饭前温服，连服15剂。

二诊：患者仍感乏力，即上方加太子参15g、生黄芪25g，再服15剂，诸症基本消失。嘱其继服1个月以巩固疗效。随访1年未见复发。

案4：眩晕

陈某，男，54岁。患眩晕证，历时3载，头目眩晕，口苦口干，急躁易怒，少寐多梦，二便无殊，遇恼即发，面色潮红。舌质略红，舌苔薄黄，脉弦数。曾服中西药硝苯地平、镇肝息风汤、杞菊地黄丸、天麻钩藤饮等不愈。现血压150/92mmHg。治当滋养胃阴，以资肝阴。处方：天冬、麦冬各24g，北沙参15g，生地18g，玉竹10g，代赭石30g（先煎），竹茹6g，7剂。

复诊：测血压150/90mmHg，诸症衰减，胃气得降，肝阳随之而下行，效不更方，继服7剂，诸症悉平，再进7剂以善后。

案5：消渴（糖尿病）

马某，女，56岁，半年前患糖尿病，经治疗证情缓解而出院。1个月前因劳累感冒复发，自觉胃中灼热而渴，尿频而泡沫甚多，头晕面红，腰酸倦怠，大便干燥四五日一解，腹不胀痛，舌红干少苔，脉浮数无力。空腹血糖11.1mmol/L，尿糖（+++），血压120/86mmHg。证属脾肾阴虚，津液耗伤。治宜滋养脾肾，生津润燥。方用益胃汤加减：玄参、麦冬各40g，生地、沙参各30g，玉竹15g。3剂，水煎服。并早晚各服麻子仁丸2丸。

二诊：大便已正常。口渴、尿频、胃中灼热减轻，原方继服3剂。

三诊：诸症渐减，原方去玄参，加太子参、山药各30g，五味子6g，天花粉12g。连服20剂。另以生山药60g，薏苡仁、玉米须各30g（布包），煮粥食之，每日1剂，连服1个月。1个月后自觉症状消失，尿糖转阴，血糖降至正常范围。

案6：痿证

杨某，女，28岁。患者四肢与后背呈现游走性疼痛，按之不可得，两手掌鱼际肌肉已萎缩，并有麻木感。饮食日减，并且口咽发干，不欲多饮，二便尚可。舌质红，苔薄黄，脉大而软不任按。治以滋养胃液，柔肝息风。处方：玉竹30g，石斛30g，白芍12g，生地12g，麦冬12g，胡麻10g，甘草6g，钩藤10g，石决明30g，制何首乌10g。此方前后共服30余剂，而胃开能食，疼痛减轻，手掌鱼际肌肉未进一步萎缩，诸症皆安。

案7：脱疽（动脉硬化性闭塞症）

苏某，女，66岁。入院诊断：糖尿病伴动脉硬化性闭塞症。局部检查：左小腿中段以下呈可凹陷性水肿，皮温降低，左足皮色紫暗，第3趾末节紫黑并有溃疡，肉芽嫩红。左股及以远动脉搏动均消失。予以茵陈赤小豆汤内服以清利湿热，服药6剂，左小腿水肿不减；用顾步汤加味以补气活血，服药15剂，左足坏疽不能控制且逐渐蔓延，渐及左足5个足趾均干枯坏死，界限不清，足背外侧呈大面积溃疡，裸露肌腱，分泌物稀薄，有恶臭，口干，小便量少。舌红无苔，津亏之象明显。遂改用益胃汤加味：沙参9g，麦冬9g，石斛9g，玉竹12g，生地12g，玄参15g，金银花30g，红藤18g。服药15剂，舌苔渐生，口渴已止，小便正常，左足坏疽稳定，第2、3趾自行脱落，创面肉芽新鲜。效不更方，以上方为基础，随症增减继服。1个月后，坏死的5个足趾全部自行脱落，创面愈合，亦无疼痛等不适，临床治愈出院，随访6年未见复发。

五、现代应用

现代临床常用本方治疗消化系统疾病如慢性胃炎、消化不良等，呼吸系统疾病如肺结核、慢性支气管炎等，神经衰弱属于胃阴不足而卧不安者，糖尿病，甲状腺功能亢进症，慢性咽炎。亦可用于肿瘤放化疗后辅助治疗等。

六、应用经验采撷

汗多，气短，兼有气虚者，加党参、五味子以益气敛汗；食后脘胀者，加陈皮、神曲以理气消食。

七、使用注意

外邪未清，湿热未净，痰湿中满者慎用。

清络饮

一、原文

手太阴暑温，发汗后，暑证悉减，但头微胀，目不了了，余邪不解者，清络饮主之。邪不解而入中下焦者，以中下法治之。(《温病条辨·卷一》)

清络饮方（辛凉芳香法）

鲜荷叶边二钱　鲜银花二钱　西瓜翠衣二钱　鲜扁豆花一枝　丝瓜皮二钱　鲜竹叶心二钱

水二杯，煮取一杯，日二服。凡暑伤肺经气分之轻证者皆可用之。

二、方歌

清络饮用荷叶边，竹丝银扁翠衣添，
暑伤气分轻清剂，平时饮服预防先。

三、临证要点

本方主治暑热伤肺，邪在气分证。以暑夏身热口渴，头目不清，昏眩微胀，胸闷不舒，舌淡红，苔薄白为临证要点。

四、临床应用案例采验

暑风（支气管肺炎）

陈某，男，1岁。患儿近1个月来发热，咳嗽，气促，痰少，精神萎靡，吃乳少，大便正常。在当地医院治疗不效，门诊以暑温、支气管肺炎，收入住院。检查：体温39.1℃，脉搏160次/分，呼吸4次/分，发育正常，母乳哺育，面色苍白，汗出，呼吸急促，鼻翼煽动，胸高撷肚，口唇干燥发绀，喉头有痰声，抽搐，角弓反张，舌红苔黄，指纹红紫，心率160次/分，心律尚齐，两肺可闻及明显湿性啰音。立即给予抗生素、地塞米松、碳酸氢钠和输氧等，中药予以羚角钩藤汤之类，病无好转。第2天上午会诊：发热（39℃），神昏，咳嗽，气促，鼻翼煽动，抽搐握拳，角弓反张，摇唇弄舌，角膜反射存在，瞳孔较正常人明显缩小，等圆等大，对光反射存在，心率200次/分，律齐，两肺有干、湿性啰音，舌红苔黄，指纹红紫。中医认为属肝热生风，治宜平肝息风，方用羚角钩藤汤加西洋参、蜈蚣、全蝎、抗热牛黄散等。西医诊为中毒性肺炎，继用上药加苯巴比妥镇痉。经上述中西医处理后，病情未能控制。中午 12 时又高热，神昏，呼吸急促，鼻翼煽动，抽搐加重，角弓反张，脉舌如前，病情愈剧，已入险途。请名老中医诊视，认为此乃暑风之证。暑温温热不降，抽风当不止，先用雄黄 20g 研末加 1~2 个鸡蛋白，调敷胸腹消热解毒，透邪外出，次用鲜荷叶铺地，令其卧之以解暑退热，再服清络饮加减：鲜荷叶 6g，扁豆花 6g，鲜竹叶 6g，金银花 6g，丝瓜络 6g，鲜西瓜翠衣 20g，1 剂，水煎服。西药只给予氧和支持疗法，停用抗痉退热之药。经上述处理后，体温逐渐下降，抽搐等症逐渐减轻。第 3 天：发热体温 38.2℃，神志清楚，呼吸平稳，眼球灵活，弄舌频频，抽搐小发作，间隔时间明显延长，舌红苔黄少津，指纹红紫。此乃暑热伤津，停止给氧，仍守上方，日 1 剂，夜 1 剂，西药给予支持疗法。第 3 天：患儿抽搐未作，弄舌已止，能入睡，偶有低热，烦躁，精神尚好，呼吸平稳。至此，病已转入坦途，改用王氏清暑益气汤善后：朝白参 6g，知母 6g，生甘草 3g，竹叶 10g，麦冬 6g，石斛 10g，荷叶 6g，西瓜翠衣 20g。

五、现代应用

类风湿关节炎，慢性乙肝肝纤维化等。

六、应用经验采撷

手太阴暑温，但咳无痰，咳声清高者于清络饮内加甘草 3g、桔梗 6g、甜杏仁 6g、麦冬 9g。暑温寒热，舌白不渴，吐血者于清络饮内加杏仁 6g、滑石末 9g、薏苡仁 9g。

七、使用注意

方中各药以鲜品为佳，若用干品可斟酌用量；脾虚腹泻者慎用；夏季因湿浊蕴中而化热者不宜饮用。

三才汤

一、原文

暑邪久热，寝不安，食不甘，神识不清，阴液元气两伤者，三才汤主之。(《温病条辨·卷三》)

三才汤方（甘凉法）

人参三钱　天冬二钱　干地黄五钱

水五杯，浓煎两杯，分二次温服。欲复阴者，加麦冬、五味子。欲复阳者，加茯苓、炙甘草。

二、方歌

三才汤中人天地，气阴双补是良剂，
不思饮食寐不安，气耗阴伤当首选。

三、临证要点

本方主治暑温日久，阴液元气两伤者。以寐卧不安，不思饮食，少气，倦怠，舌淡苔白，脉沉弱为临证要点。

四、临床应用案例采验

案 1：男子不育

宫某，男，28 岁，结婚 3 年无嗣，其妻妇科检查无异常。曾采用多种方法治疗无效，精液常规检查：量 1.5mL，计数 300/mL，精子活动力 20%，正常精子占 10%。时常腰腿酸痛，尤其在同房次日或出车后劳累过度而加剧，整日精神不振，头晕目眩，记忆力差，肌肉欠丰，饮食一般，脉沉缓无力，舌淡苔薄白。此乃肾气不足，精血亏虚所致。治宜补肾填精，养血益气。方药：人参 6g，熟地 12g，山药 30g，天冬、龟胶、枸杞、淫羊藿、菟丝子、金樱子各 10g。连续治疗 2 个月，服药 30 余剂，自觉症状大有改善。精液复查：计数 5000/mL，活动力良好，正常精子占 85%。再坚持服药 2 个月，其妻已孕，次年 9 月喜添贵子。

案 2：糖尿病

陈某，女，36 岁，有糖尿病史 2 年，常服降糖西药。现症：食欲亢进，饮水倍增，小便频数，周身烘热，倦怠乏力，失眠多梦，易汗盗汗，腰酸背痛。舌边红，苔淡黄薄腻，脉弦细。查空腹血糖 15mmol/L，尿糖（+++）。诊为消渴病之阴虚燥热，脾肾两亏证。治以滋阴降火，益肾补脾。处方：生晒参 10g，天门冬 10g，生地黄 30g，山茱萸 15g，丹皮 10g，天花粉 30g，20 剂。症情好转，血糖、尿糖趋向好转。坚持服药 60 余剂，症状消失，空腹血糖 6.2mmol/L，尿糖阴性。随访半年余，未见复发。

案 3：气淋

李某，女，75 岁，自诉 1 个月前出现尿急、尿频、尿痛，小腹灼热，尿时涩滞，口服吉他霉素、诺氟沙星胶囊半个月，服药期间，似效非效，病情无好转，服中药导赤散加味 2 剂，亦乏效，再次服氧氟沙星胶囊、百炎净片，药后，夜尿频繁，夜起 6~8 次，至夜不能入睡，神倦乏力，不思饮食，小腹空坠，尿时涩滞不畅。服中药金匮肾气汤加味 2 剂仍无佳效。病已 1 个月。现症：形瘦苍老，纳差，神倦乏力，尿频，尿量不多，尿色微黄，尿时涩滞不畅，小腹胀坠有灼热感，舌红少苔少津，脉沉细弱。辨证分析：病久不愈，过用抗炎疏利之剂耗气伤中，则见不思饮食，神倦乏力，中气下陷则小腹坠胀，肾虚则小便数，膀胱热则尿时涩滞不畅，久病伤阴则见舌红少苔少津，气阴两亏则脉沉细弱。四诊参合，拟诊为阴亏气陷，膀胱有热。治以益气养阴。方用三才汤加味：党参 25g，天门冬 20g，熟地 30g，砂仁 10g，炒黄柏 12g，知母 12g，山药 20g，枣皮 12g，升麻 10g，炙黄芪 30g，泽泻 12g，淫羊藿 10g。开水煎煮，药液凉后口服，进药 2 剂，病情大有转机，守方继进 2 剂而愈。

案 4：颠顶痛（高血压）

蒋某，女，78 岁，自诉高血压病史 6 年，血压波动在 150~190/90~130mmHg 之间，经常头晕头痛，近年来随年龄增大，体质日衰，并出现颠顶部疼痛，服索米痛片、安乃近、镇脑宁及降压药物效果不佳，特来求中医诊治。现症：形体消瘦，头晕，头顶百会穴处疼痛，甚时感有气上冲顶，其痛如裂，腰酸，耳鸣，寐差，口干舌燥，神倦乏力，血压 176/110mmHg，舌红少苔，脉弦细数。综观脉症，故诊为颠顶痛，证属肾阴亏虚，相火偏亢。治以补坎降离。方用三才汤加味：生地 30g，天门冬 20g，生晒参 15g，生牡蛎30g，制龟甲15g，炙甘草10g，怀牛膝15g。水煎，待药液偏凉适口而服。次日来诊，诉上方当日服药3次，头顶痛及口干舌燥明显减轻，夜寐也可，测血压146/90mmHg，守方继进2剂，颠顶痛除，嘱再进2剂，以资巩固。

案5：吐血（肝硬化，食管静脉曲张破裂出血）

卫某，男，21岁。患者2年前曾因脾脏肿大，在某医院行脾切除术。3天前因大口吐血数次、大便色黑住院治疗，诊断为门脉性肝硬化合并食管静脉曲张破裂出血。经用保肝疗法、维生素K等止血剂，并配给输液、输血，病情仍未稳定，吐血未止，血红蛋白由入院时60%降至20%。特请中医会诊。会诊时见患者大口呕血不止，大便呈黑泥状，面色苍白，头晕眼花，四肢无力，精神不支，舌质正红而干，脉象虚大芤数，呈危重病容。证属气不统血，营阴大亏，虚热充斥，络脉损伤。治宜益气清热，养液固络，消瘀止血。方用三才汤加味：天冬15g，细生地30g，北沙参60g，竹茹30g，三七粉9g（研末分冲），鲜藕240g，2剂。以鲜藕煮水煎药，1剂煎2次，每日1剂。

二诊：服药后，再未呕血，精神稍有好转，且能安睡并有食欲，大便呈轻度黑泥状。用原方减三七粉，加冰糖60g，煎好药后化入。3剂。

三诊：呕血、便血未见出现，饮食增进，精神转佳，舌红偏淡，舌面津回转润，脉象平和。仍以上方去竹茹，减沙参为30g，鲜藕为120g。3剂。

四诊：诸症悉除，食、眠、便均正常，体力恢复，能下床活动，大便潜血检查呈阴性。嘱其停服中药，除用保肝药外，以清淡饮食调养。

五、现代应用

现代临床常用本方治疗热病后期气阴两伤，余热未清之纳差、失眠等；也可用于久病体弱伤阴者，如糖尿病、肿瘤辅助治疗等。

六、应用经验采撷

欲复阴者，加麦冬、五味子；欲复阳者，加茯苓、炙甘草；水不涵木者，加生牡蛎、龟甲、怀牛膝；水亏火旺者，加知母、黄柏。

七、使用注意

若虚热阴伤明显可用生地；若肾虚精亏可用熟地。

五汁饮

一、原文

太阴温病，口渴甚者，雪梨浆沃之；吐白沫黏滞不快者，五汁饮沃之。（《温病条辨·卷一》）

五汁饮方（甘寒法）

梨汁　荸荠汁　鲜苇根汁　麦冬汁　藕汁（或用蔗浆）

二、方歌

五汁饮用梨皮藕，荸荠苇根捣汁同，
或以蔗浆来易藕，甘寒救液著奇功。

三、临证要点

本方主治温病热邪耗损肺胃阴津证。以口中燥渴，咳吐白沫，质黏不爽，咽干，唇燥，舌红苔少，脉虚细数为临证要点。

四、临床应用案例采验

案 1：血友病

查某，男，2 岁半。患儿因跌跤舌头跌破，血流不止，住院 5 日，结合临床检查诊断为血友病。输血 3 次，用各种止血药无效，思之五汁饮治血友病有效。处方：鲜藕 1500g，生梨 500g，生荸荠 500g，生甘蔗 500g，各去皮切碎，加鲜生地 200g 去皮洗净切碎，共榨汁，日服 5~6 次，每次 1 小杯。服 1 日，血流渐减。服 2 日，血全止而愈，获奇效。

案 2：胃癌

陈某，男，54 岁。患者中脘隐痛，纳食呆滞，泛清水，大便呈黑色已有数年，伴恶心呕吐、下肢乏力，动则气逆，精神不振。迭进中药附子理中汤、黄芪建中汤与西药均无效。结合胃镜检查，诊断为胃癌，由于患者身体虚弱，不宜手术，嘱其调养 1 个月，再做安排。据家属云患者以往有胃溃疡史。来诊时，患者面色㿠白，动作迟缓，双手紧按中脘，时时低声呻吟，脉细小，苔白厚。近来汤水不进，呃声频频，欲吐白沫，便坚色黑。

此系中气不足，胃失和降。治宜降逆和胃，佐以补气。方投旋覆代赭汤合五汁饮加味：旋覆花（包）、半夏、炙甘草各10g，代赭石（先煎）、潞党参、黄芪各30g，白术20g，姜汁、梨汁、甘蔗汁、韭菜汁、牛乳各1匙，半枝莲、半边莲、藤梨根各30g，煅瓦楞（先煎）15g。20剂。忌烟酒辛辣、油煎硬物。

二诊：服上方后，饮食已进，精神大振，已无呃声，面色稍红，厚白苔亦化，脉起有力。患者不愿再行手术，要求续服中药。去半夏加茜草炭15g，30剂。后照上方略加出入，服药近100剂（其中用过升麻、六曲、佩兰、当归、阿胶），去原医院又做胃镜检查，病灶消失。

五、现代应用

现代临床常用本方治疗高热后水电解质紊乱，亦可用于糖尿病、痤疮等病症的辅助治疗。

六、应用经验采撷

欲清表热，则加竹叶、连翘；欲泻阳明独胜之热，而保肺之化源，则加知母；欲救阴血，则加生地、玄参；欲宣肺气，则加杏仁；欲引三焦祛邪出路，则加滑石。

七、使用注意

临时斟酌多少，和匀凉服。不甚喜凉者，重汤炖温服。

人参乌梅汤

一、原文

久痢伤阴，口渴舌干，微热微咳，人参乌梅汤主之。(《温病条辨·卷三》)

人参乌梅汤（酸甘化阴法）

人参　莲子炒　炙甘草　乌梅　木瓜　山药

二、方歌

人参乌梅加瓜草，莲子山药益脾气，
固涩敛阴升清阳，气阴两伤止泻强。

三、临证要点

本方主治久痢伤阴证。以口渴舌干，微热微咳为临证要点。

四、临床应用案例采验

案1：萎缩性胃炎

梁某，男，35岁，因胃痛入院，经西药治疗，疗效不佳，故停服西药，改中药治疗。主诉：平素嗜食肥甘辛辣食物后，胃痛隐隐，胃中有灼热感，口渴不欲饮，大便干燥，舌红少津，脉细数。X线胃肠钡餐透视，诊断为萎缩性胃炎。中医辨为胃阴不足。投以人参乌梅汤加味：人参10g，乌梅5g，木瓜12g，山药15g，莲子12g，甘草6g，麦冬12g，沙参18g，黄连6g，吴茱萸6g。每日1剂，水煎，早晚分2次服用。6剂后，胃中已无灼热感，诸症减轻，继用人参乌梅汤加味：人参10g，乌梅18g，山药15g，莲子15g，生地8g，麦冬12g，玉竹12g，腊梅花15g，甘草10g。服药10剂后病愈出院。

案2：久泻

李某，男，2岁。患儿腹泻已半个月，日6次，屡用西药及葛根芩连汤、七味白术散各数剂罔效。诊见：前囟眼眶凹陷，肤燥，神烦，泻下稀水便夹黄黏胨少许，气味酸臭，口渴引饮，愈饮愈泻，小溲短黄，不欲食，进食则吐，唇红，舌红绛无津，苔如镜面。此乃暑热邪客肠胃，泻下日久伤阴证。治拟清热化湿，益气生津。处方：西洋参 6g，乌梅 15g，莲子 10g，山药 15g，木瓜 10g，炙甘草 6g，黄连 7g，石斛 10g，白芍 6g，山楂炭 10g，葛根 10g，五味子 6g。3 剂，加服清热解毒散 3 支。

二诊：药下泻止，渴大减，稍进稀粥，吐止寐安，舌面扪之尚润。继服 2 剂。

三诊：诸症除，唯唇舌稍红、苔薄。改投益胃养阴方 3 剂而收功。

案 3：身瞤动证

陈某，男，5 岁。患儿肢体及颜面肌肉不自主掣动已 10 多天，发作频繁，掣动时间 5~10 秒。前医以“怪病”医治，予以温胆汤加味及西药地西泮、维生素 B 等治之无效。察患儿精神尚可，形体瘦，发作时无明显痛苦状，纳呆，大便实，小便微黄，舌淡红苔薄伴剥苔，脉细。证属气阴不足，肌肉失于濡养。治以酸甘化阴法。方用人参乌梅汤加白芍：党参、木瓜、怀山药各 10g，乌梅、莲肉各 8g，白芍 12g，甘草 3g。服药 2 剂后，发作时间缩短，次数减少，按原方继进 5 剂而愈，随访 1 年未见复发。

案 4：唇疮

罗某，男，7 岁。患儿口唇反复溃疡糜烂 4 年，经服中西药疗效不显。现见患儿口唇糜烂微肿，有少量黄水及血液渗出，夜间潮热无汗，但饮水，食可，二便正常，伴鼻塞、流浊涕，面色精神无异，舌质红，尖边无苔，舌中苔黄，脉细数。证属脾胃阴虚兼湿热内蕴。方用人参乌梅汤合二妙散加减：沙参 15g，乌梅 10g，山药 15g，莲子 10g，木瓜 10g，苍术 9g，黄柏 6g，石膏 20g，薄荷 9g，连翘 10g，赤芍 12g。服 4 剂后诸症大减，原方加蒲公英 20g，再进 3 剂痊愈。

五、现代应用

凡属脾气虚、阴伤、肝亢证者，均可使用本方；亦可用于疳积、腹痛、呕吐、眨眼不止等。

六、应用经验采撷

临床应用本方时，常以党参或太子参代人参，并常加用白芍柔肝和阴；若阴液亏甚，脾胃不虚者，去山药、莲子，加生地麦冬。

七、使用注意

体质壮实者慎用；人参乌梅汤忌与葡萄同食，因为葡萄中含有鞣酸，极易与人参中的蛋白质结合生成沉淀，从而影响吸收而降低药效。

三黄二香散

一、原文

温毒敷水仙膏后，皮间有小黄疮如黍米者，不可再敷水仙膏，过敷则痛甚而烂，三黄二香散主之。(《温病条辨·卷一》)

三黄二香散方（苦辛芳香法）

黄连一两　黄柏一两　生大黄一两　乳香五钱　没药五钱

上为极细末，初用细茶汁调敷，干则易之。继则用香油调敷。

二、方歌

连柏大黄泻火毒，再加乳香和没药，

共为细末调外敷，头面肿痛效堪夸。

三、临证要点

本方主治温毒敷水仙膏后，皮间有小黄疮如黍米者。以皮肤发赤肿痛，舌红苔黄，脉数实为临证要点。

四、临床应用案例采验

案1：带状疱疹

徐某，女，21岁。患者5天前右腰部突然出现成批集簇水疱，渐次增多，刺痛甚剧，寤寐不安，诊为带状疱疹，用抗生素无效。现症：右腰部（腰椎1~2节段处）、右侧腹部及后背可见大片成簇密集水疱，皮肤灼红疼痛，不敢碰触，舌绛，苔净。脉弦细。用三黄二香散60g外用调敷患处，即日痛止眠安，2天后结痂，4天全消而愈。

案2：痈肿（左大腿深部脓肿）

钟某，女，34岁。患者于20天前左足背部生一小疖肿，继而小腿腓肠肌处亦见红肿，给予抗生素及中药治疗后红肿消退，但腘窝附近及鼠蹊部又出现包块，大约6cm×8cm，质硬，边界清楚。经中西医治疗，未能控制病情发展，遂以“左大腿深部脓肿”收入外科。经肌内注射青霉素、庆大霉素治疗10天，疼痛加重。查：左鼠蹊部深处有一约7cm×9cm包块，红肿，痛，质硬，漫肿，兼见头痛，目赤，数日未解大便，舌质红少津，苔花剥，脉洪大有力。此乃火毒凝聚，热盛肉腐，灼烁津液。治以清热解毒。拟仙方活命饮去乳、没，加大黄煎汤内服。同时外敷三黄二香散：大黄、黄连、黄柏各30g，乳香、没药各15g。诸药研极细末，调醋外敷，干则易之，用绷带固定。次日，头痛目赤大减，解宿积之粪团数十枚，局部红肿焮痛明显减轻，扪之浅部有波动感。内服方加谷麦芽各15g，粳米1撮，以防苦寒太过损伤脾胃。4天后，肿疡开始破溃，有多处脓头，但流出不畅，此乃气虚难以托毒，遂于上方重加黄芪40g，党参30g，停用外敷药。连日复诊，痈肿日益吸收，历时21天痊愈。

案3：淋巴上皮病

刘某，男，46岁。2年来，患者耳垂下各有一硬结，日渐增大，时有疼痛，伴口舌干燥，渴不欲饮，舌体麻胀，齿龈肿痛。近几个月诸症加重，耳下肿块疼痛明显，前来就医。诊见其形体粗壮，两腮暗红漫肿，无明显灼热，触之有硬结，左腮腺硬结5cm×6cm，右腮腺硬结3cm×4cm，压痛，大便干结，2~3日一行，小便黄赤，舌体胖淡，苔黄厚腻，脉濡滑。经某口腔医院腮腺碘油造影诊断为“涎腺淋巴上皮病”。证属湿热蕴结，上焦毒瘀互阻。治以清解湿热，消瘀散结。方用三黄二香散合平胃散加减：黄连5g，黄柏、生大黄（后下）、制没药、苍术、川厚朴、陈皮各10g，藿香（后下）、佩兰（后下）、连翘、蒲公英各15g，甘草、制乳香各6g。日1剂，水煎服。服药6剂后，腮腺硬结疼痛消失，龈肿痛减，舌苔变薄，继进9剂，腮腺硬结变小，左侧约3cm×4cm，右侧仅有黄豆粒大小，复进6剂，诸症悉除。随访1年未见复发。

案4：丹毒

杜某，男，44岁。因右小腿皮肤灼热、红肿、疼痛，诊为丹毒，静脉滴注青霉素4日无效而来诊。诊见右小腿皮肤红肿，边界清楚，压之褪色。予以生大黄、黄连、黄柏、乳香、没药各等份，共研细末，以醋调成糊状外敷患处，每日2次，3天而愈。

案5：静脉曲张

刘某，女，58岁。患者右下肢静脉曲张3年，近3日来右腿疼痛加重，行走及劳动受限。诊见右侧小腿浅静脉扩张、隆起，并呈条索状红肿，压痛，触之灼热。予以三黄二香散加蒲公英、银花各等份，共研细末，醋调外敷，每日 2 次，4 天后肿消痛减，再用药 2 天肿痛消失。

五、现代应用

现代临床常用本方治疗外科皮肤病，如带状疱疹、丹毒、脓疱疮、腮腺炎、丹毒、昆虫叮蜇伤、冻疮、痤疮、结节性红斑、癣菌疹、花斑癣等。

六、应用经验采撷

热毒重者加银花、蒲公英、冰片等；血瘀重者加桃仁、红花；湿热盛者加苦参。

七、使用注意

本方一般为外用药，苦辛芳香并用，有泻火定痛之功，用于治疗疮痈肿毒；亦可做汤剂内服，取清热燥湿、活血止痛之效。

紫雪丹

一、原文

邪入心包，舌謇肢厥，牛黄丸主之，紫雪丹亦主之。（《温病条辨·卷一》）

手厥阴暑温，身热，不恶寒，清神不了了，时时谵语者，安宫牛黄丸主之，紫雪丹亦主之。（《温病条辨·卷一》）

紫雪丹方（从《本事方》去黄金）

滑石一斤　石膏一斤　寒水石一斤　磁石水煮二斤，捣煎去渣入后药　羚羊角五两　木香五两　犀角五两　沉香五两　丁香一两　升麻一斤　元参一斤　炙甘草半斤

以上八味，共捣锉，入前药汁中煎，去渣入后药。

朴硝、硝石各二斤，提净，入前药汁中，微火煎，不住手将柳木搅，候汁欲凝，再加入后二味。辰砂（研细，三两），麝香（研细，一两二钱）入煎药拌匀。合成退火气，冷水调服一二钱。

二、方歌

紫雪羚牛朱朴硝，硝磁寒水滑石膏，
丁沉木麝升玄草，更用赤金法亦超。

三、临证要点

本方主治温热病，热邪内陷心包及小儿热盛惊厥。以高热烦躁，神昏谵语，抽风痉厥，口渴唇焦，尿赤便闭为临证要点。

四、临床应用案例采验

案1：小儿高热惊厥

王某，女，3岁8个月。春三月，初日仅喷嚏流涕，微有温热，望能自愈而未治。次日即高热39.7℃，肌肤灼热无汗，烦躁哭吵，便结溺黄。查血常规：白细胞12×10^9/L，中性粒细胞0.64，淋巴细胞0.36。应用抗生素和物理降温对症处理不效，入夜体温40℃，时有抽搐惊厥，烦躁谵语，如

见鬼神，面色潮红，鼻息气粗，口渴引饮，唇舌焦红，四末欠温。时已卫邪传入气分，有热极风动之势，急须泄热息风。以紫雪丹1/2并温开水灌服，2小时后惊厥平息，续服1/2并温开水灌服，黎明体温渐降。再以生石膏30g（先煎）、玄参12g、银花15g、竹叶6g，煎汤服善后，再次日午后鼻衄少许，大便通，小便清，神清气爽，体温正常告愈。

案2：紫斑（过敏性紫癜）

某患，女，7岁，因“两下肢皮肤红点伴关节肿痛6天，腹痛4天”入院。据临床表现、血小板检查、骨髓象检查，诊断为过敏性紫癜。诊见两下肢及臂部多发密集紫斑，色偏暗红，伴膝关节肿痛，舌红苔薄黄，脉细数。证属热毒炽盛，迫血溢于肌肤。治宜凉血消瘀，佐以疏经通络。方用犀角地黄汤化裁合紫雪丹：水牛角30g（先煎），生地12g，丹皮8g，赤芍10g，紫草10g，茜草根10g，茅根12g，蝉蜕3g，僵蚕8g，川牛膝12g，秦艽8g，桑枝15g，柏叶10g，紫雪丹3g（兑入）。服药3剂后，紫斑减少。再以上方加红花3g，4剂后，诸症显减。再守原方5剂，未见新鲜紫斑。

案3：温毒痄腮（腮腺炎并发脑炎）

某患，男，6岁半，因“发热，右耳垂下肿痛4天，呕吐2天”入院，诊断为腮腺炎并发脑炎。诊见体温38℃，两侧腮部漫肿，压痛明显，已无呕吐，神软，咽痛，咽红赤，舌红苔浊腻，脉数。证属邪热壅盛，热扰神明。治当辛凉清热，散结消肿。方用普济消毒饮化裁合紫雪丹：牛蒡子10g，连翘10g，升麻8g，柴胡8g，陈皮6g，薄荷8g，僵蚕10g，玄参15g，黄芩8g，大青叶10g，桔梗5g，蝉蜕5g，马勃10g，浙贝10g，芦根15g，紫雪丹3g（兑入）。并外用青黛涂敷腮部。服上药4剂后，热退，神转佳。两侧腮部漫肿显减，而左颌下尚有轻肿，又服上方3剂而愈。

案4：肠梗阻

郑某，男，10岁。患儿便闭3日，伴腹胀、腹痛，呕吐频繁，吐出物为粪臭样胃内容物。西医诊断为急性肠梗阻，经镇静、补液、胃肠减压等综合治疗2天，上症未减。嘱用紫雪丹3g，凉开水化服，药后1小时许，呕吐渐停，次晨解大便2次，随后诸症渐平。

案5：鼻咽癌

刘某，男，46岁，患鼻咽癌已7年，曾行钴60放射治疗1次，因感烦热，鼻咽部灼热干燥难忍而自行放弃西医治疗，转求中医诊治。诊见患者鼻咽内有一菜花样肿物，色紫暗，浆液淋漓，咽部见肿物下垂至软腭，左耳流出浆液，双耳轰鸣以右耳尤甚，双目失明已 4 年，眼球固定，瞳孔两侧不等大，形体消瘦，胃纳呆，卧床不起，舌暗红，苔黄腻，脉沉弦数，遂拟升麻解毒汤加紫雪丹并结合外治法一试。处方：升麻 30g，玄参 24g，沙参、芡实各 18g，天花粉 9g，甘草 3g，紫雪丹 3g（冲）。每日 1 剂，先服 4 剂，同时取冰硼散合珍珠粉 6g，分次吹入鼻咽部。上法前后调治 3 个月，鼻腔及咽部肿块基本消失，食欲明显好转，视力恢复可见数米之远。余症明显好转，患者因经济困难，未能继续治疗。3 个月后随访，病情稳定，仅见鼻腔内流血水，余症基本消失，1 年半后追访，症如前，无加重，4 年后病死。

案 6：精神分裂症

罗某，女，26 岁。患者平素与亲夫关系融洽，某日回家探亲途中与一不相识男子相遇后，出现精神异常，被当地收容所遣返回家。入院时有离奇妄想，狂乱不眠，不识亲夫，痛骂父母，撕衣毁物，越墙拒食，蓬头散发等症。西医诊断为精神分裂症（躁狂型）。入院后用氯丙嗪治疗，每日 300mg，连用 10 余日，其狂不解，遂投中药治疗。初诊：症如上述，并见烦渴，饮冷，舌震肢颤，大便干结，脉滑数有力，舌红绛，舌背脉络瘀紫，苔黄腻而干。治以镇肝涤痰，泻热通腑。方用礞石滚痰丸化裁：礞石 30g，黄芩 10g，大黄 15g，瓜蒌 15g，胆南星 10g，1 日 1 剂，共服 6 剂。

二诊：躁狂虽减，但思维明显障碍，面赤唇焦，舌红绛，舌背脉络瘀紫，苔黄黑而干，脉滑数，舌震肢颤更明显。细审其证属痰火未清，瘀血与痰热互结，耗伤营阴。治以凉肝息风，清热化痰生津。方药：生地 30g，竹茹 20g，煎汤送服紫雪丹，每日 2 次，每次 2 支，连用 3 日。

三诊：病势减退，舌质红绛减轻，但钟情妄想未除，生活不能自理，继用上方冲服紫雪丹，用量同前，至舌正脉平，能省自身而出院时，共用紫雪丹 84g，回家后能参加劳动，2 年来夫妻和睦。

案 7：口疮

冯某，女，5 岁。患儿 1 周来口内疼痛难忍，饮食尤甚，曾服不少消炎药及维生素类药不效。诊见患儿口腔两侧及舌头有多出绿豆大之溃疡，溃疡中间有白色假膜，四周红肿，伴有低热，体温 37.2℃，诊为口疮，给患儿溃疡处上紫雪，10 分钟后痛止，3 天后前来告知诸症消失，病已痊愈。

五、现代应用

脑膜炎，流行性乙型脑炎，急性上呼吸道感染，急性重型肝炎，肝昏迷，癫痫，精神失常等。

六、应用经验采撷

治疗痰热神昏，可配伍豁痰开窍的涤痰汤；治疗乳蛾、痄腮，可与辛凉解毒的银翘散、普济消毒饮合用；治疗斑疹，可与犀角地黄汤合用；治疗发热，可合用竹叶石膏汤。

七、使用注意

使用本方中病即止，不宜过服；孕妇忌服；服用期间忌食辛辣油腻食物。

银翘马勃散

一、原文

湿温喉阻咽痛，银翘马勃散主之。(《温病条辨·卷一》)

银翘马勃散方（辛凉微苦法）

连翘一两　牛蒡子六钱　银花五钱　射干三钱　马勃二钱

上杵为散，服如银翘散法。不痛但阻甚者，加滑石六钱，桔梗五钱，苇根五钱。

二、方歌

银翘马勃散利咽，牛蒡射干解毒添，
湿温喉阻咽痛证，服之此散见奇功。

三、临证要点

本方为治咽喉疾病之良方，主治咽阻、喉痹。以咽喉疼痛，吞咽不利，咳嗽为临证要点。

四、临床应用案例采验

案1：小儿手足口病

章某，女，3岁，因手、足、口腔散在疱疹伴发热1天就诊。就诊时见患儿精神烦躁，大小便正常。查体：体温38.8℃，口腔及咽部散在大小不一疱疹，周围有红晕，手掌、足底散在疱疹，双肺呼吸音粗，未闻及干、湿性啰音，心律齐，心音有力，腹软，肝脾未触及，神经系统检查生理反射存在，病理反射未引出。舌质红，苔薄黄腻，脉浮数。诊断为手足口病。处方：金银花5g，连翘5g，马勃5g，射干5g，桔梗3g，芦根12g，蝉蜕5g，僵蚕4g，滑石10g，神曲5g。嘱患儿在家隔离治疗，令患儿勤洗手，适度消毒，吃熟食，忌食牛肉、鱼虾及生冷饮食。2剂后热退，口腔疼痛明减轻，流涎减少，去滑石，加贯众5g，再服2剂后疱疹结痂，部分消退，口腔不痛，不流涎，饮食如常，大小便正常，再服3剂，症状消失，在家观察10天未见复发。

案2：流行性腮腺炎

江某，女，5岁半。症见：左腮部肿痛2天，发热，鼻塞，流清涕，纳差，大便偏干，小便微黄，舌边尖红，苔薄黄，脉浮数。查体：体温38.5℃，左腮部漫肿，表皮不红，扪之微热，触痛明显，张口疼痛加剧，腮腺导管口红肿，无脓性分泌物。中医诊断为痄腮，证属温毒在表。治以疏风清热，解毒消肿。处方：银花、连翘、夏枯草、青蒿各15g，马勃、牛蒡子、射干、薄荷各10g，板蓝根、浙贝母、僵蚕、黄芩各12g。并嘱用金黄散适量蜜水调敷左腮肿痛处，1日1次。服药2剂后，患儿体温降至正常，腮部肿痛减轻，遂去青蒿、黄芩，继服4剂，诸症痊愈。

案3：急性咽炎，急性扁桃体炎

董某，女，4岁8个月。症见：咽喉疼痛，无发热恶寒，大便干结如羊粪，小便黄，舌红，苔黄，脉浮数。查体：咽充血，扁桃体Ⅰ度肿大，无脓性分泌物。中医诊断为急乳蛾，证属外感风热。治以疏风清热，解毒利咽。处方：银花、连翘、槟榔各15g，马勃、牛蒡子、薄荷、射干、丹皮、栀子各10g，板蓝根、炒枳实各12g。服药4剂后，患儿咽喉疼痛明显缓解，大便变软易解，上方去炒枳实、槟榔，继服3剂痊愈。

案4：急性化脓性中耳炎

王某，男，1岁6个月。患儿发热2日，伴烦躁哭闹不安、纳差，小便短赤，大便2日未行。查体：体温38℃，神清，精神差，咽部充血，双侧扁桃体Ⅱ度肿大，舌质红，苔薄黄，右侧外耳道可见脓性分泌物。双肺呼吸音粗，未闻及干、湿性啰音，心腹未见异常。西医诊断为急性化脓性中耳炎。中医辨证为热毒内蕴，外感风热。治宜清热疏风解毒。予以银翘马勃散加味：金银花5g，连翘6g，黄芩5g，桔梗4g，射干5g，马勃4g，牛蒡子5g，蒲公英6g，苍耳子6g，焦栀子3g，黄芩4g，生甘草3g。3剂，水煎服，日1剂。外用过氧化氢清洗外耳道，红霉素0.25g加氢化可的松25mg滴耳。

二诊：发热已退，大便通畅，烦躁哭闹明显减轻，食纳仍差，咽部及扁桃体充血明显减轻，两侧扁桃体Ⅱ度肿大。左侧外耳道见少许脓性结痂。处方：金银花5g，连翘6g，黄芩6g，桔梗4g，射干5g，马勃4g，牛蒡子5g，蒲公英6g，苍耳子6g，焦栀子3g，焦三仙各6g，生甘草3g。服5剂而愈。

案 5：急性溃疡性口腔炎

李某，女，3 岁。患儿发热、口痛 1 日，伴流涎、不食，小便短赤，大便 3 日未行。查体：体温 39.2℃，神清，精神差，面赤，口腔黏膜及咽部充血，有多处糜烂面，有的有灰白色假膜，舌尖红赤，舌面有溃疡面，心肺腹未见异常。血常规：白细胞 3.9×10^9/L，中性粒细胞 0.76，淋巴细胞 0.21。西医诊断为急性溃疡性口腔炎。中医辨证为脾胃蕴热，风热外袭。治宜泻火解毒利咽。予以银翘马勃散加味：金银花 10g，连翘 12g，黄芩 9g，桔梗 6g，玄参 5g，射干 8g，马勃 6g（包煎），牛蒡子 10g，蒲公英 12g，生大黄 6g，生石膏 20g，竹叶 6g。3 剂，水煎服，日 1 剂。同时用 0.9% 氯化钠注射液漱口。

二诊：热退，口腔及咽部疼痛减轻，食纳好转，大便通畅，口腔溃疡面减少，黏膜仍有充血，继前方去生大黄，5 剂而痊愈。

案 6：咳嗽

李某，女，35 岁。3 周前患者因感冒而出现恶寒发热、鼻塞流涕、头痛微咳等症，自服感冒药后，诸症渐愈，唯咳嗽加剧，咽喉干痒疼痛，痒则咳嗽，昼夜不休，干咳少痰，口鼻干燥。查体见咽部充血明显。舌质红苔薄黄，脉浮稍数。予以银翘马勃散合桑杏汤加减：银花 12g，连翘 12g，马勃 10g，牛蒡子 6g，射干 10g，杏仁 10g，桑叶 10g，浙贝 10g，北沙参 15g，栀子 6g，钩藤 10g，薄荷 5g，嘱煎药时再自加梨皮半个。前后服药 7 剂而获痊愈。

案 7：胸闷

刘某，女，47 岁。近 2 个月来时觉胸闷不舒，胸中似有物堵塞，气短乏力，心烦不寐。自觉咽喉有痰，梗阻不适（素有慢性咽喉炎）。胸透及心电图检查未见异常。舌质偏红苔淡黄根厚，脉弦滑。予以银翘马勃散合茯苓杏仁甘草汤加减：银花 10g，连翘 10g，马勃 10g，牛蒡子 6g，射干 10g，茯苓 10g，杏仁 10g，甘草 6g，郁金 10g，枇杷叶 10g。服药 5 剂后，胸闷减轻，胸中堵塞感消除，咽喉痰阻感较前减轻，唯稍觉胸痛，疲乏。守方加丹参 10g、太子参 15g，继服 7 剂而愈。近期随访无复发。

案 8：精神分裂症

某患，34 岁，原有精神分裂症病史，缘于小孩走失，旧疾复发，其母带来诊治。诊见：语言不休，烦躁不安，答非所问，目睛呆滞，无故嬉笑，或喃喃自语找小孩去。舌质红，舌苔黄腻而干，脉滑数寸旺，观其面色红润，咽部充血明显，诊为痰热扰心。患者有咽红、寸脉旺之证，可用银翘马勃散加味：银花 15g，连翘 15g，马勃 10g，射干 10g，牛蒡子 10g，枳实 6g，竹茹 10g，法半夏 10g，陈皮 10g，茯苓 10g，甘草 5g，5 剂。

二诊：其母述药后神识渐清，躁动得减，但鼻流浊涕，前额头痛，兼夹阳明风热。改投银翘马勃散合葛根芩连汤：银花 15g，连翘 15g，马勃 10g，射干 10g，牛蒡子 10g，葛根 10g，黄芩 10g，黄连 6g，甘草 5g，辛夷 10g，5 剂。

三诊：其母欣告，症除七八，见其神情近常，举止不乱，谈吐有序，唯时有嬉笑，欲动少静，小便黄，大便正常，舌质偏红，苔黄腻尽退，脉滑数寸旺。知药已中病，继用清热化痰、清心开窍法。处方：银花 15g，连翘 15g，马勃 10g，射干 10g，牛蒡子 10g，枳实 6g，竹茹 10g，法半夏 10g，陈皮 10g，茯苓 10g，甘草 5g，黄连 6g，石菖蒲 6g，郁金 10g。药过一旬，已上班。2 个月后，与其母相遇，问及病情，答曰如常人。

五、现代应用

急性咽炎，扁桃体炎，腮腺炎，颌下淋巴结炎，喉源性咳嗽等。

六、应用经验采撷

腮腺炎加板蓝根、夏枯草、浙贝母、玄参、僵蚕；喉源性咳嗽加黄芩、杏仁、桔梗、瓜蒌壳、前胡、炙枇杷叶等；急性咽炎，急性扁桃体炎加薄荷、蚤休、板蓝根、桔梗；化脓者加蒲公英、野菊花，或合黄连解毒汤。淋巴结肿大者，加夏枯草、浙贝母、生牡蛎；唇舌红者，加丹皮、栀子；口干喜饮者，加天花粉、玄参、麦冬；大便干结难解者，加炒枳实、槟榔、大黄；舌苔白，兼湿者，可加滑石清热利湿；发热者，加青蒿、黄芩。

七、使用注意

脾胃虚寒者慎用。

桂枝姜附汤

一、原文

寒湿伤阳，形寒脉缓，舌淡，或白滑不渴，经络拘束，桂枝姜附汤主之。(《温病条辨·卷一》)

桂枝姜附汤（苦辛热法）

桂枝六钱　干姜三钱　白术生，三钱　熟附子三钱

水五杯，煮取二杯，渣再煮一杯服。

二、方歌

桂枝姜附能散寒，白术燥湿治脉缓；
经络拘束寒湿中，健脾通络见奇功。

三、临证要点

本方主治寒湿伤表阳中经络之证。以形寒，经络拘束，不渴，脉缓，舌淡或白滑为临证要点。

四、临床应用案例采验

脱疽

屠某，男，23 岁。患者于严冬涉水，近月余右足三、四、五趾肤色始现暗红，有痛痒感，继则皮肤紫绀，日渐加深，痛势日增，得温则痛稍减，跛行，肢末不温，体疲畏寒，舌淡而暗晦，脉象沉涩。诊断为脱疽，证属寒凝血瘀。治以温经祛寒燥湿，活血化瘀止痛。方选桂枝姜附汤合当归养血丸加味：桂枝 10g，干姜 5g，熟附子 10g，白术 12g，当归 12g，丹皮 12g，炒元胡 15g，丹参 20g，金银花 6g，牛膝 12g，7 剂。服药后，皮肤紫暗瘀块缩小，疼痛锐减，肢末转温，体疲畏寒消失，舌现淡红，脉沉缓。上方略作增减，续服 10 剂后，瘀块结痂脱落，疼痛消失而恢复健康。

五、现代应用

风湿性关节炎，类风湿关节炎，骨性关节病等。

六、应用经验采撷

经络拘急者加鸡血藤、路路通以通经活络；病日久者加桃仁、红花等活血化瘀之品。

七、使用注意

湿热内蕴者禁用。

白虎加桂枝汤

一、原文

骨节疼烦，时呕，其脉如平，但热不寒，名曰温疟，白虎加桂枝汤主之。(《温病条辨·卷一》)

白虎加桂枝汤方（辛凉苦甘复辛温法）

知母六钱　生石膏一两六钱　粳米一合　桂枝木三钱　炙甘草二钱

水八碗，煮取三碗。先服一碗，得汗为度，不知再服，知后仍服一剂，中病即已。

二、方歌

温疟发病脉如平，无寒但热骨节疼，
白虎汤中加桂枝，清热生津愈之功。

三、临证要点

本方主治温疟。以身无寒但热，骨节疼痛，时时作呕，舌红，脉弦数为临证要点。

四、临床应用案例采验

案1：热痹（风湿性关节炎）

张某，女，50岁。患者左膝关节肿痛5个月余，曾到当地某医院诊治（具体用药不详）未见明显好转而来就诊。症见：左膝关节肿胀灼热，疼痛难忍，得冷则舒，手不可近，步履艰难，口干不欲饮，舌质稍红，苔黄腻，脉滑数。抗“O”700单位，血沉60mm/h，类风湿因子阴性，X线片无骨质改变。诊断为风湿性关节炎。证属热痹。治以清热通络，疏风胜湿。方用白虎加桂枝汤合二妙散加减：生石膏（先煎）60g，知母15g，桂枝、黄柏、苍术、川牛膝、木瓜、粳米、乳香、没药各10g，甘草5g。服药半个月后疼痛大减，肿胀消退明显。继服半个月，临床症状消失，1个月后复查抗“O”<500单位，血沉12mm/h。随访半年余未见复发。

案 2：慢性鼻窦炎

王某，女，52 岁。主诉：近 10 年来，反复鼻塞流浊涕，伴嗅觉减退，头晕，头胀痛，诊断为慢性鼻窦炎，经多方治疗，症状可暂时缓解但不能根治，每遇受凉感冒或疲劳后加重。半个月前因受凉致旧病再发，在五官科治疗未见好转而来诊。症见：鼻塞不通，吐出黏稠的黄色浊涕，前额胀痛，睁眼或弯腰时加重，午后尤甚，伴头晕耳鸣、畏寒乏力、纳呆，二便如常，不闻香臭，舌苔黄稍腻，脉细滑无力。诊为鼻渊，予以白虎加桂枝汤加减：生石膏 50g，桂枝 5g，薏苡仁、怀山药各 15g，黄芩 10g，麻黄 3g，鱼腥草 20g，杏仁、菊花各 10g，辛夷花 6g，金银花、茯苓各 15g，半夏、藿香各 10g。每日 1 剂，水煎分 2 次内服，连服 5 剂，头痛、鼻塞明显减轻，浊涕明显减少，仍有乏力、纳差，上方去黄芩加黄芪 15g，白术、陈皮各 10g，再服 5 剂，诸症基本消失，精神好转。半年后随访患者未见再发作。

案 3：发热

钱某，男，29 岁。患者于 1994 年 2 月底出差，不慎外感，发热，咳嗽痰多。数日后返昆，症状加重，体温 39.2℃，经胸片、肥达反应等理化检查无异常发现，以“发热待诊”收住某医院观察治疗 20 余日，症状未见好转。3 月 26 日患者来诊，症见面色苍白，形体偏瘦，体倦乏力，全身骨节疼烦，但热不寒，体温从下午 2 时发热明显，晚上 9 时升至 39.2℃，夜热早凉，口干思饮，时有汗出，舌质淡红，苔薄黄腻，脉浮滑微弦。辨证为温疟。治宜清凉透邪。方用白虎加桂枝汤：生石膏 50g，知母 10g，粳米 20g，桂枝 15g，苇根 15g，法半夏 15g，桔梗 10g，连翘 10g，淡竹叶 10g，白豆蔻 10g，甘草 3g，3 剂。

4 月 2 日复诊：热退，体温已恢复正常，口苦，微咳，时有烦躁，大便稀溏，每日 2~3 次，头晕乏力，舌质淡红，苔薄白腻，脉弦。此乃温病后期，肝脾失调。方用柴平汤加黄连 10g、荷叶蒂 3 个、淡竹叶 10g、博落 10g，2 剂而愈。1 年后随访，经治疗后未再出现过高热。

五、现代应用

类风湿关节炎，痛风性关节炎，系统性红斑狼疮，鼻窦炎等。

六、应用经验采撷

高热烦渴者，加玉竹、葛根清热生津；便秘者，加大黄通腑泄热；夜寐欠安者，加枣仁、远志以安神；纳差者，加焦三仙、鸡内金以和胃消食。

七、使用注意

本方治疗热痹生石膏常重用至 30g 以上，最多可用至 120g。

杏仁汤

一、原文

舌白渴饮，咳嗽频仍，寒从背起，伏暑所致，名曰肺疟，杏仁汤主之。(《温病条辨·卷一》)

杏仁汤方（苦辛寒法）

杏仁三钱　黄芩一钱五分　连翘一钱五分　滑石三钱　桑叶一钱五分　茯苓块三钱　白蔻皮八分　梨皮二钱

水三杯，煮取二杯，日再服。

二、方歌

杏仁汤中芩翘滑，桑叶茯苓利肺佳，
轻宣肺气又祛热，肺疟湿去热邪彻。

三、临证要点

本方为治肺疟的主方。以咳嗽频频，背寒怕冷，舌淡苔白，脉浮为临证要点。

四、临床应用案例采验

案1：支气管炎性发热

侯某，男，21岁。患者4天前无明显诱因自觉胸骨右侧疼痛，继则发热达38℃，于门诊静脉输液（抗生素药名不详）2天，热不见退，昨起两颞侧头痛，发热至39.3℃，身作冷伴寒战，有轻度咳嗽，但咳则胸骨右侧疼痛更甚，咯痰少，无胸闷气短，无呼吸困难，今晨腋温39.7℃，身仍作冷，头颞痛如前，且昏沉而闷，纳差恶心，口干不欲饮，夜寐不安，大便尚可，小便色黄，舌质红，苔淡黄厚。体征：形体结实，精神委顿，面带赤色，脉细偏缓。血压130/80mmHg，外周血中性粒细胞7.2×10^{9}/L；胸片显示：两肺纹理粗乱，考虑为支气管炎性病变。中医辨证为上焦寒风郁热，热与湿合。病位在少阳兼太阴。予以杏仁汤加减：柴胡15g，黄芩15g，天花粉15g，杏仁15g，白蔻仁8g（后下），桑叶10g，连翘15g，滑石15g（包），茯苓15g，大腹皮10g，桔梗10g。6剂，嘱患者昼夜共服2剂。

3天后复诊：服上药1剂后，即身汗出热退，身体轻度怕冷，次日头痛、咳嗽也大减而不显，纳可，精神转佳。尽剂后，除微有口干、喜凉饮而不多外，余症均除。舌微红，苔中后略厚，脉缓滑。此为寒风已解，湿热退而未尽，处以少量除湿清热之品善后。

案2：脾脏切除术后发热

陈某，男，33岁。患者因肝硬化合并食管静脉破裂出血而于1987年1月7日住市立某医院，当晚行脾切除术及胃底静脉结扎术，术后每日上午10时左右，先觉背部怕冷，过20~30分钟即发热，体温逐渐超过39℃，至晚汗出热退。西医认为感染，先用抗生素治疗，每3天更换一种抗生素，至2月5日病情毫无缓解，其中合并西医支持疗法，如输液、输血、输入白蛋白等，并用中药滋阴清热之剂，体温始终不见下降，乃于2月5日请中医会诊。诊时除上述症状外，尚有咳嗽痰不易出，色白量少，喉干胸闷，口渴欲冷饮但量不多，食后稍胀，体温下降时虽有汗出，但汗出至胸，不能下达至脚，口黏，小便黄，苔白稍厚，舌红，脉弦数，两寸俱浮。诊断为肺疟，投以杏仁汤加味：杏仁10g，黄芩10g，连翘10g，白蔻仁6g，滑石15g，冬桑叶10g，射干10g，郁金10g，白通草3g，鲜梨1枝（连皮切），3剂，每日1剂。

2月8日二诊：药后怕冷除，体温下降至37.8℃，咳嗽减轻，胸闷除，唇仍干燥，口渴稍减，口稍黏，苔白稍厚，脉弦稍数，寸稍旺，仍用上方去射干、郁金、枇杷叶，3剂，每日1剂。以后连诊几次，均用上方不变，至2月17日，体温降至37.4℃，口黏除，唇齿干燥亦消失，小便转为淡黄，乃转用青蒿鳖甲汤，热全退清。

案3：慢性结肠炎

章某，男，54岁。患者有慢性结肠炎史10余年，屡治不效，大便每日2~3次，多则4~5次，软而不成形，有时带黏液，便前无明显肠鸣腹痛等症，伴唇喉干燥，口黏口渴，苔白厚而干，舌红脉浮。拟诊为湿热伤津化燥，投以杏仁汤原方，原只想先缓解湿热伤津之燥象，又清湿热，不意服药之后不但干燥诸症好转，大便次数亦减，遂用原方连服20余剂，唇喉干燥大减，口黏亦减，大便转为每日1次。追访至今，大便均正常。

案4：肾结石

余某，女，62岁。患者因左侧腰腹疼痛而就诊于某医院，拍片诊断为左肾结石，因合并糖尿病、高血压而求诊于中医。就诊时症见除左腰腹胀痛外，尚有小便短黄，有时浑浊，唇口干燥，欲温饮量不多，食纳一般，苔白稍厚，舌红，脉两尺沉，两寸俱浮。投以杏仁汤原方，患者因服药舒适，加之就诊苦于路远，于是连服20剂，觉腰腹疼痛明显减轻，小便浑浊消失，唇口干燥缓解。再去拍片检查，诉结石未见。

五、现代应用

现代临床常用本方治疗各种发热，以及慢性结肠炎、肾结石等。临床运用时，要抓住湿热和病位（上焦，肺），凡与此有关者，皆可使用本方治疗。

六、应用经验采撷

痰多者加川贝母、瓜蒌皮以清热化痰；热重者加生石膏、知母；口干、口渴者加百合、麦冬等。

七、使用注意

中焦脾胃虚寒者禁用；小便通利者慎用。

化癥回生丹

一、原文

燥气延入下焦，搏于血分，而成癥者，无论男妇，化癥回生丹主之。(《温病条辨·卷一》)

化癥回生丹方

人参六两　安南桂二两　两头尖二两　麝香二两　片子姜黄二两　公丁香三两　川椒炭二两　虻虫二两　京三棱二两　蒲黄炭一两　藏红花二两　苏木三两　桃仁三两　苏子霜二两　五灵脂二两　降真香二两　干漆二两　当归尾四两　没药二两　白芍四两　杏仁三两　香附米二两　吴茱萸二两　元胡索二两　水蛭二两　阿魏二两　小茴香炭三两　川芎二两　乳香二两　良姜二两　艾炭二两　益母膏八两　熟地黄四两　鳖甲胶一斤　大黄八两，共为细末，以高米醋一斤半，熬浓，晒干为末，再加醋熬，如是三次，晒干，末之

共为细末，以鳖甲、益母、大黄三胶和匀，再加炼蜜为丸，重一钱五分，蜡皮封护。用时温开水和，空心服，瘀甚之证，黄酒下。

二、方歌

桃仁四物参桂姜，二苏艾母鳖蛭虻，
五漆杏棱元吴魏，五香乳没椒三黄，
两头尖尖行气血，化癥回生效力强。

三、临证要点

本方主治燥气深入下焦血分而成的癥积，痛或不痛；血痹；疟母，左胁痛，寒热；妇女干血劳，属于实证；闭经，痛经，经来紫黑有块；产后瘀血腹痛；跌打损伤所致的头晕、腰痛而有瘀滞者。以腹部结块，按之坚硬，或有青紫瘀血，肿痛不已，舌有瘀斑，脉涩为临证要点。

四、临床应用案例采验

案 1：卵巢囊肿

郎某，女，56 岁，未婚。1962 年冬季，于行经期间，不慎坠入井中。

此后，经期不准，经行血少而少腹痛。1963年1月开始发现左小腹部有包块，并逐渐增大；每因劳累即少腹有胀满下坠感。曾针灸治疗数次，少腹痛略减，但包块未见缩小。至6月间，逐渐增大，腹部膨隆。服香棱丸数剂，亦未效。至8月间，至某医院妇科检查，诊断为卵巢囊肿，拟手术治疗。因患者不愿手术，于9月30日来诊。检查：面色苍白，精神抑郁，表情淡漠，舌质色淡，苔滑白，脉沉细而涩，少腹有包块，呈椭圆形（如妊娠5个月），按之不痛而移动，边缘清楚，质软而滑。诊断为肠覃证。《灵枢·水胀》载："寒气客于肠外，与卫气相搏，气不得荣，因有所系，癖而内著，恶气乃起，息肉乃生；其始生也，大如鸡卵，稍以益大，至其成，如怀子之状，久者离岁；按之则坚，推之则移，月事以时下。"此患者的病因是经期坠井，致寒湿之邪客于肠外，以致气结血凝，聚而成块。治宜扶正软坚，消瘀散结。用化癥回生丹原方，如法制成丸药，每丸6g，每次服1丸，每天服2次。初服月余，包块渐软而略缩小。又服1个月，包块缩小1/2，又继续服药1个月。经服上药3个月后，来院检查：包块全部消失，身体恢复健康。停药3个月后，至某医院检查，认为卵巢囊肿已愈。在服上药期间，患者除自觉头面、手脚皮肤干燥外，并无其他不适。

案2：子宫肌瘤

谭某，女，42岁。患者自诉近半年来月经周期退后，经量多而有块，每次经前腹痛，经后1~2天腹痛即止。平时白带量多。下腹可触及肿块，如鸡蛋大，头晕腰坠，舌苔白腻厚，脉弦细。经妇科检查诊为子宫上唇肌瘤。先后经中西医治疗不效，故来求诊。此乃气血瘀积，痰湿凝滞，阻于胞宫，结为"石瘕"。宜先用二陈合完带汤加减以祛其痰湿，后用化癥回生丹以图活血散瘀。处方：法半夏12g，茯苓15g，陈皮4.5g，制香附12g，台乌药12g，党参12g，苍术、白术各9g，黑芥穗4.5g，桃仁9g，丹皮9g，3剂。

复诊：患者自服6剂后来诊。诉头晕腰坠减轻，苔转薄白，白带亦明显减少。说明痰湿已除，所留瘀癥一病，非一朝一夕能收效。改用自制化癥回生丹1料，嘱其坚持服食，不需再来诊治。半年后，患者登门拜访。诉自服完1料后，月经正常，下腹肿块已摸不着，经妇科检查：原子宫上唇肌瘤已消除。

五、现代应用

妇科瘀血经闭，痛经，产后少腹疼痛，外伤疼痛，肝硬化，肝脾肿大，肝癌，子宫肌瘤，卵巢肿瘤等。

六、应用经验采撷

本方由《金匮要略》鳖甲煎丸合《万病回春》回生丹加减化裁而成。用时温开水和，空腹时服，瘀甚之证，黄酒下。

七、使用注意

方中用虻虫、水蛭等虫药，且大黄重用，破血逐瘀之力甚强，体虚者慎用。

冬地三黄汤

一、原文

阳明温病，无汗，实证未剧，不可下，小便不利者，甘苦合化，冬地三黄汤主之。(《温病条辨·卷二》)

冬地三黄汤方（甘苦合化阴气法）

麦冬八钱　黄连一钱　苇根汁半酒杯，冲　元参四钱　黄柏一钱　银花露半酒杯，冲　细生地四钱　黄芩一钱　生甘草三钱

水八杯，煮取三杯，分三次服，以小便得利为度。

二、方歌

冬地三黄芩柏连，银花苇草元参焉，
苦甘合化君须记，火腑通行肺自宣。

三、临证要点

本方主治阴津亏损和火毒郁结证。以小便短涩，疼痛不利等为临证要点。

四、临床应用案例采验

案 1：湿疹

陈某，男，37 岁。患者全身起红丘疹水疱、瘙痒流水已 2 年，时愈时发，近来加重，水疱抓破后出现糜烂面，渗出黄水，有鳞屑，皮肤潮红，搔痕累累，尤以两腿、肛门、会阴等处为重。舌质淡，舌根部苔腻，前半部苔净。西医诊断为慢性湿疹。中医诊为湿毒疮，证属湿热浸淫日久，伤阴耗血。治宜清热除湿，滋阴凉血。药用：生地 20g，玄参 10g，赤芍 10g，黄芩 10g，黄柏 10g，银花 10g，茯苓 10g，泽泻 10g，车前子 10g，白鲜皮 10g，地肤子 10g。上方连服 6 剂，糜烂面改善明显，渗出止，痒减轻，诸症均减；原方再服 6 剂基本痊愈；继服 6 剂以巩固之，随访半年未见复发。

案 2：泛发性神经性皮炎

刘某，39 岁。患者于 1 年前在项后长癣，后向腰腹及上肢扩展，皮损

肥厚浸润，色红，呈慢性苔藓样损害，瘙痒甚剧，影响睡眠，精神不振，饮食减少，大便干结，舌质红，根部苔黄，脉弦细。曾多方求治，用过多种癣药膏均不见效。中医辨证属风湿热郁久，伤血化燥。治宜滋阴清热，燥湿解毒，杀虫止痒。处方：生地30g，玄参10g，麦冬10g，黄芩10g，黄柏10g，银花10g，苦参10g，白鲜皮10g，苍耳子10g，赤芍10g，黄连6g，甘草6g。上方水煎服至7剂，瘙痒基本停止，皮损变薄，继服6剂，皮损消退痊愈，嘱服3剂以巩固疗效。

案3：多发性疖肿

黄某，男，29岁。患者1年来臀部反复出现小硬结节，基底潮红疼痛，渐即破溃，有脓性分泌物，不久消退，但隔几天后又复发，如此不断反复，缠绵难愈。曾用多种抗生素治疗，但未能彻底控制，现臀部有多个拇指大的疖肿，红肿热痛，口渴思饮，大便秘结，舌红苔黄燥，脉弦数，重按细小。证属湿热久蕴，化火成毒，兼血热阴亏。治拟清热燥湿，泻火解毒，凉血活血。药用：黄连6g，黄芩10g，黄柏10g，生地15g，玄参10g，麦冬10g，银花10g，连翘10g，赤芍10g，蒲公英10g，甘草6g。上方连服16剂，疖肿全部消退，随访半年未见复发。

案4：干燥综合征

何某，女，53岁，口干3年。患者3年前发现唇干，约3个月后感腭部干燥，并觉口干，同时发现咽干。2年前，两眼干，有异物感，鼻干，关节痛9个月，逐渐感吞咽较困难，进食需水伴下，头晕，倦怠，心烦。检查：口腔及唇黏膜干燥，舌质红而干，无苔，舌裂，涎液消失，双腮腺乳突正常，有龋齿，脉沉细数。西医诊断为干燥综合征。中医辨证为气阴两虚，阴虚内燥。治宜养阴清热，益气生津。处方：沙参15g，麦冬12g，石斛15g，天花粉9g，生地15g，黄芩6g，丹参12g，首乌9g，当归12g，赤芍9g，党参12g。另用左旋咪唑50mg，每天3次，每周连服2天。服药1个月后，症状减轻，口干症状有所改善，舌面有津，关节痛症状缓解，继续服药2个月左右，其主要症状基本消失，进食时可不需水。

五、现代应用

皮肤病，肺部白色念珠菌感染，干燥综合征，流行性出血热少尿期肾衰竭，胃炎等。

六、应用经验采撷

小便短涩，疼痛不利重者加车前子（草）、萹蓄、瞿麦等；阴津亏虚重者加玉竹、麦冬等。

七、使用注意

兼有湿邪者慎用本方，以防本法所用药物有寒凉滋腻之弊；服药期间忌食辛辣、生冷、油腻食物，并戒烟禁酒；根据药食相克与相宜，在服药期间不宜食用猪肉等食物。

蜀椒救中汤

一、原文

卒中寒湿，内挟秽浊，眩冒欲绝，腹中绞痛，脉沉紧而迟，甚则伏，欲吐不得吐，欲利不得利，甚则转筋，四肢欲厥，俗名发痧，又名干霍乱。转筋者，俗名转筋火，古方书不载（不载者，不载上三条之俗名耳；若是证，当于《金匮》腹满、腹痛、心痛、寒疝诸条参看自得），蜀椒救中汤主之，九痛丸亦可服；语乱者，先服至宝丹，再与汤药。（《温病条辨·卷二》）

救中汤方（苦辛通法）

蜀椒炒出汗，三钱　淡干姜四钱　厚朴三钱　槟榔二钱　广皮二钱

水五杯，煮取二杯，分二次服。兼转筋者，加桂枝三钱，防己五钱，薏仁三钱。厥者，加附子二钱。

二、方歌

卒中寒湿盛夏频，腹中绞痛脉不沉，
兼紧兼迟甚则伏，欲吐欲利腿转筋，
四肢欲厥发痧症，急驱阴浊早回春，
内夹移浊成眩冒，救中椒朴姜榔陈。

三、临证要点

本方主治卒中寒湿，内挟秽浊伏阴与湿引起发痧，又名干霍乱。以眩冒欲绝，腹中绞痛，甚则伏，欲吐不得吐，欲利不得利，甚则转筋，四肢欲厥，脉沉紧而迟为临证要点。

四、临床应用案例采验

案1：胃和十二指肠球部溃疡

张某，男，47岁。患者因胃脘部疼痛反复发作、嗳气胀满、口淡无味就诊，经某医院钡餐透视检查，确诊为胃和十二指肠球部溃疡。服西咪替丁等西药3个多月，效果不明显，改用他医开具的中药30余剂，仍不见

效。刻诊：自诉空腹胃痛，时轻时重，胀痛拒按，喜食热饮，口淡不渴，食欲欠佳，嗳气冒清水。舌质淡、苔白腻，脉沉迟。辨证属脾胃虚寒，用理中汤加味治疗半个多月，罔效。后从寒湿阻中诊治，方用蜀椒救中汤加味：蜀椒9g，干姜、厚朴、槟榔各12g，广皮、九香虫各10g，半夏5g，甘草6g。守方共进5剂，疼痛胀满消失，后以香砂六君子汤加味调理。

案2：腹痛

戴某，女，26岁，因患急腹痛，送某医院急诊室就诊，经打针、输液不效，经外科会诊，确定翌日上午行腹部探查术，因家属不同意手术，改中医诊治。诊其脉，细弱无力，舌无苔白润而滑。眼下有蟹腹纹状。诊断为胃寒兼虫痛。药用：炮姜20g，炙甘草20g，草豆蔻20g，藿香20g，厚朴20g，槟榔片20g，木香20g，川椒15g，药进即安，1剂而愈。

五、现代应用

多种消化道疾病，如溃疡、胆道蛔虫症、肠毛滴虫病等。

六、应用经验采撷

兼转筋者，加桂枝9g、防己15g、薏苡仁9g；厥者，加附子6g。

七、使用注意

热盛或湿热蕴滞者禁用或慎用。

人参泻心汤

一、原文

湿热上焦未清，里虚内陷，神识如蒙，舌滑脉缓，人参泻心汤加白芍主之。(《温病条辨·卷二》)

人参泻心汤方（苦辛寒兼甘法）

人参二钱　干姜二钱　黄连一钱五分　黄芩一钱五分　枳实一钱　生白芍二钱

水五杯，煮取二杯，分二次服，渣再煮一杯服。

二、方歌

人参泻心用枳实，芩连干姜与白芍，
补中温里清热滞，善医湿热蒙人疾。

三、临证要点

本方主治上焦湿热未清，里虚内陷证。以神识如蒙，不饥不饱，不食不便，渴不欲饮，味变酸浊，舌滑脉缓为临证要点。

四、临床应用案例采验

暑温

某男，38岁，患暑温证。开始曾服白虎汤加苦寒之品，大队骤进，石膏用至数斤，水牛角用至数两，反而高热不退，神识如蒙，腹满下利，舌白，尿不利。此为热邪内陷，凉遏冰伏，太阴被困，中阳受伤。先以加减人参泻心汤去枳实之苦降，加半夏之辛通。1剂而热退出汗，溲行利减，但患者肤冷息微，脉微舌淡，四肢厥逆，如真武证，此热通而阳气衰微，非参附不足以回阳，非龙牡不足以固阴，遂用参附汤加龙牡，少佐麦味，寓生脉散之意。盖此病后的生命之机，有赖参附回阳，阳回则生，阳不回则脱。肢冷转温，汗亦减少，2剂阳气回复，神气始清。终以三才汤调理，护阳和阴，日渐康复。

五、现代应用

急、慢性胃炎，胆汁反流性胃炎，胃及十二指肠溃疡，功能性胃病，肠易激综合征，高血压，肾病综合征等。

六、应用经验采撷

吐酸重者，加海螵蛸、煅牡蛎等；呕吐者，加代赭石、旋覆花；腹泻重者，加补骨脂，肉豆蔻；

七、使用注意

临证中黄芩、黄连用量不宜过大，以免苦寒伤及中焦之气；脾胃虚寒者慎用。

三香汤

一、原文

湿热受自口鼻，由募原直走中道，不饥不食，机窍不灵，三香汤主之。（《温病条辨·卷二》）

三香汤方（微苦微辛微寒兼芳香法）

瓜蒌皮三钱　桔梗三钱　黑山栀二钱　枳壳二钱　郁金二钱　香豉二钱　降香末三钱

水五杯，煮取二杯，分二次温服。

二、方歌

三香降郁豉栀桔，枳壳蒌皮上走邪，
湿热口鼻募原道，揭开机窍纳食贴。

三、临证要点

本方主治湿热客于募原，气机闭阻，或肝肺气郁证。以不饥不食，机窍不灵，潮热胸闷为临证要点。

四、临床应用案例采验

案 1：小儿厌食症

何某，男，9 岁。其母代述：厌食，每食则泡汤，稍食则饱，盗汗，多动，消瘦，口干，精神状况良好，舌红，苔薄白，脉细数。此系长期厌食，脾胃阴虚，当以三香汤合沙参麦冬治之。处方：麦冬 20g，沙参 20g，降香 10g，郁金 10g，栀子 10g，枳壳 10g，瓜蒌壳 15g，桔梗 6g，香豉 5g。3 剂，水煎服。5 个月后，患儿又因皮肤病来诊，见其个子长了许多，精力旺盛，问其食欲佳。

案 2：慢性萎缩性胃炎

谢某，男，45 岁。患者患慢性萎缩性胃炎 2 年余，屡服中西药物，未见明显效果。现症：胃脘部灼热疼痛，无饥饿感，食量明显减少，心烦口渴，偶有呃逆或干呕。察其舌质红干，苔黄微腻，脉弦数。证属湿热中阻，胃气郁闭之候。治宜芳香化湿，清热和胃。方用三香汤加味：瓜蒌壳、栀子、郁金各12g，桔梗、枳壳、降香、淡豆豉各10g，麦门冬、半夏各15g，甘草3g。服上方3剂后，症状明显减轻，食量有所增加，后守方去半夏加沙参15g，共进10余剂，诸症悉除。

案3：急性传染性黄疸型肝炎

蒲某，男，17岁。患者因素蕴郁热，加之饮食不慎，致双目发黄，发热口渴，口苦心烦，不思饮食，小便黄赤短少。结合肝功能检查，诊断为急性传染性黄疸型肝炎。除用西药保肝治疗外，加用中药治疗。初诊为肝胆湿热，用茵陈蒿汤加味治疗效果差，诸症如故。察其舌质红，苔黄腻，脉弦数有力，知为湿热中阻、胆热内郁之候。治宜芳香化湿，清热利胆。改用三香汤加味：瓜蒌壳、桔梗、枳壳各12g，栀子、郁金各15g，降香、淡豆豉各10g，茵陈30g，板蓝根18g。服上方2剂后症状减轻，8剂后黄疸基本消失，后守方去淡豆豉、降香，酌加沙参、麦芽、丹参等，共进15剂，诸症皆失，复查肝功能正常。

案4：慢性胆囊炎

滕某，女，55岁。患者因退休不适应，情绪消沉，性躁善怒，凡事不如意，即抑郁于心，因而肝气不舒，常见胸胁胀满疼痛，尤以右侧为甚，伴口苦心烦、失眠多梦、厌油食差，小便黄赤，B超检查诊断为慢性胆囊炎。前医多次用柴胡舒肝散、逍遥散等治疗效果不佳，故前来就诊。察其舌质红，苔黄微腻，脉弦数。证属热郁肝胆，气机失畅。治宜清热解郁，疏肝利胆。方用三香汤加味：瓜蒌壳、栀子、枳壳、郁金、桔梗各12g，降香、淡豆豉各10g，白芍、柴胡各15g。守方加减共进8剂，胁痛消失，精神转佳，食量倍增。后以一贯煎加减，续服半个月，遂告无恙。

案5：高血压

杨某，女，71岁。患者头晕目眩，心慌心累2年余。因手足麻木10天入院。胸透提示：心界阴影明显增大。心电图检查ST段抬高0.1~0.2mm。双室肥大伴劳损，西医诊断为高血压心脏病。用西药对症治疗3天后病情有所缓解，但血压仍为240/110mmHg。改服中药三香汤加减，停用西药降压药。处方：瓜蒌15g，桔梗15g，栀子15g，枳壳15g，郁金15g，降香15g，生地15g，大黄15g，牛膝15g，黄芪60g。上方连服6剂，血压降至130~140/80~90mmHg。患者诉心悸头晕，腹胀便溏。改用参苓白术散加减，续服 4 剂诸症悉平。另予杞菊地黄丸 3 瓶回家服用以巩固疗效。

案 6：冠心病心绞痛

孙某，男，48 岁。患者半个月前左胸刺痛憋闷伴窒息感，呼吸不畅，约 10 分钟做一次深呼吸或长叹一声始觉心情舒畅，左肩亦有酸痛麻木感，全身乏力，胸脘痞闷，纳食不香。舌质红、苔白腻微黄，口微苦，渴不多饮。心电图检查示“右室支完全阻滞”。经某医院全面检查，确诊为冠心病心绞痛，建议适当休息，并予以中药治疗。此湿热遏阻中焦，胸阳不振，心脉闭阻之证也。方用三香汤加味：瓜蒌 15g，栀子 15g，豆豉 15g，桔梗 15g，郁金 15g，枳壳 15g，桂枝 15g，红花 3g，羌活 10g，甘草 3g，降香 15g，丹参 15g。上方略有增损连服 6 剂，诸恙悉减，唯头晕气短乏力。改用三香汤加黄芪 30g、白术 15g、柴胡 6g、升麻 3g。再服 8 剂，心胸开阔，饮食如常，恢复上班。

案 7：中风（脑血栓形成）

刘某，男，62 岁。患者有烟酒嗜好，有高血压史。昨晚睡时自觉发寒热，头晕痛。醒来语言不利，口眼㖞斜，左半身偏瘫，肌肤不仁，神志尚清，小便黄，苔黄腻，脉弦滑。血压不高，体温 37.8℃。初步诊断：脑血管意外（脑动脉血栓形成）。证属湿热外侵，气滞血瘀，风中经络。药用：瓜蒌壳、降香、桑叶、菊花各 15g，枳壳、桔梗、栀子、香豉、薄荷各 10g，郁金、丹参、地龙各 25g，僵蚕、蝉蜕各 35g。服 2 剂发寒热消失，余症轻减。前方去桑叶、菊花、薄荷，加全蝎 10g、桃仁 20g，服 5 剂诸症大减。后将第二方去僵蚕、蝉蜕，加黄芪 100g、菖蒲 15g、远志 12g 为基础方，增减调治 3 个月基本治愈。随访 3 年未见复发。

案 8：眩晕（梅尼埃病）

黄某，女，40 岁。患者素体较胖，3 天前开始发寒热，头晕痛重如裹，纳差，恶心呕吐，胸闷脘痞，眼花头晕不能站立，耳鸣。西医诊为梅尼埃病，经服西药效果不显。症见小便黄少，面浮，苔白黄腻，脉弦滑。证属风湿热外袭，痰浊中阻，清浊不分。处方：瓜蒌壳、枳壳、藿香各 15g，桔梗、生姜各 10g，栀子、郁金、竹茹各 25g，香豉、降香、半夏、木通各 12g，车前子、薏苡仁各 35g，葱白 7 枚。服 3 剂发寒热、呕吐消失，余症大减，去半夏、生姜、葱白，加菖蒲 20g、茯苓 20g、石决明 35g，服 5 剂症状消失，改服六合定中丸 1 周巩固疗效。随访 3 年未见复发。

案 9：肺痈（肺炎，右肺脓肿）

刘某，男，35 岁。患者患肺炎后继发右肺脓肿已半个月。症见：面赤身热，烦渴喜饮，大便结滞，咳吐脓血痰，腥臭异常，胸中烦满而痛。舌苔黄腻，质红，脉弦数。X 线摄片见右肺阴影和液平面，血常规：白细胞 20×10^9/L，中性粒细胞 0.80。此乃湿热痰内蕴，化热成痈，血败为脓。药用：瓜蒌壳、桔梗、栀子、郁金、银花、鱼腥草、败酱草、薏苡仁各 35g，枳壳、香豉、生大黄各 10g，降香 6g，杏仁 12g，葶苈子 15g，生石膏 45g。上方加减服 80 余剂，临床症状消失，X 线摄片右肺阴影和液平面消失，自觉身软纳差，动则汗多，改用生脉散加四君汤、谷芽、木瓜、建曲以调理善后。

案 10：暑温（流行性乙型脑炎）

孙某，男，5 岁。患儿 3 天前突然恶寒发热头痛、呕吐，继则出现精神萎靡，嗜睡，抽风，颈项强直，腹壁反射消失，体温 39.5℃。血常规：白细胞 15×10^9/L，中性粒细胞 0.80。脑脊液检查：压力（卧位）60 滴 / 分，外观透明无色，细胞数 0.24×10^9/L，蛋白定性阳性（+），蛋白定量 1.26g/L，糖 3.89mmol/L，氯化物 203mmol/L。细菌：革兰染色未见肾形双球菌。西医诊为流行性乙型脑炎，已采取治疗措施，现邀中医参加治疗。诊见患儿身热不扬，午后尤甚，头重痛如裹，全身酸楚，汗出不畅，胸闷恶心，腹胀，大便溏，小便浑黄，苔白黄厚腻，脉濡数。治宜清暑化湿，透营解毒。处方：瓜蒌皮、桔梗、栀子、郁金、藿香、黄芩、菖蒲、佩兰各 10g，枳壳、降香各 3g，香豉 5g，板蓝根、大青叶、滑石、薏苡仁各 15g，生石膏 35g，吞服神犀丹。2 剂后诸症轻减。上方加减交替吞服紫雪丹和神犀丹 6 剂后热退症除，改用竹叶石膏汤加减调治半个月痊愈。

五、现代应用

消化系统疾病如慢性萎缩性胃炎、胆囊炎、慢性肝炎、厌食症等；心血管系统疾病如高血压、冠心病、心绞痛等；脑病如中风、眩晕、梅尼埃病等。

六、应用经验采撷

疼痛者加元胡、制乳没；嗳气者加香附；咳嗽者加杏仁；瘀血者加桃仁、红花；气虚者加党参、黄芪、白术；气滞重者加厚朴。

七、使用注意

本方芳香易耗散正气，气虚者慎用；口腔溃疡者禁用。

杏仁薏苡汤

一、原文

风暑寒湿，杂感混淆，气不主宣，咳嗽头胀，不饥舌白，肢体若废，杏仁薏苡汤主之。(《温病条辨・卷二》)

杏仁薏苡汤（苦辛温法）

杏仁三钱　薏苡三钱　桂枝五分　生姜七分　厚朴一钱　半夏一钱五分　防己一钱五分　白蒺藜二钱

水五杯，煮三杯，渣再煮一杯，分温三服。

二、方歌

杏仁薏苡汤防已，朴夏桂姜白蒺藜，
宣肺解表又化湿，风寒暑湿兼杂去。

三、临证要点

本方主治湿温及风寒暑湿杂感证。以咳嗽，头胀，不饥，四肢沉重，苔白为临证要点。

四、临床应用案例采验

案 1：神经根炎

周某，男，54 岁。患者于 13 天前，劳累后过量饮酒，一日晨起即足不能任地，乡医以安乃近等药片服之，病情加重。在县某医院住院治疗 7 天，诊断为神经根炎，以泼尼松、能量合剂、辅酶 A 等治疗，效果不显，自动出院。诊查：双侧上下肢不能活动，肌力全无，无疼痛，知觉无障碍，语言流利，神志清楚，头痛咳嗽，饮食减少，溺少而黄，舌白脉濡。辨证为寒湿热邪，杂气感伤，经络痹阻，气机不宣。治宜宣畅气机，温经通络。处方：杏仁、半夏、生姜各 10g，桑寄生、薏苡仁各 30g，桂枝、厚朴各 5g，防己 15g，仙灵脾、白蒺藜各 20g。煎服 3 剂后，咳嗽头痛均无，上肢已能活动，可穿衣持筷，下肢亦能站立，肌力已恢复到 2 级，唯步履欠稳。仍宗前方再进 5 剂，四肢活动如常而愈。

案 2：肩周炎

张某，女，47 岁。患者右肩和肩脚疼痛连及肘尖，上举更甚，历时半载有余，经中西药物、针灸、按摩等法施治罔效。现手不能持物，夜间痛甚。诊查：肩关节按无痛点，活动受限，举抬痛甚，饥不欲食，口和不渴，大小便正常，舌质较红，苔白厚腻，脉濡而数。辨证为杂气感伤，关节不利。治宜宣气通痹，活络止痛。处方：薏苡仁、鲜桑枝各 30g，桂枝 5g，厚朴、海桐皮、川芎、羌活、杏仁、姜黄、半夏各 10g，白蒺藜 20g，木防己 15g。煎服 3 剂后，手肘疼痛消失，手可举至肩平。仍以原方加减，服药方 15 剂后，抬举过头亦无痛感。半年后携媳前来治病，问其原病，从未再犯。

案 3：感冒

刘某，女，27 岁。患者自诉恶风发热 3 天，打喷嚏，鼻流清涕，身痛，出汗，头重痛，口干口苦，喜冷饮，小便黄，大便不易解，舌红，苔淡黄厚腻，脉细。恶风发热，打喷嚏，清涕，身痛，汗出为风寒袭表，肺卫失宣。且患病正值酷暑之时，暑湿上袭，头目失清，引起头重痛；暑热内侵，伤津耗液，致患者口干苦，喜冷饮；小便黄，大便不易解也为一派暑热之象；暑湿内裹，苔见淡黄厚腻，脉见细脉。辨证为风寒暑湿杂感证。方用杏仁薏苡汤：桂枝 15g，白芍 10g，杏仁 10g，薏苡仁 30g，白蒺藜 15g，法半夏 15g，防己 15g，羌活 10g，独活 15g，滑石 18g，黄芩 15g，通草 10g。患者服 3 剂后，诸症皆除。

五、现代应用

痿痹，复杂型感冒等。

六、应用经验采撷

咳嗽者加前胡、白前、紫菀、款冬花；恶寒发热、身痛者加香薷、苏叶、葛根；呕吐腹泻者加白扁豆、香薷、茯苓。

七、使用注意

久咳、痰热咳嗽者禁用。

加减木防己汤

一、原文

暑湿痹者，加减木防己汤主之。(《温病条辨·卷二》)

加减木防己汤（辛温辛凉复法）

防己六钱　桂枝三钱　石膏六钱　杏仁四钱　滑石四钱　白通草二钱　薏仁三钱

水八杯，煮取三杯，分温三服。见小效不即退者，加重服，日三夜一。

二、方歌

加减防己桂膏通，苡仁滑石杏仁从，
暑湿痹络骨节痛，宣痹除湿可为功。

三、临证要点

本方主治暑湿痹证。以肢体酸痛、重着，兼见面赤溺黄等为临证要点。

四、临床应用案例采验

案 1：急性痛风性关节炎

吴某，男性，61 岁。主诉：双膝下关节红肿疼痛半个月。患者于半个月前突感双膝以下关节红肿疼痛，活动有所受限，曾在某医院门诊部以风湿性关节炎治疗无好转，且逐渐加重，而来院求治。有吸烟酗酒史。查体：肥胖体型，心肺（–），腹软，肝脾未扪及，肾区无叩击痛。双侧踝关节、右脚第一跖趾关节红肿、灼热，活动受限，口渴欲饮，舌质淡红，苔黄厚腻，脉弦滑。血常规：白细胞 11.5×10^9/L，中性粒细胞 0.82，淋巴细胞 0.18。尿常规：蛋白（–），红细胞 1~3 个 /HP。双踝关节、脚掌趾关节 X 片示：未见骨质破坏。血尿酸 663μmol/L。西医诊断为急性痛风性关节炎。中医诊断为痹证，证属湿热痹阻经络。治宜清热利湿，通络止痛。方用木防己汤加减：木防己、石膏各 30g，滑石、薏苡仁、海桐皮各 20g，桂枝、杏仁、通草各 10g，姜黄 15g。7 剂，水煎服，每日 1 剂，分 3 次服。

1 周后二诊：自述疼痛减轻，功能有所恢复，继以原方加炙甘草 15g，

7剂。

2周后三诊：症状完全消退，血常规正常，血尿酸395μmol/L。至此病情得以完全控制，嘱其戒酒，限制高嘌呤饮食，减轻体重。

案2：类风湿滑膜炎

张某，女，26岁。患者5个月前无明显诱因出现双腕关节肿胀疼痛，服用吲哚美辛、双氯芬酸钠及祛风散寒类中药效果欠佳，病情进行性加重，连及双膝、踝、肘及手足小关节，晨起僵硬。检查：四肢多关节肿胀压痛，肿痛处皮温较高，双膝浮髌征（+），关节活动受限。舌质红，苔黄腻，脉滑数。化验：血沉62mm/h，RF（+）。X线片示：双手及腕关节周围软组织肿胀，骨质疏松。诊断为类风湿滑膜炎。方用加减木防己汤：防己15g，薏苡仁30g，生石膏30g，木通10g，黄柏10g，海桐皮10g，桂枝6g，独活15g。服药20剂后，关节肿痛明显减轻，活动好转。继续巩固治疗1个月，肿痛及僵硬感消失，关节活动恢复正常而痊愈。随访2年，未见复发。

案3：红斑性肢痛症

李某，男，16岁，右足趾疼痛难忍2天。刻诊：足底前端及足趾疼痛剧烈，局部红肿灼热，足背动脉搏动增强。上课时抬高患肢以缓解疼痛，晚上入睡裸露患肢才觉舒服，舌质红，苔薄黄，脉弦数。西医诊断为红斑性肢痛症；中医辨证为热痹。治宜清热通络，疏风利湿，凉血散血。处方：木防己20g，杏仁10g，生薏苡仁30g，生石膏30g，滑石10g，通草6g，丹皮10g，赤芍10g，黄柏10g，生甘草6g。水煎2次，共得药液400mL，早、中、晚分次温服，同时嘱患者以冷水浸洗患肢，治疗4天后，红肿热痛消失，行走自如。

五、现代应用

现代临床常用本方治疗痛风性关节炎，证属湿热痹阻经络型。常以急性单关节炎发病，关节红、肿，热、剧痛和拒按，多以脚趾第一跖趾关节红肿疼痛为首发症状，或手指关节、腕关节、踝关节等活动不同程度受限，舌质淡红，或有瘀点，或有齿印，舌苔薄白，或白厚，或黄腻，脉象弦或滑。

六、应用经验采撷

风胜则引，引者加桂枝、桑叶；湿胜则肿，肿者加滑石、萆薢、苍术；寒胜则痛，痛者加防己、桂枝、姜黄、海桐皮；面赤口涎自出者，重加石膏、知母；绝无汗者，加羌活、苍术；汗多者，加黄芪、炙甘草；兼痰饮者，加半夏、厚朴、广皮。

七、使用注意

寒湿痹证，及肝肾阴虚、气血亏虚之久痹禁用。

二金汤

一、原文

夏秋疸病，湿热气蒸，外干时令，内蕴水谷，必以宣通气分为要，失治则为肿胀。由黄疸而肿胀者，苦辛淡法，二金汤主之。(《温病条辨·卷二》)

二金汤方（苦辛淡法）

鸡内金五钱　海金沙五钱　厚朴三钱　大腹皮三钱　猪苓三钱　白通草二钱

水八杯，煮取三杯，分三次温服。

二、方歌

二金汤治疸变胀，胜胫金沙胰发尚，
厚朴通草与猪苓，苦辛淡渗服自畅。

三、临证要点

本方主治夏秋湿热气蒸，外干时令，内蕴水谷，病黄疸而肿胀者。以身黄、目黄、小便黄，腹胀，舌红苔黄腻，脉滑数为临证要点。

四、临床应用案例采验

肝硬化腹水

衡某，男，40岁。主诉：患肝炎2年，腹大胫肿1年余。患者2年前曾患急性黄疸型肝炎，经治疗后，黄疸消退，后不幸跌入冬水田中，全身湿透，当晚即感头痛、身痛、发热、咳嗽。数日后，肝区疼痛，胸胁闷胀，四肢乏力，食量下降，不久出现下肢浮肿，渐至腹部肿大。某医院诊断为肝硬化腹水，治疗无效，遂来诊治。症见：精神不振，面色萎黄，肌肤不荣，两目暗黄，腹大如瓮，青筋显露，脐心突起，下肢肿大，口唇青紫，舌苔粗白，舌中微黄，舌边有瘀点，语音低微，大便秘结，小便短少淡黄，两胁腹痛，纳差，脉弦细微数。诊为肝硬化腹水，证属气滞血瘀。处以二金汤加味：鸡内金15g，海金沙24g，厚朴18g，通草4g，猪苓12g，郁金12g，大腹皮12g，三棱6g，莪术6g，桃仁10g。服上方5剂后，食欲增进，腹水已去1/3。前方去猪苓、通草，加枳实10g、陈皮12g、防己10g、黄芪15g，嘱服15剂；另增香砂六君子丸，每日2次，每次20g。服完上药后，腹水基本消尽，腹满胁痛均随之缓解，但舌光无苔，舌质红绛，脉象弦细而数。遂以固本为主，用一贯煎滋养肝、脾、肾。处方：生地30g，沙参15g，枸杞子12g，麦冬20g，当归12g，川楝子3个，制何首乌20g，丹参24g，醋炙鳖甲18g，牡蛎30g，白芍15g。共服40余剂而愈。后以滋水清肝饮10剂而收功。随访5年未见复发，能参加体力劳动。

五、现代应用

黄疸，肝硬化腹水等。

六、应用经验采撷

兼气滞者加木香、槟榔；腹胀痛者加青皮、元胡、香附；偏热者加黄芩、黄连等；湿盛中满者加枳实、苍术；血瘀者加京三棱、莪术、桃仁等；虚者加党参、白术、黄精、黄芪等。

七、使用注意

使用本方时可合用六君子丸、一贯煎等顾护其本。

茵陈五苓散

一、原文

诸黄疸小便短者，茵陈五苓散主之。(《温病条辨·卷二》)

茵陈五苓散（五苓散方见前。五苓散系苦辛温法，今茵陈倍五苓，乃苦辛微寒法）

茵陈末十分　五苓散五分

共为细末，和匀，每服三钱，日三服。

二、方歌

茵陈五苓为合方，茵陈末合五苓散，
清热除湿利小便，湿重阳黄此方偿。

三、临证要点

本方主治阳黄湿重于热证。以身目俱黄，头重身困，胸脘痞闷，食欲减退，恶心呕吐，腹胀，或大便溏垢，舌质厚腻微黄，脉象弦滑或濡缓为临证要点。

四、临床应用案例采验

案 1：黄疸

姜某，男，26 岁。患者久居山洼之地，又值春雨连绵，雨渍衣湿，劳而汗出，内外交杂，遂成黄疸。前医用清热利湿退黄之剂，经治月余，毫无功效，几欲不支。察其全身舌黄而暗，面色晦滞如垢。问其二便，大便溏，日行二三次，小便甚少。全身虚浮似肿，神疲短气，无汗而身凉。视舌质淡，苔白而腻，诊脉沉迟。脉症合参，辨为寒湿阴黄之证。治宜温阳化湿退黄。疏方：茵陈 30g，茯苓 15g，泽泻 10g，白术 15g，桂枝 10g，猪苓 10g，附子 10g，干姜 6g。初服日进 2 剂，3 天后诸症好转。继则日服 1 剂，3 周痊愈。各项化验指标均转为正常。

案 2：糖尿病早期

李某，男，45 岁。症见：脘腹胀满，头身困重，形体肥胖，小便黄赤，大便黏腻不爽，口干口苦，舌红苔腻，脉滑数。检查：糖耐量减低。查空腹血糖波动在 8~9mmol/L。因患者要求中医治疗，暂不予以降糖药物。中医辨证为湿聚生痰，湿热内蕴。治以清热利湿健脾。处以茵陈五苓散加减：茵陈 30g，泽泻 15g，猪苓 15g，白术 10g，桂枝 6g，法半夏 15g，陈皮 10g，虎杖 10g，黄芩 10g，车前子 15g。服用 7 剂后，患者症状明显好转，无大便黏腻，口干口苦好转，前方去虎杖、黄芩，15 剂后诸症基本消失。续以上方加工成丸服用 2 个月，查空腹血糖波动在 7~8mmol/L，餐后血糖波动在 9.0~9.5mmol/L。嘱其定期复诊，检测血糖及糖化血红蛋白。

案 3：末梢神经炎

徐某，女，56 岁。自诉 20 年前，因患泌尿系感染服用呋喃妥因 1 周后，手足指节疼痛，渐及肘膝遂至肢端感觉异样，诊为末梢神经炎，经西药治疗，未获小愈。来诊时，症见肢端至肘膝浮肿，麻木不仁，皮下犹如蚁行，手不能握物，四末清冷，遇热反甚，头皮浮肿，按之凹陷，发疏皮亮，行走不便，纳呆腹胀，溲便清调，舌体胖大有齿痕，苔滑腻，脉象缓滑。此乃脾胃虚弱，化源不足，寒湿乘虚而入，浸渍肌肤经络所致。投以茵陈五苓散加减：茵陈 15g，茯苓 20g，猪苓 10g，泽泻 15g，白术 15g，桑枝 25g，羌活 10g，秦艽 10g，葛根 15g，威灵仙 15g，防风 10g，忍冬藤 20g。嘱服 3 剂。

二诊：患者欢喜来告 3 剂服尽，浮肿已消，手足略有知觉，遂于上方去茵陈，加丝瓜络 10g、钩藤 15g，嘱服 10 剂。

三诊：浮肿已消，手足知觉基本如常，身轻神爽。遂于原方去茵陈，加菟丝子 15g、枸杞子 15g，以善其后。随访半年余未见复发。

案 4：盗汗

刘某，男，20 岁。患者盗汗 3 个月，伴见四肢困倦、纳呆、小便黄等症，在某医院诊治，服药数十剂，疗效不佳，故来求诊。症见：睡则汗出，寐则汗止，身体困倦，不思饮食，小便短赤，舌红苔黄腻，脉滑。辨证为湿热内蕴之盗汗。治以清热利湿。方用茵陈五苓散加减：茵陈 15g，白术 10g，茯苓 15g，猪苓 10g，泽泻 10g，小蓟 10g，车前子 15g，焦栀子 10g，滑石 30g，甘草 5g。服药 2 剂，汗出竟止。原方去栀子、茵陈、滑石，加扁豆、陈皮、佩兰，服 3 剂后，其他症状亦除。

案 5：慢性前列腺炎

某患，男，35 岁。患者患前列腺炎 6 个月，起初用西药（具体不详）治疗，效果差。因平素脾胃较弱而继发胃脘不适，恶心，呕吐，口苦，大便不成形，尿频，尿分叉，会阴部轻度灼热感，舌质淡红，有齿痕，苔黄腻，脉滑按之少力。西医诊断为慢性前列腺炎；中医诊断为小便不利。治宜健脾利湿清热。方用茵陈五苓散加减：茵陈 15g，茯苓 30g，猪苓 15g，泽泻 10g，炒白术 15g，桂枝 10g，黄柏 10g，滑石 20g。7 剂，水煎服，日 1 剂。

二诊：患者诉服药 1 剂后，尿频、尿分叉减轻，3 剂后口苦消失，小便症状消失，7 剂后大便成形。上方继服 7 剂，诸症消失，巩固治疗 2 周，停药检查，前列腺炎痊愈。

案 6：急性肾炎

谢某，女，11 岁。症见：颜面及双下肢浮肿，倦怠乏力，小便短少，舌质淡，苔白腻，脉濡缓。尿检：红细胞（±），白细胞（+），蛋白（+），颗粒管型（++）。中医辨证为湿邪困脾，水液潴留。治以渗湿利水消肿。处方：猪苓、茯苓、泽泻各 12g，陈皮、厚朴、防己各 9g，姜皮、白术各 6g，石韦、白茅根各 15g，茵陈 18g。服药 7 剂，浮肿明显消退，余症减轻。效不更方，继服 14 剂，症状消失，尿检正常。再用上药水泛为丸治疗 1 个月，随访半年未见复发。

案 7：高脂血症

某患，男，47 岁。患者自述头痛、头晕半年，伴多痰、口淡纳呆、上腹痞满、健忘嗜睡，易疲倦，舌体胖大，舌淡苔白腻，脉弦滑。实验室检查：血 CH 7.6mmol/L，TG 2.85mmol/L；B 超示轻度脂肪肝。中医辨证为脾阳不足，痰湿中阻。治以健脾利湿。方用茵陈五苓散加味：茵陈 50g，泽泻 20g，茯苓 15g，猪苓 12g，炒白术 9g，桔梗 6g，炒薏苡仁 30g，生山楂 15g，陈皮 9g，砂仁 6g，白豆蔻 6g，甘草 6g。水煎 500mL，每日早晚分服，嘱忌酒烟，低脂饮食。服用 6 天后诸症减轻，胃纳好转，继以上方加减服用 2 个月，临床症状、体征消失，复查血 CH、TG 均正常，B 超示肝胆未见异常，随访 3 年未见复发。

案8：高热不退

丁某，男，58岁。患者患不明原因高热已2个月，经某医院注射多种抗生素治疗1月余罔效。经肺部扫描检查怀疑肺癌。近3天来情况恶化，不思饮食，体温39.2~40.1℃。刻诊：面红唇焦，消瘦神倦，呻吟不已。上半身出冷汗，扪之肤热灼手，口渴不多饮，胃脘闷胀，恶心痰黏，便干溲黄。舌苔腻厚稍黄，边齿印，脉洪数。方用茵陈五苓散加味：桂枝6g，生白术10g，猪苓、泽泻、姜竹茹、茵陈各12g，番泻叶2g，水煎服。1剂后，咯出许多黑灰色黏痰，浑身出汗，热度直线下降，服第2剂时，因是冷药，引起胃脘不适，恶心呕吐，热度回升至37.8~38℃。但精神转佳，略思饮食。舌苔白腻，脉象缓和。再予原方去番泻叶，加陈皮6g。3剂后，热退尽，胃脘闷胀消失，饮食较好。继服数剂后，体温波动在36.5~37℃。病愈出院。半年后随访，情况良好。

案9：急性肠炎

沈某，男，61岁。症见：泄泻清稀便，每天4~5次，呕吐，腹痛，纳呆，苔薄白腻，脉濡。查大便常规：白细胞（+）。中医辨证为寒邪伤脏，健运失司。治以温中健脾利湿。处方：茯苓、白术、泽泻、猪苓、木瓜各12g，藿香、桂枝各9g，蔻仁、砂仁各6g，茵陈24g。3剂告愈。

五、现代应用

传染性肝炎，黄疸，多发性神经炎，肾炎，肾病综合征等。

六、应用经验采撷

表证未除者，加麻黄、连翘、赤小豆；热留未退者，加栀子、黄柏；大便秘结者，加大黄，芒硝。

七、使用注意

一般病位偏上，热重于湿者，宜用栀子大黄汤；湿热俱盛，病在中焦，宜用茵陈蒿汤；病情急重，里热成实，病位偏于中下者，宜用大黄硝石汤；湿偏盛者，宜用茵陈五苓散。

滑石藿香汤

一、原文

滞下红白，舌色灰黄，渴不多饮，小溲不利，滑石藿香汤主之。(《温病条辨·卷二》)

滑石藿香汤方（辛淡合芳香法）

飞滑石三钱　白通草一钱　猪苓二钱　茯苓皮三钱　藿香梗二钱　厚朴二钱　白蔻仁一钱　广皮一钱

水五杯，煮取二杯，分二次服。

二、方歌

滑石藿香暑湿痢，渴不多饮溲不利，
厚朴蔻仁与陈皮，猪苓通草茯苓皮。

三、临证要点

本方主治湿热内阻证。以泄泻注下，腹痛肠鸣，胃脘痞闷，呕恶不食，渴不多饮，小便不利，舌苔黄腻，脉弦滑数为临证要点。

四、临床应用案例采验

案 1：急性胃肠炎

某患，女，47 岁。患者 3 天前下午突然呕吐，水泻，伴腹痛。当天午餐曾进鱼肉菜肴，餐后食柿数枚和梨。当即就医。体温 36.8℃。血常规：白细胞 4.6×10^9/L，中性粒细胞 0.58。大便色黄，呈水样，白细胞 0~1/HP，红细胞 0~2/HP。血电解质：K^+3.4mmol/L，Na^+143mmol/L，Cl^-101mmol/L。CO-CP 27.4mmol/L。以庆大霉素静脉滴注，治疗 2 天，症状未见减轻。遂自行中止治疗，改服止泻药。刻诊：日解溏便 4~5 次，色黄然不臭秽，伴脐腹痛，无里急后重，胸脘痞闷，恶心欲呕，不思饮食，口干而不欲饮，溲色深黄。体温 37℃，脉搏 86 次 / 分，呼吸 22 次 / 分。舌质红，苔黄腻，脉濡滑。证属湿热阻滞脾胃，湿重于热。治宜淡渗芳化，佐以行气、消导。方用滑石藿香汤加味：滑石 15g，藿香梗 10g，茯苓皮 10g，猪苓 10g，陈皮10g，白豆蔻5g（后下），厚朴5g，白通草5g，广木香10g，焦楂麦曲各10g，5剂，日1剂。并嘱注意饮食宜忌。随访得悉，服药2剂而呕恶，腹泻止，纳食知味，至4剂解正常大便，其他症状亦渐次消失。

案2：口疮

某患，女，42岁，患口疮30年之久，每因饮食生冷或受凉而发病。历年服寒凉之剂，反复发作不辍。现症：下唇内侧及舌两侧见溃疡数枚，灼痛不已，致使不能进食，说话受限，口苦黏腻，脘闷泛恶，口不渴，大便溏薄，小溲色黄。舌淡红，苔腻而微黄，脉象濡缓。证属湿热蕴滞脾胃，湿胜于热。治宜淡渗芳化。予以滑石藿香汤加减：白通草、厚朴各5g，猪苓、茯苓皮、藿香梗、陈皮各10g，白豆蔻3g（后下），薏苡仁12g。5剂后口腔溃疡愈合，胃脘转舒，诸症消失。嘱忌生冷饮食，慎勿受凉。随访2年，未见复发。

案3：习惯性便秘

某患，女，50岁，患习惯性便秘多年，不服通便剂则每解稀便。现症：食欲不振，口内黏腻，胸脘不畅，口不渴，两下肢终年浮肿，夏季尤甚，小便色黄，舌苔黄腻，舌质红，脉细滑。证属湿热阻滞脾胃，气机不利。治宜淡渗芳化，以利气机。方用滑石藿香汤加减：藿香9g，猪苓9g，陈皮6g，白豆蔻3g（后下），厚朴6g，白通草6g，薏苡仁12g，杏仁6g，枳壳9g。服上方食欲得以改善，能正常解大便。

五、现代应用

现代临床常用本方治疗急性胃肠炎，以及脾胃湿热所致的口疮、便秘。此外，本方尚可治疗因饮食不节、过食肥甘致湿热内蕴见黄边黑腻苔者。

六、应用经验采撷

发热，苔黄腻，脉数，而热象明显者，加黄芩、黄连；腹痛，里急后重者，加木香、枳实。

七、使用注意

素体脾虚者，使用本方时可用薏苡仁代滑石；孕妇忌服。

玉竹麦门冬汤

一、原文

燥伤胃阴，五汁饮主之，玉竹麦门冬汤亦主之。(《温病条辨·卷二》)

玉竹麦门冬汤（甘寒法）

玉竹三钱　麦冬三钱　沙参二钱　生甘草一钱

水五杯，煮取二杯，分二次服。土虚者，加生扁豆；气虚者，加人参。

二、方歌

玉竹麦门冬汤方，沙参甘草共煎尝，
脾虚加用生扁豆，气虚加参共成方。

三、临证要点

本方主治秋燥，燥伤胃阴。以口舌干燥，口渴思饮，尿少便干等津亏失润的症状为临证要点。

四、临床应用案例采验

口干

黎某，女，36岁。患者1983年诊断为精神分裂症。1987年4月10日第3次发病，主要表现为兴奋话多，好管闲事，精力充沛。于1987年8月14日来我院诊治，诊断躁郁症。住院初期给予碳酸锂每次0.2g，日服3次，精神症状逐渐好转。当碳酸锂增至日量1.2g时，患者出现口干、烦渴、喜饮，有时夜间需起床饮水1~2次，舌质红，舌苔黄，脉数。中医诊断为胃燥热。治宜养阴润燥，清热生津。给予玉竹麦门冬汤加减：玉竹15g，麦冬15g，沙参12g，葛根12g，天花粉12g。水煎服，每日1剂，分2次服。用药3剂后口干明显减轻，饮水次数减少。10剂后，口干、烦渴、喜饮等症状全部消失。当碳酸锂剂量继续增加到日量1.5g时，未再出现口干、烦渴、喜饮症状。

五、现代应用

现代临床常用本方治疗慢性支气管炎、支气管扩张、慢性咽喉炎、矽肺、肺结核等证属肺胃阴虚，气火上逆者。此外，本方还可用于治疗胃及十二指肠溃疡、慢性萎缩性胃炎、妊娠呕吐等证属胃阴不足，气逆呕吐者。

六、应用经验采撷

脾虚者加生扁豆；气虚者加人参。

七、使用注意

表邪尚存者，润燥不可过用滋腻，以防留邪。

救逆汤

一、原文

温病误表，津液被劫，心中震震，舌强神昏，宜复脉法复其津液，舌上津回则生；汗自出，中无所主者，救逆汤主之。(《温病条辨·卷三》)

救逆汤方（镇摄法）

即于加减复脉汤内去麻仁，加生龙骨四钱、生牡蛎八钱，煎如复脉法。脉虚大欲散者，加人参二钱。

二、方歌

救逆汤中干地黄，白芍麦冬阿胶攘，
再配龙骨与牡蛎，甘润生津涩潜阳。

三、临证要点

本方主治温病误用发散药，津液被劫，或在少阴，或在厥阴，心中震震，舌强神昏，汗自出，中无所主者。以心中悸动不安，神昏，舌体强硬而謇为临证要点。

四、临床应用案例采验

案1：精神分裂症

黄某，女，55岁。患者患精神分裂症10余年，常自汗出，形体消瘦，彻夜难眠，烦躁不安，常以高声吵闹为快，心态失控，疑虑重重，口舌生疮，渴不多饮，纳差，便秘。舌质微红，苔薄黄干，脉弦数。诊为精神分裂症，证属心阴虚，心神不宁。治宜滋补心阴，重镇安神。方用救逆汤加味：龙骨、牡蛎各30g，生地、白芍、麦冬各15g，阿胶、焦三仙各10g，炙甘草6g，水煎服。服药10剂后，症状见减，原方继服50余剂后，情绪安定，睡眠好转，食欲增进，口腔溃疡亦见好转，守方减龙骨、牡蛎量为15g，加龟甲、鳖甲各10g，调理2月余，症状缓解，判为临床治愈。次年秋季随访，再度发作，但症状较前为轻，予上方服药月余缓解，追访4年未见复发。

案 2：原发性高血压（Ⅰ期）

陈某，男，50 岁。患者嗜酒成癖，患原发性高血压已 2 年，服西药卡普托利、尼群地平等可以控制，停药后血压复升如故，遂来诊治。刻诊：形体丰腴，头晕眼花，失眠多梦，心烦不宁，性情急躁，口干口苦，或见心悸心慌，五心烦热不适，食纳一般，大便结，小便黄。查血压 187/112mmHg，舌质微红，无苔，脉弦数。诊为原发性高血压（Ⅰ期），证属心阴虚，心神不宁。治宜滋补心阴，重镇安神。方用救逆汤加味：龙骨、牡蛎、生地各 20g，白芍、麦冬各 15g，阿胶、龟甲、龙胆草各 10g，水煎服，并嘱其戒酒。服药 21 剂后，自觉头晕减轻，已能入睡，余症均见减轻，血压降至 165/97mmHg。再服原方 14 剂后，症状基本消除，血压降至 150/90mmHg。尔后，改用朱砂养心丸调理 3 月余，以巩固疗效，迄今 5 年未见复发。

案 3：肺源性心脏病

张某，男，63 岁。患慢性支气管炎 27 年，并有肺气肿、肺源性心脏病、右心功能不全Ⅱ级、陈旧性骨盆骨折、右髋关节创伤性关节炎等病，且咽干不适，动则气促已 6 年。诊时症见自汗出，形体极度消瘦，彻夜不眠，多梦易惊，气急，微咳，偶发烧心，咽干不适，纳差，不欲多饮，小便次数多，量少，色黄，夜尿不畅。查：气促，桶状胸，肋间隙增宽，心率 78 次 / 分，律齐，无杂音，腹平软，肝脾未及，双下肢不肿。舌质微红，苔干燥，脉弦。证属心肺阴虚，热扰神明。方用救逆汤加味：麦冬、生地各 15g，牡蛎、龙骨各 30g，鳖甲、龟甲各 10g，白芍、扁豆、玉竹、天花粉各 15g，枳壳、焦三仙各 10g，陈皮、甘草各 6g。水煎服，每日 1 剂。守方连续服药 2 月余，咽干口渴基本控制，体重增加，食纳，睡眠可，气急，心悸缓解，二便调，病情明显好转，继用本方加减调治。

案 4：盗汗

李某，男，43 岁。患者患外感表证高热 10 日，热已退，睡熟时汗出，醒后即收，收后不恶寒，反觉烦热，舌淡红，脉细数。证属阴亏盗汗。治宜滋阴止汗。方用救逆汤加减：熟地 20g，杭芍 30g，麦冬 20g，炙甘草 30g，麻子仁 6g，阿胶 15g，生龙骨 30g，生牡蛎 30g，五味子 10g，水煎服。3 剂后汗止，连服 10 剂诸症消失。随访 1 年未见复发。

五、现代应用

原发性高血压病，冠心病，肺源性心脏病，早搏，心律失常等。

六、应用经验采撷

脉虚大欲散者，加人参；气虚者，加人参或太子参，兼阳虚者加桂枝；心动过速者加柏子仁，甘松。

七、使用注意

津液的恢复与否，要以查验舌的情况为依据：若药后舌上潮润有津，是有生机之兆；若真阴耗损而同时又见“汗自出，中无所主者”，是误汗伤心气，将成为气阴两脱之证，所以治用救逆汤，以滋阴养液与敛汗固脱同时并举。倘若脉象出现虚大欲散，则是阳气外脱的预兆，必须加人参以挽脱阳气。

椒梅汤

一、原文

暑邪深入厥阴，舌灰，消渴，心下板实，呕恶吐蛔，寒热，下利血水，甚至声音不出，上下格拒者，椒梅汤主之。(《温病条辨·卷三》)

椒梅汤方（酸苦复辛甘法，即仲景乌梅圆法也）

黄连二钱　黄芩二钱　干姜二钱　白芍生，三钱　川椒炒黑，三钱　乌梅去核，三钱　人参二钱　枳实一钱五分　半夏二钱

水八杯，煮取三杯，分三次服。

二、方歌

椒梅汤中芩连姜，芍参枳实半夏攘，
暑入厥阴格拒忙，滋阴泻热疗效良。

三、临证要点

本方主治暑邪深入厥阴，舌灰，消渴，心下板实，呕恶吐蛔，寒热，下利血水，甚至声音不出，上下格拒者；虫痛；心腹痛，胃口有虫作痛者，时痛时止，面白唇红。以腹痛时作时止，面黄肌瘦，脉弦为临证要点。

四、临床应用案例采验

案1：过敏性紫癜

李某，男，12岁。患儿于半个月前腹痛1次后，次日在小腿出现散在紫癜，逐渐蔓延至双大腿、阴囊、臀部处，继则双上肢、前臂亦出现紫癜，伴右膝关节酸痛。在某医院肌内注射青霉素、酚磺乙胺、地塞米松等，紫癜有增无减，故来诊。查：双下肢自臀部以下至足背，双上肢腕关节以上皮肤满布斑片状紫癜，压之不褪色，扪之稍有灼热感，瘙痒，时有恶心，呕吐食物及黄水，鼻中流血，大便血水，面色苍白，头汗淋漓，两颧潮红，口干不欲饮，舌质胖嫩，苔薄黄，舌边满布齿印，脉细略数。西医诊为过敏性紫癜，中医诊为血证，病在太阴、厥阴二脏，证属脾虚肝旺、寒热错杂。治拟扶脾敛肝，宁络止血。方用椒梅汤加减：党参10g，乌梅20g，川

黄连 4g，炒黄芩 10g，炮姜 6g，川椒 6g，赤芍 20g，白芍 20g，紫草 6g，丹参 20g，防风 6g，地榆炭 20g，焦山栀 6g。连服 1 周后，紫癜渐消，继服 1 个月，患儿康复。1 年后随访，未再复发。

案 2：胆囊炎并胆结石

卢某，男，53 岁，因发热、右上腹胀痛入院。患者诉 7 天前饮酒后出现右胁下痛、恶心呕吐，用中药四逆散及小柴胡汤加减，及西药阿托品、土霉素、先锋霉素等治疗无效。昨日病情加剧，遂入院诊治，诉畏寒、发热、右胁下胀痛，伴头晕、恶心、纳呆、口苦，小便黄，大便调。检查：神清，急性病容，体温 38.1℃，脉搏 91 次 / 分，呼吸 18 次 / 分，血压 135/82mmHg，皮肤巩膜无黄染。两肺呼吸音增粗，无啰音，心律齐，无杂音，腹软，右上腹压痛，无反跳痛，肝肋下 0.5cm，质软，墨菲征阳性，脾未触及。血常规：白细胞 10.8×10^9/L，中性粒细胞 0.88。B 超检查：胆囊 65mm×30mm，囊壁粗糙，囊内见 4mm×3mm 增强光团伴声影有移动。西医诊断为胆囊炎并胆石症；中医诊断为胁痛，证属肝胆湿热。用庆大霉素、氨苄西林交替静脉滴注，并以龙胆泻肝汤加味治疗 3 天，体温仍为 38℃，病情无变化。遂停用抗生素，继续静脉补液，中药改为椒梅汤加味：黄连 9g，黄芩 15g，干姜 9g，白芍 20g，花椒 12g，乌梅 30g，枳实 9g，半夏 9g，金银花 20g，连翘 15g，党参 15g，陈皮 9g，代赭石 15g，水煎温服，每日 3 次。服药 1 天后自觉症状减轻，3 天后体温正常，去金银花、连翘、代赭石、陈皮，加金钱草 20g，服药 20 天后复查血白细胞正常。再继续服药 20 天，自觉症状消失，B 超检查：胆囊 30mm×24mm，胆囊壁光滑，无异常增强光团，提示胆囊正常。病愈出院。随访 4 年未见复发。

案 3：胃痛

邓某，男，47 岁。患者痢疾初愈，冒雨着凉后进食酒肉，遂发胃痛。病已 2 个月，痛时自觉气上攻心胸，痛甚则昏厥，伴胃中灼热感，痞塞不通，反酸，纳呆，大便稀夹泡沫及黏液，面色㿠白，四肢欠温，舌暗红，苔灰白而腻，脉弦细无力。辨证为寒温失宜，饮食不节，致肠寒胃热，格拒作痛。从仲景于气上撞心，心中痛热，不欲食者，主以乌梅丸，平调寒热。遂疏方：川椒 15g，乌梅 10g，黄连 15，黄芩 10g，干姜 10g，半夏 20g，党参 10g，枳实 15g，莱菔子 15g，白芍 15g，薤白 15g。连服 3 剂，其痛缓解，大便成形，但仍有黏液。上方小其制并加神曲 10g、木瓜 15g、甘草 10g，继服 6 剂，诸症消失，后以越鞠丸调理而愈。

案 4：直肠炎

刘某，女，33 岁，近 5 年来常泻黏液溏便，经纤维结肠镜与病理学检查诊断为直肠炎、回肠末端炎及炎性细胞浸润，多方医治少效。诊见患者身形消瘦，肢凉乏力，食少脘痞，或兼呕逆，口苦干不饮，大便每日 4~5 次，为溏便，混白色黏液或见少许血昹，小腹胀痛隐隐，喜温喜按，肛门痛坠，脉弦涩，舌淡红，苔薄白微腻。此乃寒热错杂，本虚标实，颇类邪入厥阴、肝木乘土之痢疾。治宜寒温并用，扶土抑木。方用椒梅汤合白头翁汤加减：乌梅、白芍、白头翁各 15g，黄芩、法半夏、秦皮各 10g，党参、黄连、厚朴、石菖蒲各 6g，花椒、干姜各 4g。水煎内服，每日 1 剂。服上方 10 剂后，脘舒纳增，腹已不痛，每日解软便 2 次，尚夹少许黏液，肛门痛坠较甚，脉弦缓，舌淡红，苔薄白。此肝木乘土之势已缓，湿热廓清，而脾虚气陷未复。拟调和肝脾，益气升陷为治法。予以椒梅汤合三奇散加减：黄连 6g，花椒、干姜各 2g，乌梅、黄芩、法半夏、枳壳、防风各 10g，党参、白芍、黄芪各 15g，荷梗 20g。煎服法同上。再服 15 剂，病情进一步改善，肛门坠痛亦大减。患者以为病愈而停药，半个月后病情反复来诊，宗复诊方并参六君子汤意增损，续服 50 余剂，诸症消失，经纤维结肠镜复查示大肠未见异常。随访半年，云未复发。

案 5：眩晕

刘某，女，68 岁。患者经常眩晕，近 10 天来加剧，前医予以天麻钩藤饮、半夏天麻白术汤类无效。症见站立则欲仆地，卧则需向左侧眩晕方可减轻，干呕纳呆，疲乏无力，口干苦，舌淡红，苔薄黄，脉弦细。患者原有脑动脉硬化病史。证属阴阳失调，肝风内动。治以泻肝缓急，敛阴息风。方用椒梅汤加减：蜀椒 6g，乌梅 15g，干姜 3g，法半夏 10g，川黄连 6g，枳实 9g，白芍 12g，黄芩 9g，甘草 3g，白参 6g，牡蛎 20g。服 4 剂后，眩晕减轻大半，继以原方加减再服 6 剂，眩晕完全消失。

五、现代应用

过敏性紫癜，肠炎，胆结石，胃痛，眩晕，心悸等。

六、应用经验采撷

湿热偏盛者加黄柏、败酱草、赤茯苓、白头翁；脾虚湿盛者加茯苓、苍术、白术、薏苡仁；脾肾阳虚明显者加炮附子、赤石脂、补骨脂、肉豆蔻；兼肝气郁滞者加柴胡、木香、佛手、青皮；兼瘀血阻滞者加丹参、赤芍、三七、桃仁；大便干结，虫体不易排出者，可加生大黄 9g 或牵牛子 9g 研末冲服。

七、使用注意

胃痛反酸者忌用；多食损齿。

香附旋覆花汤

一、原文

伏暑，湿温胁痛，或咳，或不咳，无寒，但潮热，或竟寒热如疟状，不可误认柴胡证，香附旋覆花汤主之；久不解者，间用控涎丹。（《温病条辨·卷三》）

香附旋覆花汤方（苦辛淡合芳香开络法）

生香附三钱　旋覆花绢包，三钱　苏子霜三钱　广皮二钱　半夏五钱　茯苓块三钱　薏仁五钱

水八杯，煮取三杯，分三次温服。腹满者，加厚朴。痛甚者，加降香末。

二、方歌

香附旋覆苏子陈，重用夏苡伴茯苓，
胁痛潮热或如疟，理气和络化痰饮。

三、临证要点

本方主治伏暑，湿温胁痛，饮停胁下。以胁痛胸闷，气短息促，胃纳减少，苔白滑，脉弦滑为临证要点。

四、临床应用案例采验

案1：肺不张

戴某，女，47岁。患者病起20载，主要特征为左侧胸部发闭，气短，时有咳嗽，咳吐浊唾涎沫，舌淡，苔薄白，脉细涩。经检查，西医诊断为左上肺不张，肺功能减退。中医辨证为肺气不足，清肃无权，痰瘀阻滞。治拟宣肺气，化痰浊，和络脉。予以香附旋覆花汤加减：香附10g，旋覆花10g（包煎），苏子10g，杏仁10g，陈皮5g，法半夏10g，薏苡仁10g，瓜蒌皮10g，桔梗5g，枳壳5g，鱼腥草15g，红花10g。水煎，每日1剂，分2次口服。服药1个月后，痰浊渐去，肺虚脾弱之象显露，遂去枳壳、瓜蒌皮、鱼腥草，加黄芪15g、党参15g、白术10g，以补肺健脾。又继续服药

2个月后，复查肺不张已痊愈。

案2：肺源性心脏病

黄某，男，71岁。主诉：慢性咳喘、气逆反复发作20年，病情加重伴发热1天。现症：胸闷，痰多色白黏腻，纳谷欠佳，二便正常，舌淡，苔白腻，脉滑。中医辨证为痰浊壅肺，治以化痰降气，方用苏子降气汤合三子养亲汤加减。服药3剂后体温正常，病程中出现面色青紫，胸闷如窒，喉有痰鸣，不能咳出，舌苔白腻，脉沉滑，考虑为“痰厥”之危候，乃痰瘀搏结、阻塞气道之故，治拟开胸结、化痰瘀。予以香附旋覆花汤加减：香附10g，旋覆花10g（包煎），苏子10g，杏仁10g，陈皮5g，法半夏10g，川厚朴10g，瓜蒌皮10g，郁金10g，石菖蒲5g。水煎，每日1剂，分2次口服。服药2天后症状缓解，继续治疗10天，痰瘀渐去，肺肾阴虚之象突出，治从养肺阴、益肾气立法，方用生脉散合人参胡桃饮化裁，以善其后。

案3：结核性胸膜炎

丁某，男，63岁，因“右侧胸痛伴低热20天”入院。经异烟肼、利福平、乙胺丁醇抗结核及胸膜腔穿刺术抽液治疗，患者低热除，但仍有胸痛。A超提示：右胸肩胛线至腋后线第8、9、10肋间均探及液平面约4cm，其中见一束高波（可能为肺炎）随呼吸移动。考虑胸膜腔穿刺术有刺破肺脏之虞，故在抗结核同时予以中药。症见：右侧胸痛，微闷，纳少，肢倦乏力，舌淡，苔白腻水滑，脉细弦。治宜理气通络，化饮逐水，益气健脾。处方：香附、旋覆花、党参、桃仁、丝瓜络各12g，甘遂、大戟各3g，茯苓15g，陈皮6g，半夏、白术各9g。药后小便量多，5剂后胸水探查不足2cm，胸痛明显减轻。原方去大戟、甘遂，再服5剂胸水消失，胸痛除。

案4：呃逆

李某，男，48岁。患者于20天前生气后，渐作嗳气，纳少。15天前呃逆突起，大作不停，经用中药及针刺后，呃逆只中止半小时。诊见：面色少华，精神倦怠，呃逆频作，两颊掣痛，微作寒热，呕吐清水痰涎，量多，口干觉甜，喜热饮，右胁胀痛，纳少，尿黄，大便先干后溏，舌淡，苔薄白微黄，脉细滑。证属肝气不疏，逆乘肺胃，胃气挟痰上逆。予以香附旋覆花汤加减：香附、炙旋覆花、法半夏、炒苏子各12g，陈皮、枳壳、桔梗各10g，茯苓、党参各15g，代赭石30g，公丁香、吴茱萸、甘草各6g。服

1 剂后，呃逆稍缓，仍作寒热，纳食不香。上方去枳壳、桔梗，加桂枝 9g、白芍 12g、白蔻仁 6g。续服 3 剂后，呃逆止，诸症告平。

案 5：胁痛（胆囊炎）

李某，男，28 岁。患者右胁胀痛、身软乏力半年，曾间断服中西药治疗，症状未见减轻。现症：右胁胀痛，牵引背胛酸胀，神疲乏力，嗳气，口苦，纳少，尿黄，便溏，舌苔黄腻而厚，脉弦滑。B 超声检查：胆囊 3cm，壁毛。证属湿热内郁，肝胃不和，气阻络痹。予以香附旋覆花汤加减：香附、炙旋覆花、茯苓、炒苏子、郁金各 12g，法半夏、陈皮、柴胡、枳壳、栀子各 10g，薏苡仁、白芍各 15g，甘草 6g，2 剂，水煎服。服药后，胁痛、背胀减轻，嗳气减少，饮食增进。上方加佛手片 12g，续服 8 剂诸症消失。

五、现代应用

现代临床常用本方治疗呼吸系统疾病如肺不张、胸膜炎、肺源性心脏病等，以及消化系统疾病如胆囊炎、呃逆等。

六、应用经验采撷

若无湿热者去薏苡仁，并常加桃仁、丝瓜络活血通络；胸水多者加甘遂、大戟逐水；气虚者，加党参、白术；兼阴虚者，加沙参、麦冬、百合、山萸肉、生地；气滞明显者，加川厚朴、桔梗、枳壳；血瘀明显者，加桃仁、红花、降香、郁金；热象明显者，加鱼腥草、瓜蒌皮；腹满者，加厚朴；痛甚者，加降香末。

七、使用注意

临床上，肺炎、胸膜炎、胸腔积液等疾病，或素有痰饮宿疾，出现悬饮的情况较多见，须首察轻重，再辨方证之异，而不可妄投。

鹿附汤

一、原文

湿久不治，伏足少阴，舌白身痛，足跗浮肿，鹿附汤主之。(《温病条辨·卷三》)

鹿附汤方（苦辛咸法）

鹿茸五钱　附子三钱　草果一钱　菟丝子三钱　茯苓五钱

水五杯，煮取二杯，日再服，渣再煮一杯服。

二、方歌

《条辨》留传鹿附汤，菟茯草果合成方，

鹿附功专温肾命，草果芳香醒脾阳。

三、临证要点

本方主治少阴阳虚，水湿停滞证。以小便不利，舌白身痛，足跗浮肿为临证要点。

四、临床应用案例采验

慢性肾炎水肿

蔡某，男，38岁，患水肿病已半年之久，某院诊断为慢性肾炎，治疗无效，遂求治于中医。症见：脉沉细无力，形底色淡，食欲不振，身肿，下肢独甚，两脚冷如冰。据脉症考虑，肿久不消，多脾阳下陷；脚冷而甚，是真火衰微。方用鹿附汤加味：鹿茸片5g，附子10g，草果10g，菟丝子10g，茯苓20g，白术15g，肉桂6g，水煎服。果然1剂温回，尿增，肿消逾半。

复诊：脉稍有力，肿虽消但食欲欠佳，兼有腹鸣微痛，更方用桂附六君子汤方，大补脾肾。调理2周，水肿全消。

五、现代应用

慢性肾炎，肾病综合征，肾小球肾炎，水肿等。

六、应用经验采撷

浮肿严重者，加泽泻、猪苓等渗利之品。

七、使用注意

鹿茸应研粉，以药液冲服。

茵陈白芷汤

一、原文

酒客久痢，饮食不减，茵陈白芷汤主之。(《温病条辨·卷三》)

茵陈白芷汤方（苦辛淡法）

绵茵陈　白芷　北秦皮　茯苓皮　黄柏　藿香

二、方歌

茵陈白芷汤藿香，秦苓二皮黄柏攘，
清热燥湿又止痢，服之此方保安康。

三、临证要点

本方主治酒客久痢，饮食不减。以腹痛，里急后重，肛门灼热等为临证要点。

四、临床应用案例采验

腹泻

某患，男，26岁。主诉：腹泻多年，伴小腹痛2个月余。现病史：患者由于工作关系，时常出外公干，交际应酬，烟酒不断，终日大便稀溏，日行数次，近2个月腹泻加重，伴小腹隐痛，里急后重，故前来就诊。现症：小腹隐痛，便稀后重，纳食正常，尿黄短，口渴引饮，左脉弦数，舌淡，苔白腻。诊断为泄泻，证属内有停饮，困迫大肠。治宜升清阳，利湿热，止痛泻。处方：白芷10g，茵陈10g，葛根15g，藿香10g，秦皮10g，黄连5g，黄芩10g，茯苓15g，车前子10g（包），白术10g，炒山楂15g，陈皮6g，木香5g，炒白芍10g，甘草5g。7剂，水煎服，每天1剂，分2次口服。嘱患者戒烟酒，忌生冷、肥甘厚味。

二诊：腹痛减，偶肠鸣腹胀，便稀日行2次，后重感减轻，尿稍畅、黄减，渴饮减，纳佳，脉弦，舌淡，苔薄。上方加厚朴10g，续服10剂。

三诊：腹胀痛除，便稀日行1次，渴饮止，但小便偶发黄，舌淡，苔薄白，脉微弦。上方白术增至15g，去炒山楂，加黄柏15g。续服10剂。

四诊：大便成形，每天一行，腹痛未犯，尿畅不黄，口中和，舌淡红，苔薄白。上方去黄柏，加党参 5g、麦冬 15g，再服 10 剂巩固疗效。

五、现代应用

各种肠炎，特别是溃疡性结肠炎。

六、应用经验采撷

腹胀，肛门重坠者，加木香、枳实、厚朴；倦怠乏力者，加白术、山药。

七、使用注意

使用时既可煎剂口服，也可用本方加白及、白术水煎灌肠，局部作用，促进肠道溃疡面的愈合。

双补汤

一、原文

老年久痢，脾阳受伤，食滑便溏，肾阳亦衰，双补汤主之。(《温病条辨·卷三》)

双补汤方

人参　山药　茯苓　莲子　芡实　补骨脂　苁蓉　萸肉　五味子　巴戟天　菟丝子　覆盆子

二、方歌

双补汤中参药苓，补骨莲子芡苁蓉，
萸肉五味菟丝子，巴戟覆盆治痢雄。

三、临证要点

本方主治脾肾阳虚，久泻久痢。以神疲倦怠，不思饮食，舌苔淡白，脉沉细弱为临证要点。

四、临床应用案例采验

腹泻

王某，女，70岁。患者于26年前因产后调理不慎而致泄泻，时轻时重，迁延至今。初时不论昼夜，轻则大便溏薄，重则泄泻如水样，日行2~5次。后每于晨起为便意扰醒，伴腹胀微痛，喜揉按，面色㿠白，神疲倦怠乏力，肢体欠温，腰背酸冷，舌苔白，质淡，体胖有齿痕，脉沉细无力。诊断为脾肾阳虚型泄泻。治宜益气健脾，温肾助阳，兼以收敛止泻。方用双补汤加味：党参15g，山药20g，茯苓15g，莲子15g，芡实15g，苁蓉15g，山茱萸15g，补骨脂12g，菟丝子12g，覆盆子12g，五味子10g，煨诃子15g，米壳6g，木香9g，白芍12g，大枣5枚为引。日1剂，水煎分2次服。

复诊：服上方3剂后，患者自觉良好，精神转佳，晨起虽仍有便意，然腹胀一症减轻。中病守方继服6剂后，晨泻不作，大便日1~2次，时便溏。以后服方，原意不变，略对症加减，共进 30 余剂后大便正常，诸症悉除，随访 2 年未见复发。

五、现代应用

现代临床常用本方治疗因肾精虚亏、气血不足所致的各种虚劳性疾病。

六、应用经验采撷

精血亏甚者，加制首乌、紫河车、黄精；肾阳虚、阴寒内盛者，加制附片、肉桂；遗精、滑精者，加金樱子、桑螵蛸、芡实、莲须；失眠者，加酸枣仁、夜交藤、龙骨、牡蛎；腰痛剧者，加川续断、杜仲、狗脊。

七、使用注意

有余邪留滞者不宜使用。

断下渗湿汤

一、原文

久痢带瘀血，肛中气坠，腹中不痛，断下渗湿汤主之。(《温病条辨·卷三》)

断下渗湿汤方（苦辛淡法）

樗根皮炒黑，一两　生茅术一钱　生黄柏一钱　地榆炒黑，一钱五分　楂肉炒黑，三钱　银花炒黑，一钱五分　赤苓三钱　猪苓一钱五分

水八杯，煮成三杯，分三次服。

二、方歌

断下渗湿猪茯苓，银柏榆楂樗苍术，
主治久痢便瘀血，分消湿热效力宏。

三、临证要点

本方主治久痢湿热壅滞入血证。以大便带有瘀血，肛门气坠，腹中不痛，小便短赤，舌红苔黄，脉弦数为临证要点。

四、临床应用案例采验

案1：带下

张某，女，29岁。患者新产28天，恶露干净2天，入房犯禁，湿浊之邪内袭，伤害胞宫，累及肝肾，带脉受戕，先是白带连绵，半个月后血分亦伤，冲任不固，以致赤带又见，证延经月，带量有增无减，或白多于赤，或赤多于白，质稠黏，甚则成块而下。自脐下至曲骨之分，以及少腹两侧灼痛已4日，阴内亦似火灼，且痒。此为湿热入血，蓄结成脓之象。无怪其所下率为气味奇臭，质稠浊似脓之物。询得口干而苦，小溲赤涩不爽，大便干。幸胃纳不减，脉象稍数，舌边尖俱红而黯，苔黄腻而厚，且罩灰。证属赤白带下，由湿郁化火，灼伤奇经使然。治宜清湿热，凉营血，解毒消结。仿吴氏断下渗湿汤合四妙加味：樗根皮20g，地榆炭、丹参、怀牛膝各10g，赤苓、猪苓各12g，茅术6g，炒黄柏10g，败酱草12g，金银

花 15g，薏苡仁、马齿苋（煎汤代水）各 30g。3 剂。另：苦参、蛇床子各 15g，白矾 6g，5 剂，煎汤坐浴。

二诊：阴痒已止，带下渐减，赤色转淡，臭秽之气已不若前甚，脐腹、阴内灼痛均有减轻。湿火渐敛，血热亦减。前方去丹皮，3 剂。另予龙胆泻肝丸 15g，每午前服 5g。

三诊：赤带全无，白带亦减十之七八，臭气若失，脐腹、阴内之痛已愈，但觉微热而已。询得他无所苦，再以标本兼顾。处方：太子参 15g，茅术白术各 9g，怀山药、樗根皮各 15g，炒黄柏 9g，地榆 10g，赤苓、猪苓各 10g，制香附 10g，薏苡仁 20g。3 剂后痊愈。续予三诊方 3 剂，以巩固疗效。

案 2：久痢

严某，男，34 岁，素患胃痛。去年 7 月间，患者因天热恣食冰棒，初觉脘腹不舒，继则大便下血，一日数次。后大便逐渐稀黏，转成赤白痢。虽然下痢，但饮食、睡眠均好，精神亦佳，而且下痢之后，胃痛宿疾竟告消失，自认为热火下泄，因此不以为意。迁延至今年 5 月间，因每日下痢次数逐渐增加，精神亦感疲乏，始行就医。初由西医治疗，数天未见好转，后改中医诊治，服药数剂亦无见效。前来就诊时，诉下痢一日 10 余次，其色赤白相兼，质稠黏，腹中觉热，不痛，而有里急后重感，肢体酸楚，纳食尚佳，小便时赤，脉滑数，舌质红、苔厚微黄。治宜苦涩断下，通导兼升举之法。予以断下渗湿汤加味：樗根皮 30g（炒黑），山楂炭 9g，猪苓 9g，地榆炭、银花炭、赤苓各 4.5g，莪术、黄柏、葛根、大黄各 3g，苦参子 30 粒（去壳分吞）。每日 1 剂，服 3 剂后，大便正常，肛门灼坠、肢体酸楚均除，但中脘微有不适。虑苦寒太过，胃气受碍，故第 4 日去苦参子、大黄、葛根，加怀山药、扁豆。第 5 日用参苓白术散加樗根皮、山楂炭，续服 3 剂而安。

五、现代应用

细菌性痢疾、阿米巴痢疾等证属湿热偏盛者。

六、应用经验采撷

湿热带下者，常加牛膝、丹皮、败酱草、赤芍等；黄带、白带者，用本方去地榆、楂肉，加土茯苓、薏苡仁、六一散；兼有脾虚见症者，加党参、黄芪、山药、白术；带下日久者，加牡蛎、龙骨、乌贼骨、白果；腹中痛者，加赤芍、桃仁、丹皮；夹食滞者，加麦芽、半夏曲、枳壳。

七、使用注意

痢疾初起兼有表证者禁用；热毒血痢者慎用。

清燥汤

一、原文

下后无汗，脉不浮而数，清燥汤主之。(《温病条辨·卷二》)

清燥汤方（甘凉法）

麦冬五钱　知母二钱　人中黄一钱五分　细生地五钱　元参三钱

水八杯，煮取三杯，分三次服。

二、方歌

清燥汤方缓法明，陈柴当归不可容，
下后无汗而脉数，人中黄地母元冬。

三、临证要点

本方主治温病下后，邪热未尽，阴虚内热证。以发热，无汗，口渴，大便干，脉不浮而数为临证要点。

四、临床应用案例采验

案1：脑部多发性硬化

某患，女，61岁，2个月前因感冒出现发热，头晕恶心，继之双下肢无力，行走困难，饮水呛咳，当地医院诊断为脑梗死，予以对症治疗后未见明显好转。遂转至某省级医院，据头颅核磁及腰椎穿刺检查等结果诊断为多发性硬化，予以激素冲击后症状稍缓解。为进一步治疗，前来寻找中医诊治。症见患者神志清，精神差，情绪焦虑，反应迟钝，四肢无力，双下肢尤甚，饮水呛咳，言语不清，纳眠差，二便调，舌质暗红、苔黄腻，脉沉细数。中医诊为痿证，证属湿热壅肺，肝脾肾亏虚。予以清燥汤加减：麦冬20g，生地黄20g，黄芪60g，党参30g，白术20g，陈皮12g，茯苓20g，柴胡15g，黄连10g，黄柏12g，当归20g，杜仲30g，牛膝30g，石菖蒲10g，桂枝15g，20剂。

二诊：诉服药后四肢无力较前好转，反应较前灵敏，言语较前清晰，效不更方，原方加黄芪至80g，菟丝子20g，30剂。

三诊：神志清，精神可，主动交流较前增多，对答切题，反应正常，四肢无力较前明显好转，行走基本正常，饮水偶有呛咳，言语稍欠清，纳眠可，二便调。守上方加黄芪至100g续服，诸症消失。

案2：运动神经元病

某患，女，75岁，2年前无明显诱因出现左下肢无力，先后求治于数家省级医院，皆诊断为运动神经元病，对症治疗后症状稍缓解。数月前因发热诸症加重，为进一步治疗，前来寻求中医诊治。症见患者神志清，精神差，双下肢无力，肌肉跳动，双上肢酸麻，吞咽困难，构音障碍，易烦躁，自觉口苦，纳眠差，小便调，大便黏腻难下。舌质暗红、苔黄腻，脉滑略数。中医诊断属“痿证”范畴，证属湿热蕴，肺肝脾肾虚。处以清燥汤加味：麦冬30g，生地黄20g，黄芪30g，党参20g，白术20g，陈皮10g，茯苓20g，柴胡15g，黄连10g，黄柏12g，当归15g，远志10g，僵蚕10g，菟丝子30g，全蝎10g，桂枝10g，20剂。

二诊：肢体无力及肌肉跳动较前改善，吞咽及构音障碍均较前减轻，纳眠较前好转，二便调。舌质暗红，苔薄黄稍腻，脉弦滑。原方加黄芪至60g，牛膝30g，杜仲30g，木蝴蝶15g，薄荷10g，30剂。

三诊：诸症好转，效不更方，嘱坚持服药，以减缓病情发展。

案3：重症肌无力

某患，女，29岁，6年前因受热出现四肢乏力，双侧眼睑下垂，吞咽无力，就诊于某省级医院，查新斯的明试验阳性，CT示胸腺瘤，诊断为重症肌无力。行胸腺瘤切除术后症状减轻，术后未规律服用溴吡斯的明，于感冒后出现重症肌无力危象，入ICU治疗20天后好转出院，现欲求进一步治疗。症见患者神志清，精神差，自觉乏力，心慌胸闷，面部散在性红色痤疮，睁眼费力，吞咽及咀嚼无力，抬臂困难，常年受痔疮之苦，纳可，时有入睡困难，小便色黄，偶有便秘。舌质暗红，苔腻，脉濡缓。中医诊断属“痿证”范畴，证属湿热壅肺，脾肾亏虚。处以清燥汤加味：麦冬30g，生地黄20g，黄芪30g，党参20g，白术20g，陈皮12g，茯苓20g，升麻10g，柴胡15g，黄连10g，黄柏12g，当归15g，北沙参30g，菟丝子30g，淡附片9g，20剂。

二诊：睁眼、抬臂、吞咽及咀嚼无力较前改善，全身乏力，心慌胸闷较前减轻。口服溴吡斯的明每日剂量减至5片，激素减至6片。原方加黄芪至 80g，杜仲 30g，怀牛膝 30g，20 剂。

三诊：诸症好转，遂效不更方继服 30 剂。后服清燥汤加减方 2 年，病情稳定。

五、现代应用

疾病后期发热，脑部多发性硬化症，运动神经元病，重症肌无力等。

六、应用经验采撷

咳嗽，胶痰者，加沙参、桑叶、梨汁、牡蛎、牛蒡子。

七、使用注意

方中人中黄可用黄芩、黄连代之；里热阴伤，故忌用陈皮、柴胡、苏子、橘红、当归之类辛燥之品。

九痛丸

一、原文

卒中寒湿，内挟秽浊，眩冒欲绝，腹中绞痛，脉沉紧而迟，甚则伏，欲吐不得吐，欲利不得利，甚则转筋，四肢欲厥，俗名发痧，又名干霍乱。转筋者，俗名转筋火，古方书不载（不载者，不载上三条之俗名耳；若是证，当于《金匮》腹满、腹痛、心痛，寒疝诸条参看自得），蜀椒救中汤主之，九痛丸亦可服；语乱者，先服至宝丹，再与汤药。（《温病条辨·卷二》）

九痛丸方（治九种心痛，苦辛甘热法）

附子三两　生狼牙一两　人参一两　干姜一两　吴茱萸一两　巴豆去皮心，熬碾如膏，一两

蜜丸梧子大，酒下，强人初服三丸，日三服，弱者二丸。

兼治卒中恶，腹胀痛，口不能言；又治连年积冷，流注心胸痛，并冷冲上气，落马，坠车，血病等证皆主之。忌口如常法。

二、方歌

九种心痛治不难，狼萸姜豆附参安，
附需三两余皆一，攻补同行仔细看。

三、临证要点

本方主治阴寒凝滞心腹痛证。以腹胀痛，心胸痛，跌打损伤致疼痛，舌淡紫，脉沉涩为临证要点。

四、临床应用案例采验

陈旧性心肌梗死

某患，男，74岁。主诉：间断胸痛16年，加重4天。患者于1999年因受寒劳累后出现胸痛，入某医院住院治疗，诊断为急性心肌梗死，予输液治疗后（具体药物不详），症状缓解出院。2002年患者因胸痛反复发作，就诊于北京某医院，诊断为“冠心病，不稳定型心绞痛，陈旧性心肌梗

死”，冠脉造影提示冠脉 3 支病变，予冠脉旁路移植术治疗，术后胸痛程度及发作频率较前明显缓解。同年，又因心慌就诊于某医院，诊断为“心律失常，房颤”，曾予口服盐酸胺碘酮治疗，症状稍有缓解，后未系统治疗。其后，患者定期就诊于我院门诊，接受口服灯盏生脉胶囊、丹蒌片等中成药治疗，但胸痛、心慌仍间断发作，症状未见明显缓解。2015 年 1 月 22 日下午，患者因劳累、受凉后突发心前区疼痛，疼痛放射至左上臂，自行吸氧，舌下含服速效救心丸，1 小时后症状缓解。近 4 天来，上述症状于饥饿、饱食、受凉后反复加重，考虑急性心肌梗死，予以硝酸甘油、丹红注射液等药物静脉滴注，症状未见明显缓解。遂求中医诊治。刻下症：频繁发作心前区疼痛，疼痛剧烈，严重时不能忍受。每次疼痛持续 10~15 分钟，一受寒则诱发，以刺痛为主，偶可放射至左上臂，几乎每天均发作心前区疼痛，今晨 2：00 小便后受寒，即发作疼痛，疼痛持续 20 分钟，动则气喘，胸前区不适，平素全身怕凉，少量白痰，不稠易咳，时有心慌，双下肢轻度水肿，口干，纳眠差，尿频尿急，尿淋漓不尽，夜尿 3 次，大便每日 2 次，成形。舌淡暗，苔白腻，中间部分无苔，脉弦滑。辅助检查：心肌肌钙蛋白Ⅰ 16.445μg/L。心电图提示心房颤动，频发室早，室内传导阻滞，陈旧性下壁心肌梗死，V_1~V_6 T 波低平。西医诊断为急性冠脉综合征，急性非 ST 段抬高性心肌梗死（广泛前壁），冠脉旁路移植术后，永久性心房颤动。中医诊断为真心痛，证属心阳痹阻，沉寒痼冷，血瘀湿停。治宜温通心阳，活血利湿。方用九痛丸合桂枝茯苓丸合当归贝母苦参丸：黑顺片 15g（先煎），党参 13g，干姜 13g，制吴茱萸 13g，桂枝 15g，茯苓 15g，桃仁 15g，白芍 15g，牡丹皮 15g，当归 20g，苦参 20g，滑石块 10g，浙贝母 20g。急煎 1 剂，水煎服，日 1 剂，分 2 次服用。服药 5 剂后胸痛已愈，全身怕冷明显缓解。遂将黑顺片降至 10g，制吴茱萸降至 9g，余药不变。服药 7 剂后尿频、尿急亦明显减轻，心肌肌钙蛋白Ⅰ降至 0.254μg/L。随访患者 2 个月，病情稳定，未见明显不适。

五、现代应用

心绞痛，胃痉挛，胃溃疡，多发性肌炎，脑震荡等。

六、应用经验采撷

脾虚而大便溏薄者，加茯苓、白术；脾气虚而气短气促较重者，加人参、黄芪；湿停水聚较甚而水肿著者，加大腹皮、茯苓皮、泽泻。

七、使用注意

服用本方时忌猪肉、芦笋。

加减生脉散

一、原文

太阴伏暑，舌赤，口渴，汗多，加减生脉散主之。(《温病条辨·卷一》)

加减生脉散方（酸甘化阴法）

沙参三钱　麦冬二钱　五味子一钱　丹皮二钱　细生地三钱

水五杯，煮二杯，分温再服。

二、方歌

加减生脉散地冬，沙参五味丹皮共，

养阴清热又凉血，舌赤口渴汗出宁。

三、临证要点

本方是治疗温热，暑热，耗气伤阴证的常用方。以汗多神疲，体倦乏力，气短懒言，咽干口渴，舌干红少苔，脉虚数为临证要点。

四、临床应用案例采验

案1：口唇白色病变

陈某，女，60岁，患口唇白色病变5年，病始起为口唇疱疹反复发作，未予重视，致口唇色素渐减退，角化层增厚，诊为口唇白斑。患者常感头晕目涩，口渴咽燥，心悸寐差，舌淡红苔少，质有裂纹，脉细数。证属湿热为患，病久气阴两亏，唇失所养。拟益气养阴，清热除湿治之。方药：党参30g，麦冬10g，五味子6g，银花10g，茯苓10g，赤白芍各10g，土茯苓30g，泽泻、薏苡仁各10g，甘草6g，蒲公英10g，白术10g。如此调理半年余，唇色好转，角化层减少，杜绝了口唇白斑向癌症发展的可能。

案2：放疗后肺胃气阴两伤

孙某，女，65岁，腮腺癌手术加放疗后1年余，口干咽燥，咽下困难，呛咳音哑，时时欲饮，大便干结，舌红少苔，脉细数。证属放疗后肺胃气阴两伤，津液受损。治拟益气生津，养阴润肺。方用加减生脉散：太子参30g，麦冬10g，五味子6g，玄参、百合各10g，桔梗6g，半枝莲、全瓜蒌各30g，乌梅10g，甘草6g。服药后，上述诸症逐渐得以改善，间断服药3个月后舌上生薄白苔，一般情况明显改善。

案3：放射性肺炎

张某，男，50岁，食管中段癌，手术加放疗以后，咳嗽气急，胸闷咳痰不爽，精神不佳，午后体温37.5℃，听诊两肺可闻及干性啰音，苔少质嫩红，脉细数。治宜益气养阴，清肺化痰。方药：太子参30g，麦冬10g，五味子6g，黄芩、象贝母各10g，鱼腥草30g，瓜蒌皮、陈皮各10g，甘草3g。用上方调治20余天，咳嗽气急消失，体温正常，精神好转，已存活3年余。

案4：心房纤颤

吴某，男，68岁，既往有阵发性房颤病史2年，近2周发作频繁，持续时间2小时左右。诊见患者心慌，烦躁，倦怠乏力，气短懒言，口干，五心烦热，偶有头晕头痛，时有胸闷，纳呆食少，眠可，二便调，舌红少苔，脉细弱。血压160/60mmHg，心率68次/分钟，律齐，各瓣膜听诊区未闻及明显病理性杂音。证属心脾两虚，痰瘀阻窍。治宜益气养阴，健脾化痰，散瘀止痛。方用加减生脉散：人参9g，黄芪30g，麦冬30g，五味子9g，茯苓15g，白术15g，黄连10g，当归15g，川芎15g，赤芍15g，郁金15g，延胡索30g，三七粉3g（冲），甘松30g，葛根30g，海风藤20g。水煎服，日1剂。

二诊：服药期间房颤只发作1次，持续时间1小时，乏力、气短等症明显好转，偶有胸闷，舌红，苔薄，脉细。在上方基础上加蒲黄12g。

三诊：房颤未再发，偶有乏力，未述其他不适。效不更方，嘱上方继服，以巩固疗效。

案5：冠心病

唐某，男，67岁，反复发作性胸闷、憋气2年。症见患者胸闷，憋气，活动后加重，乏力气短，劳累后心慌，口干，怕冷，自觉有痰难以咯出，纳少，食后腹胀，大便干，排便不爽，小便调，舌暗红，苔白厚，脉弦细。心电图示：①完全性右束支传导阻滞；②ST–T改变。查体：心肺（–），双下肢轻度凹陷性水肿。证属心气不足，痰瘀阻络。治当益气复脉，豁痰化瘀。方用加减生脉散：人参9g，黄芪30g，麦冬30g，五味子9g，瓜蒌15g，桂枝12g，枳壳12g，半夏15g，陈皮10g，砂仁9g，檀香9g，丹参

30g，川芎 15g，赤芍 15g，三七粉 3g，大腹皮 15g，泽泻 20g。水煎服，日1剂。

二诊：服药 10 剂后，患者胸闷、憋气明显好转，纳食较前增多，大便尚可，但仍自觉有痰，双下肢轻度水肿。效不更方，上方基础上改大腹皮 20g、泽泻 30g，加黄连 9g。

三诊：服药 7 剂后，患者胸闷、憋气基本告愈，精神、体力均可，双下肢基本无水肿。心电图示：ST–T 无明显下移。

五、现代应用

现代临床常用本方治疗慢性心力衰竭，病窦综合征，萎缩型老年性黄斑变性，冠心病心绞痛，心房纤颤，晚期肺癌癌性发热，糖尿病，糖尿病酮症酸中毒，糖尿病多汗症，病毒性心肌炎，阴虚火旺型盗汗，气阴两虚型幼儿泄泻，心律失常，口唇白色病变，放疗后肺胃气阴两伤，放射性肺炎等。

六、应用经验采撷

发热不退者加青蒿；舌苔黄腻者去北沙参，加黄芩、清半夏；舌红少苔者加玉竹、石斛、百合；咽痛红肿，阴虚者可加射干、金银花、牛蒡子；气短较甚者可酌情加重党参、黄芪用量，亦可加太子参予以补气；舌青紫有瘀斑者可加红花、当归、赤芍以活血祛瘀；腹胀者可加厚朴、枳实以行气宽中除胀；舌苔白滑者可加茯苓、薏苡仁以利水祛湿；出汗严重者可加防风、白术、浮小麦、牡蛎以益气固表止汗；睡眠不佳者可加适量酸枣仁、琥珀以安神。

七、使用注意

如兼有外邪，或虽有暑热炽盛而气津未伤者，均不宜应用本方。

减味竹叶石膏汤

一、原文

阳明温病，脉浮而促者，减味竹叶石膏汤主之。(《温病条辨·卷二》)

减味竹叶石膏汤方（辛凉合甘寒法）

竹叶五钱　石膏八钱　麦冬六钱　甘草三钱

水八杯，煮取三杯，一时服一杯，约三时令尽。

二、方歌

减味竹叶石膏汤，麦冬甘草合成方，
清热生津甘缓急，温病脉促服之康。

三、临证要点

本方主治阳明气分热盛伤阴证。以身热多汗，心胸烦热，气逆欲呕，气短神疲，舌红少苔，脉虚数为临证要点。

四、临床应用案例采验

案 1：汗后神疲

邱某，男，45 岁。3 日前发热恶寒，咳嗽咽痛，投以麻黄汤，药后汗出热退，咽痛大减。唯神疲乏力，汗绵绵不止，动则益甚，口燥咽干，频频饮之仍不解渴，咳嗽气逆，痰少而黏，饮食乏味，大便不硬，小溲短黄。舌尖边红赤、苔薄白，脉弦细略数。证属气阴两虚也。邱某工作认真，事必躬亲，日无刻闲，致气阴虚损，心身俱疲。风寒外感，辛温发散本不为谬，奈汗出过多，益伤气阴，故而神疲少气，汗出不休。单纯气阴虚损，生脉散最宜；而汗后气阴亏虚，表未尽，脉迟缓者，桂枝新加汤为妥；本案患者除舌红、脉细数外，尚有咽痛、气逆呛咳等余热症状，故以减味竹叶石膏汤为妥。拟方：竹叶 10g，石膏 30g，甘草 10g，麦冬 15g，粳米 30g。3 剂药后汗出止，神倦、口渴大减，知饥欲食。气阴已复，嘱饮食调理，勿劳勿累。

案2：发热

杜某，女，67岁。患者身热3周，初以饮食不减，无大不适，未予诊治。日来渐感乏力，动则短气，始来诊治。询知发热至午益甚，体温多在37.8~38℃，自汗出，汗后热不减，不恶寒，口气蒸手，咽干唇燥，思饮欲冷，消谷善饥，大便日一行，夜尿频。素日足膝疼痛，午后足跗水肿。望其面色微红，形体略瘦，精神尚可，舌质红，苔少。诊得脉象沉滑略数，重按无力，腹软无压痛。化验室检查：甘油三酯正常，血糖空腹2.2mmol/L，餐后2小时血糖7.9mmol/L。观其脉症，此阳明胃热，气阴两虚证也。阳明热则消谷善饥，口渴思饮；气阴虚则少气乏力，咽干脉弱。治宜清阳明，益少阴。方拟减味竹叶石膏汤：竹叶10g，石膏30g，甘草10g，麦冬15g，苏子15g，3剂。

二诊：发热汗出减（体温35.9~36.8℃），口渴、易饥亦轻，膝仍痛，跗仍肿，舌脉同前。以原方加白芍治之。

案3：咳嗽

韩某，女，63岁。咳嗽4个月，初由感冒而起，某医院给予静脉滴注先锋霉素、阿奇霉素1周，发热退，咳不止。早上咳甚，呈呛咳状，痰白黏稠，咳之不爽。口苦咽干，思饮思冷，神疲乏力，胃纳一般，小便利，大便日一行。望其面色微红，目下浮肿，舌红无苔，少津。诊其脉，沉细略数。触其腹，无压痛，胫踝压之成凹。X线检查：心膈肺未见异常。血糖4.3mmol/L。脉症观之，此热邪未净、气阴两虚证也。气阴不足则体倦少气，咽干思冷；热邪犹存则口苦、思冷。咳嗽者，非肺气失宣，乃“诸逆冲上，皆属于火”也。水肿者，通调失职也。治当清邪热，益气阴，不治咳，咳自愈；通调复，则肿亦自退也。方用减味竹叶石膏汤：竹叶10g，石膏30g，麦冬15g，沙参15g，苏子15g，甘草10g，3剂。

二诊：咳嗽果然减轻，仍咽干、少气、水肿，气阴一时难复也。上方加元参15g，5剂。

三诊：咳嗽偶见，神疲少气、咽干、水肿渐次消减，嘱守方续服5剂。

案4：牙痛

邓某，女，82岁。患者左侧下牙疼痛20余日，昼夜不得眠，呻吟之声不绝于口。牙不松动，齿无龋孔。或谓牙根尖炎，注射青霉素，口服消炎剂；或云胃火盛，用牛黄解毒丸、黄连上清丸，虽倍量之服，皆难得减。

服盐酸布桂嗪、美沙酮亦仅缓解一时。后于某医院口腔科行拔牙术，岂料术后邻牙疼痛益剧。患者大便干秘，数日一行，口干口苦，思冷欲饮，舌苔黄腻，显属胃热无疑。继从牙龈虽红不肿，舌红多裂，脉沉滑，两尺无力论，则系少阴不足之候。阳明有余，少阴不足之证，单纯苦寒清热，徒有败胃伤阴之弊。况耄耋之年，阴血不足，纵有胃火，亦当滋水清之，岂可苦寒燥之？是宜大队滋肾益阴，少佐苦寒清降以治。倘若津血得充，阴液得复，则少阴自有归藏之安，阳明绝无赤旌之摇。方用减味竹叶石膏汤加减：竹叶 10g，石膏 30g，麦冬 15g，甘草 6g，半夏 10g，生地 30g，知母 10g，怀牛膝 10g，骨碎补 30g，白芍 15g，丹皮 10g。2 剂。

二诊：药后当晚疼痛减轻，现仅微痛而已。大便仍秘，于原方加肉苁蓉 30g，3 剂。

五、现代应用

流行性脑膜炎后期，夏季热，中暑等证属余热未清，气津两伤者。

六、应用经验采撷

胃阴不足，胃火上逆，口舌糜烂者，加石斛、天花粉清热养阴生津；胃火炽盛，消谷善饥，舌红脉数者，可加知母、天花粉以增强清热生津之效；气分热犹盛者，可加知母、黄连以增强清热之力。

七、使用注意

有表证者禁用；口渴思冷，脉有力者禁用；无气逆症者禁用。

麦冬麻仁汤

一、原文

疟伤胃阴，不饥不饱，不便，潮热，得食则烦热愈加，津液不复者，麦冬麻仁汤主之。(《温病条辨·卷二》)

麦冬麻仁汤方（酸甘化阴法）

麦冬连心，五钱　火麻仁四钱　生白芍四钱　何首乌三钱　乌梅肉二钱　知母二钱

水八杯，煮取三杯，分三次温服。

二、方歌

麦冬麻仁汤乌梅，首乌知母也相随，
疟伤胃阴津不复，养阴和胃虚热退。

三、临证要点

本方主治疟伤胃阴证。以不饥不饱，不大便，潮热，得食则烦热加重，口干，口渴，舌红少苔，脉象细数为临证要点。

四、临床应用案例采验

老年功能性便秘

李某，男，89岁。患者于1个多月前曾因肺部感染就诊于当地医院，接受抗感染、解痉、止咳化痰、补液、退热等对症支持治疗，后患者病情好转出院。既往有大便干结难解的病史，平均每周2次，有时需使用开塞露等药物辅助排便，自上次出院后患者大便干结症状加重，最后一次排便至就诊时已逾7天。刻诊：大便干结难解，虽有便意但努挣难出，时感腹胀，口渴欲饮，饮水量适中，时有气促，无咳嗽咳痰，双目干涩，球结膜稍充血，手足心时有汗出，晨起时食欲不佳，每于食后感周身烘热，小便频数，黄赤涩痛，夜寐一般。查体：面色稍红，心肺（－），腹平坦，柔软，无腹肌紧张，全腹无压痛、反跳痛，可于左侧下腹部及剑突下扪及条索状物，听诊肠鸣音稍减低，舌红，苔少而糙，脉弦细。腹部立位片示结

肠积气征象。切思此证乃年老体虚，阴液伤于先，而受热病之后阴液更虚，且肺与大肠相表里，邪热扰肺，肺失宣降，津液不能下达肠道以润之，当以复津液之麦冬麻仁汤加减。处方：麦冬 15g，火麻仁 15g，玄参 15g，细生地 15g，白芍 9g，乌梅肉 3g，芦根 30g（先煎），知母 6g，决明子 9g，5 剂。煎法：先以水 8 杯，煮芦根减 2 杯，纳诸药，煮取 2 杯，渣再煮 1 杯兑服。服法：中餐后候一刻，待口渴时，顿服 1 剂，不通则晚餐后如法再服，大便得通后则日服 1 剂，每午、晚餐后如法服一半。

二诊：患者如法服药 2 剂后大便已通，后 3 剂已按日服完，现大便得通，每天 1 次，但仍稍干燥，难以挣出，稍有腹胀，尿色转清，无涩痛，双目干涩较前缓解，球结膜已无充血，已无口渴，饮水正常，手足心仍时有汗出，口淡，晨起时仍稍感食欲不佳，舌淡红，舌苔转润而较前为多，脉仍弦细。腹部立位片未见明显异常。现患者腑气得通，津液已复八九，然年事已高，真阴不足，胃阳亦虚，故以原方去芦根、知母、决明子，减火麻仁为 9g，加女贞子 9g、墨旱莲 9g、枸杞子 15g、炒麦芽 15g。7 剂，以水 5 杯，煮取 2 杯，渣再煮 1 杯兑服，每天 1 剂，早饭后于药中兑生姜汁 1 小杯，晚饭后则无须兑，直接温服。

三诊：患者现每天大便 1 次，质软成型，双目已不干涩，早餐时食欲渐增，手脚心已不甚出汗，舌淡红、苔薄白而稍润，脉弦。患者现津液已复，然年事甚高，真阴之亏损难复，不可强求；胃阳之虚弱渐痊，故嘱患者仍以前方加肉苁蓉 9g，隔天 1 剂，煎服法同前，以保天年。

五、现代应用

口干、腹痛、便秘证属热病伤津，胃阴不足者。

六、应用经验采撷

兼自汗、乏力、脉细弱等气虚之象者，多加黄芪以补气固表，敛汗以防津液之外散；兼夹畏冷肢寒等阳虚之象者，多加苁蓉、肉桂等以扶阳气；津亏较甚者，多加玄参、生地以增水行舟；燥结甚者，加芒硝之咸味以润下；血虚甚者，加白芍、当归以补肝血，养肝体；肺中余热未清，肺气不开者，多加桑叶、芦根等以清肺热，保肺阴。

七、使用注意

方中药物滋腻，素体湿重者慎用；脾胃虚寒者禁用。

新制橘皮竹茹汤

一、原文

阳明湿温，气壅为哕者，新制橘皮竹茹汤主之。（《温病条辨·卷二》）

新制橘皮竹茹汤（苦辛通降法）

橘皮三钱　竹茹三钱　柿蒂七枚　姜汁三茶匙，冲

水五杯，煮取二杯，分二次温服；不知，再作服。

二、方歌

橘皮竹茹柿蒂姜，不用人参为新制，
胃虚有热气上逆，呃逆呕吐虚烦宁。

三、临证要点

本方主治热夹气滞证。以呃逆，呃声低微而不连续，呕吐，胸闷脘痞为临证要点。

四、临床应用案例采验

案1：呃逆

袁某，女，24岁。患者诉急行汗出较多，饮冷开水，即呃逆连声，平素胃弱而饮食不多，宜养胃降逆。处方：橘皮9g，淡竹茹12g，党参12g，炙甘草6g，生姜2片，大枣5枚，柿蒂6g，丁香4.5g。仅服1剂，呃即止。

案2：妊娠恶阻

贾某，30岁，停经52天、呕吐加剧2天。患者于停经47天开始出现呕恶，厌食，嗜睡。B超示：宫内早孕。2天前开始呕吐加剧，食入即吐，呕苦吞酸，伴头晕、胸胁胀满、口苦便结，舌红苔薄黄，脉弦滑。尿酮（+），尿蛋白（+）。此乃素体胃虚加之孕后阴血骤虚，肝气横逆，挟冲气上逆犯胃，胃失和降所致。治以清肝和胃，降逆止呕。方用新制橘皮竹茹汤加减：陈皮12g，竹茹6g，半夏10g，砂仁10g，白术10g，茯苓10g，黄连6g，瓜蒌仁12g，甘草3g，生姜3片。3剂，日1剂，浓煎，少量

温服。

二诊：服药3剂后，呕吐减轻，能少进饮食，大便得润，续服2剂。

三诊：恶心呕吐已止，尿酮检查已转阴，食纳增加，基本痊愈。

案3：百日咳

陈某，男，5岁。患儿阵挛性咳嗽20余天，曾服中西药均无效。刻诊：痉咳阵作，发时咳嗽连声，涕泪交加，面红耳赤，夜间尤甚，每次连续20~30声后，则发出鸡鸣样吸气性吼声，呕出大量痰沫方止。视其目睛充血，舌下系带欲破，舌红苔白腻薄黄，脉弦滑。血常规：白细胞17.5×10^9/L，中性粒细胞0.26，淋巴细胞0.74。胸透（–）。诊断为百日咳，证属冲脉上逆，肺胃失和。治以平冲降逆，肃肺和胃。方用新制橘皮竹茹汤加味：橘皮6g，竹茹、党参、杏仁、葶苈子各10g，生姜2片，大枣5枚，甘草3g。服6剂后，痉咳缓解，唯出汗较多，口干多饮。原方去葶苈子、党参，加桑叶、沙参各10g。续服3剂，诸症悉除，复查血常规正常。

案4：肾功能衰竭

陈某，男，26岁。患者因面部浮肿，症状逐渐加重，10天后至全身浮肿，无尿，神志模糊，谵妄，被某医院诊断为急性肾小球肾炎合并急性肾功能衰竭。经住院抢救，15天后病情虽有好转，但患者因经济困难，且见其全身浮肿又少尿，欲放弃西医治疗，寻中医求治。初诊时见患者神志模糊，时谵语，全身浮肿，下肢肿甚，按之凹陷久久不复，小便每天250mL左右，恶心，时吐清水，纳呆，舌淡胖，脉沉细数。血压157/93mmHg，尿素氮28.4mmol/L，尿常规：蛋白（+++），管型1~2/HP，红细胞（++），白细胞1~3/HP。因患者体弱病重，拟用平和清淡之新制橘皮竹茹汤加黄芪、白术、钩藤治之。2天后，患者病情稳定，呕吐大减，谵语亦减，尿量稍增，家人渐增信心，嘱原方续服。再1周后来诊，神志已清，恶心呕吐已除，尿量已增至每天800~1200mL，血压144/90mmHg，尿素氮17.1mmol/L，尿蛋白（++）。主症已除，改用健脾固肾泄浊法调治，3个月后病愈。

五、现代应用

急、慢性胃炎，重症肝炎，顽固性呕吐，膈肌痉挛，胃及十二指肠溃疡，肾功能衰竭等。

六、应用经验采撷

有痰火者，加竹沥、瓜蒌霜；有瘀血者，加桃仁。

七、使用注意

凡虚寒呕吐，呃逆，或实热之呃逆、呕吐者，均不宜使用本方。

活人败毒散

一、原文

暑湿风寒杂感，寒热迭作，表证正盛，里证复急，腹不和而滞下者，活人败毒散主之。(《温病条辨·卷二》)

活人败毒散（辛甘温法）

羌活　独活　茯苓　川芎　枳壳　柴胡　人参　前胡　桔梗以上各一两　甘草五钱

共为细末，每服二钱，水一杯，生姜三片，煎至七分，顿服之。热毒冲胃噤口者，本方加陈仓米各等分，名仓廪散，服法如前，加一倍。噤口属虚者勿用之。

二、方歌

人参败毒茯苓草，枳桔柴前羌独芎，
薄荷少许姜三片，时行感冒有奇功。

三、临证要点

本方主治气虚外感证。以憎寒壮热，头项强痛，肢体酸痛，无汗，鼻塞声重，咳嗽有痰，胸膈痞满，舌淡苔白腻，脉浮而重取无力为临证要点。

四、临床应用案例采验

案1：产后中风

潘某，女，27岁。主诉：恶寒发热，无汗头痛2天。患者产后半个月，不慎感受风寒，恶寒发热，无汗头痛，四肢疼痛，流涕，咳嗽，不思饮食，腹胁刺痛，恶露不尽，舌苔薄白，脉浮数，按之无力，诊为产后中风。予以活人败毒散加减：荆芥10g，防风10g，羌活10g，川芎6g，前胡10g，桔梗6g，枳壳6g，白芍10g，当归10g，甘草4g，党参10g，薄荷4g。服1剂后即汗出寒热等症退，四肢疼痛等症亦减。原方去羌活、防风、薄荷，加桃仁6g、红花6g、益母草15g，连服3剂，诸症痊愈。

案 2：疮疖

张某，男，39 岁，患皮肤病，遍体生疮疖，终年此愈彼起，并患顽癣。来诊时视其疮疖，项部为多，顽癣则腰、腹部及大腿部丛生，粘连成片如掌大，时出黄水，奇痒难熬，久治不愈。曾用过内服、外擦多种方药，迄无效果。诊其脉虽稍数而中露虚象，舌边有齿痕。予以活人败毒散作汤：党参 9g，茯苓 9g，甘草 6g，枳壳 6g，桔梗 4.5g，柴胡 6g，前胡 6g，羌活 9g，独活 6g，川芎 6g，薄荷 1.5g，生姜 6g，嘱服数剂。半个月后复诊，察顽癣有收敛现象，嘱再服半个月后，察大腿部顽癣痂皮脱落，露出鲜红嫩肉，腰腹部者脓汁亦减少。令患者长期服用，3 个月后，只腰部之癣疾未愈，而频年惯发之疮疖从未发生。2 年后追询，腰部顽癣仍存在，而疮疖则终未再发。

案 3：带下

孙某，女，31 岁，上环 2 个月以来，白带量多如注，兼见头晕腰酸、肢体困重乏力，舌淡，苔薄白，脉细滑。证属脾气虚弱，湿浊下注。治宜益气，化湿，止带。以活人败毒散去桔梗、前胡、甘草，加荆芥、樗根皮、白果，2 剂带下得止，继服补中益气汤 3 剂而瘥。

案 4：小儿病毒性上呼吸道感染

邵某，女，5 岁，时幼儿园流行病毒性上呼吸道感染，就诊时患儿高热 2 天，体温 39℃以上，头痛，无汗，肢体酸楚，咳嗽，咽部充血，咽壁疱疹，双肺未闻及干、湿性啰音。血常规：白细胞 6.5×10^9/L，中性粒细胞 0.46，淋巴细胞 0.54，胸透心肺（–），诊断为病毒性上呼吸道感染。证属风寒袭表，郁于腠理。治宜益气解表，祛风散寒。予以活人败毒散 2 剂。首剂头煎服后即微汗，头痛肢酸楚缓解，至二煎后体温开始下降，3 剂后体温正常，精神好转，能进食稀饭，但仍有阵咳，喉中有痰，以宣肺化痰止咳法善后。

案 5：流行性感冒

王某，男，68 岁。患者患流感 1 周，经输液、服抗感冒西药效不显。现症：畏寒发热，体温 39.4℃，咳嗽，身酸痛，乏力。予以活人败毒散 2 剂，水煎温服，日 2 次，痊愈。

案 6：反复发热不退

杜某，女，22 岁。主诉：发热。现病史：患者于 4 月感受空调冷气，不久即见畏寒发热，时腋下体温39℃余。经多家医院治疗不见好转，反复发热不退。每4小时用1次退热西药，服药后体温稍有下降，尔后又上升。现患者面部微有红色丘疹，如粟粒大小，体温38.4℃，体倦乏力，四肢困重，头晕沉痛，目眩，口微苦干。舌体胖大，苔薄白，脉浮数，触之无力，重按尤甚。辨为气虚感冒，证属风寒夹湿。治宜扶正解表。方用活人败毒散加味：红参10g，羌活10g，独活10g，柴胡10g，前胡10g，枳壳10g，桔梗10g，川芎10g，茯苓10g，甘草5g，葛根20g，生姜6片（后下），薄荷4g（后下）。服药后4小时言满面弥漫红色丘疹，背部及颈部、胸前、大腿散在分布红色丘疹，感觉较有精神，眼睛仍沉重，睡之而难入眠，体温降为38℃。第2日上午体温降为36.8℃，精神大为好转，头微沉重，红疹未见消退。嘱守方续服1剂。再1日，除头微沉重及红疹未消退外，其他皆正常。原方去生姜、薄荷，加荆芥15g，防风10g，牡丹皮12g，葛根改为30g。嘱服1剂。红疹消退大部分，体温正常，精神如常。嘱多喝水，停药休养。患者共服药6剂，红疹渐渐消退，不出数日全部消退。

案7：腰椎间盘突出症

张某，女，45岁，确诊为腰椎间盘突出症中央型半个月。症见：双腿疼痛难忍，不能久立，夜间尤甚，辗转艰难，表情苦楚，面色欠华，四肢清冷，舌胖，边有齿痕，苔白微腻，脉濡细。辨证为寒湿所困，经脉不利。治宜祛寒化湿，舒筋活络，佐以益气活血。方用活人败毒散加减：党参、羌活、茯苓各15g，荆芥、川芎、当归各12g，独活8g，枳壳、防风各12g，桔梗、甘草各5g，柴胡6g，大枣5枚，生姜3片。每日1剂，水煎服。同时，给予患者卧床牵引每日6小时，治疗1个月诸症除。

案8：慢性盆腔炎

孙某，女，43岁，确诊为慢性盆腔炎4个月。症见：小腹部坠胀疼痛，带下量多，清稀色白，月经期短，量少色淡，头晕目涩，面色少华，四肢乏力，舌淡苔薄白腻，脉细滑。辨证为病久脾虚，阳虚寒湿困遏胞中，冲任脉气不得畅通。治宜温阳化湿，运脾建中。方用活人败毒散化裁：党参、川芎各12g，荆芥炭、枳壳、乌药、白果、杜仲各10g，羌活、独活各8g，柴胡6g，生甘草、薄荷各5g，茯苓18g，大枣7枚，生姜2片。每日1剂，水煎服。患者服4剂后，带下明显减少，小腹痛减轻。原方去薄荷、枳壳，再进4剂，患者小腹痛除，带下止，精神佳。

案 9：病毒性脑炎

臧某，男，46 岁，确诊为病毒性脑炎半个月。症见：头额部重痛，时恶心，昏睡，稍咳，两手清冷，面色苍白，舌质淡，苔薄白腻，脉细弦。辨证为寒湿困遏，清阳被蒙，中焦胃气失于和降。治宜祛风散寒，化湿开窍，佐以益气助阳。方用活人败毒散加减：人参（另煎兑入）、柴胡各 6g，桔梗、羌活、独活、枳壳、荷叶各 10g，川芎、葛根各 12g，石菖蒲 15g，生甘草 6g。每日 1 剂，水煎服，患者服 40 剂后痊愈。

案 10：慢性化脓性腮腺炎

王某，46 岁。患者自述 3 年来每年左腮部肿痛 2~3 次，于某医院经 X 线摄片确诊为慢性化脓性腮腺炎，患者不愿注射青、链霉素，要求中医治疗。刻诊：畏寒发热，头痛无汗，咳嗽有痰，面黄浮肿，左耳下前方肿大，波及左眼，左眼睁开困难，左眼小于右眼，脉浮紧，舌色淡白，舌质浮胖有齿痕，苔厚白滑。方用活人败毒散加减：党参、黄芪、柴胡、前胡各 15g，独活、桔梗、昆布各 12g，金银花 30g，荆芥、甘草各 9g。

二诊：服上方 2 剂后，左腮腺肿大已有缩小。原方去荆芥，加活血逐瘀、软坚散结之品。药用：党参 30g，黄芪 24g，柴胡、前胡、薄荷、甘草、枳壳、昆布、桃仁各 9g，羌活、独活、玄参、陈皮、茯苓、牡蛎、桔梗各 12g，红花 3g。

三诊：服上方 2 剂，左腮部肿痛已消，舌边齿痕消失，苔不厚，脉和缓。再加健脾扶正、清热解毒药以防复发。药用：党参、黄芪各 30g，白术、白花蛇舌草、玄参、当归各 12g，茯苓、藿香、赤芍、昆布各 15g，广木香、红花、川芎、半枝莲、砂仁各 9g。再服此方 2 剂以巩固疗效，随访 2 年未见复发。

五、现代应用

现代临床常用本方治疗体虚外感风寒湿邪，外感痢疾，闭合性损伤等多种疾病。

六、应用经验采撷

口干舌燥者加黄芩；伴脚气者加大黄、苍术；肤痒者加蝉蜕；风寒表实证偏重者，可去人参，加荆芥、防风，增强辛散风寒之力；风热表实证偏重或其里热证候显著时，即去人参，加金银花、连翘解表清热；暑热偏盛者，即以银翘败毒散去独活、川芎，加淡竹叶、鲜荷叶、鲜芦根清暑泄热；湿邪偏盛者，即去人参，加藿香、佩兰芳化宣表。

七、使用注意

本方多为辛温香燥之品，若是暑温，湿热蒸迫肠中而成痢疾者，切不可误用；若非外感风寒湿邪，寒热无汗者，亦不宜服；外感风热及阴虚外感者，均忌用；若时疫，湿温，湿热蕴结肠中而成之痢疾，切不可用。

加减芩芍汤

一、原文

滞下已成，腹胀痛，加减芩芍汤主之。(《温病条辨·卷二》)

加减芩芍汤方（苦辛寒法）

白芍三钱　黄芩二钱　黄连一钱五分　厚朴二钱　木香煨，一钱　广皮二钱

水八杯，煮取三杯，分三次温服。忌油腻生冷。

加减法：肛坠者，加槟榔二钱。腹痛甚欲便，便后痛减，再痛再便者，白滞加附子一钱五分，酒炒大黄三钱；红滞加肉桂一钱五分，酒炒大黄三钱，通爽后即止，不可频下。如积未净，当减其制，红积加归尾一钱五分，红花一钱，桃仁二钱。舌浊脉实有食积者，加楂肉一钱五分，神曲二钱，枳壳一钱五分。湿重者，目黄舌白不渴，加茵陈三钱，白通草一钱，滑石一钱。

二、方歌

加减芩芍苦辛寒，陈皮厚朴木香连，
滞下已成腹胀痛，治用疏利走肠间。

三、临证要点

本方主治湿热痢疾。以腹痛，里急后重，便下脓血，舌红苔黄，脉弦数为临证要点。

四、临床应用案例采验

案 1：痢疾

翁某，男，27 岁。患者腹痛，日夜下痢 8 次，里急后重，食欲减退，饥不欲食，溲赤，舌苔白而后浊，脉滑数。诊断为湿热夹暑邪证。以加减芩芍汤加秦皮、白头翁各 6g，服 1 剂下利减，腹痛亦瘥，仍用前方加麦芽、山楂肉各 9g，再服 1 剂痊愈。

案 2：湿热痢疾

陈某，男，22 岁。患者腹痛下痢，日 4~5 次，里急后重，口苦，溲赤，

舌苔黄厚，脉滑数。诊断为湿热内蕴，留连不去。以加减芩芍汤加秦皮、白头翁各 6g，川连 4.5g，黄柏 6g，速服 4 剂痊愈。

五、现代应用

细菌性痢疾，阿米巴痢疾，肠易激综合征等。

六、应用经验采撷

肛坠者，加槟榔 6g。腹痛甚欲便，便后痛减，再痛再便者，白滞加附子 4.5g、酒炒大黄 9g；红滞加肉桂 4.5g、酒炒大黄 9g，通爽后即止，不可频下。如积未净，当减其制，红积加归尾 4.5g、红花 3g、桃仁 6g。舌浊脉实有食积者，加楂肉 4.5g、神曲 6g、枳壳 4.5g。湿重者，目黄舌白不渴，加茵陈 9g、白通草 3g、滑石 3g。

七、使用注意

方后加减法，一般可以效法。唯所谓加附子、肉桂，不能以“白滞”“红滞”来决定，应以病证有无寒象为依据。如无寒象，是不能加的。至于“痛甚欲便，便后痛减，再痛再便”，这是痢疾的共有特征，它更不是加用热药的指征。因为痢疾由热邪发生，初起便色红或白，只是与邪伤深浅有关，而邪的性质未变。附子、肉桂都是祛寒温里之药，若热痢而用这些药，更易助火动血，加重病情，故临床要远离其药。忌油腻生冷。

加减附子理中汤

一、原文

自利腹满，小便清长，脉濡而小，病在太阴，法当温脏，勿事通腑，加减附子理中汤主之。(《温病条辨·卷二》)

加减附子理中汤方（苦辛温法）

白术三钱　附子二钱　干姜二钱　茯苓三钱　厚朴二钱

水五杯，煮取二杯，分二次温服。

二、方歌

加减附子理中汤，术朴姜苓温脏阳，
脉濡而小太阴病，自利腹满溲清长。

三、临证要点

本方主治脾阳不振，寒湿中阻证。以脘腹冷痛，畏寒肢冷，便溏溲清，口淡不渴，舌淡苔白滑，脉沉细迟缓为临证要点。

四、临床应用案例采验

案1：结肠黑变病

侯某，女，60岁。自诉反复便秘10年，腹泻、腹痛、腹胀2年，加重1周。现病史：患者有10余年便秘史，长期间断服用大黄、芦荟、番泻叶等药物及中成药制剂，便秘、腹泻症状反复交替发生。2年前患者服用过量泻药后，开始出现腹泻，伴有阵发性腹痛、腹胀、腰痛，便后痛减，食欲减退，乏力，体重较之前减轻，无黏液脓血便。曾在多家医院求治，服药（具体不详）后症状能够缓解，但停药后症状反复，饮食不当为常见诱因。患者诉1周前上述症状复发并加重，遂来就诊。现症：腹泻，色青，每天2~3次，不伴有黏液脓血便，无恶寒发热及恶心呕吐，便后乏力，伴阵发性腹胀，腹痛，纳差，腰痛，消瘦，怕冷，小便正常，睡眠尚可，舌质淡，舌下瘀斑，苔白少津，脉沉细。查体：神清，精神差，形体偏瘦，脱水貌，面色青黄，舟状腹，腹壁静脉无怒张，全腹无明显压痛及反跳痛。电子肠镜检查提示为结肠黑变病，直肠息肉。结合患者症状及体质，辨证为脾肾阳虚，中焦虚寒夹瘀证。予以加减附子理中汤温补脾肾，散寒祛瘀。方药：制附子 30g（先煎 1 小时），干姜 10g，生晒参 30g，黄芪 50g，桂枝 15g，川芎 15g，桃仁 15g，山药 30g，炒白术 30g，炙甘草 10g，红花 15g，肉苁蓉 10g。保留灌肠治疗。每天 1 次，每次 150mL，连续治疗 1 个月。灌肠方法：患者每天早晨排空大便后，取右侧卧位，垫高臀部，备以肛管，外面涂少量液状石蜡油，使之润滑，以便插入时不致对肛门及肠黏膜产生刺激或损伤，然后将肛管插入肛门 15cm，将已配制好的药液经灌肠筒缓慢注入 150mL，注入完毕后，保持现有体位 30 分钟，防止药液流出。治疗后患者腹胀、腹痛症状明显好转，大便成形，面色较之前红润，精神佳，小便正常，食量增加，睡眠可，舌质淡红，苔薄黄。复查电子肠镜提示结肠黑变病完全消失。

案 2：浮肿

廖某，女，19 岁。患者近 2 个月饮食不佳，纳呆食少，嗜睡，四肢，头面部浮肿明显，午后更重，四肢酸软无力，腰酸口渴，舌质淡胖，苔薄白，脉滑无力。问知其自入夏以来嗜冷饮，日夜均在空调房中，少运动。证系脾肾阳虚，元气散漫。治以温中散寒，补益脾肾。方用加减附子理中汤：制附子 60g（先煎 1 小时），炙甘草 30g，炒白术 20g，干姜 45g，党参 15g。水煎，饭前服。

二诊：服药 7 剂后，浮肿较前有好转，食纳转佳，每日如厕 2~3 次，大便稀软极臭。继服原方至稀臭便消失。

三诊：诸症消失。原方改为丸药，长期调理。

案 3：畏寒

杨某，男，21 岁。患者数年前重感冒大汗后即畏寒，缠绵不愈，入冬症状加重。精神困顿，眼睛微闭无神，四肢、头面部寒冷如冰，身裹 3 件毛衣，双手紧握热水壶仍瑟瑟发抖。胃脘、胸胁、腹部畏寒隐痛，喜饮开水，夏日亦然，稍吃西瓜、冷饮则腹痛加剧。舌红，苔薄少，脉沉细。证属脾肾阳虚，阴寒凝聚。治宜温肾健脾。方用加减附子理中汤：制附子 90g（先煎 1 小时），炙甘草 30g，炒白术 45g，干姜 60g，党参 30g。水煎，饭前服，日 1 剂。

二诊：服药 7 剂后，畏寒有所好转，穿着跟常人无异，精神较好，唯腹痛仍时作时止。前方制附子减为60g，炙甘草、炒白术、干姜、党参改为45g。水煎服。

三诊：服上方5剂后，畏寒胸腹痛皆止，精神较佳，面色红润，前方改为丸剂长期调服。

五、现代应用

慢性胃肠炎，胃及十二指肠球部溃疡，心肌劳损，风湿性心脏病，心力衰竭，慢性口腔溃疡，消化道出血，痢疾，婴幼儿青色便等。

六、应用经验采撷

脘胀呕吐者，加生姜、半夏、黄连；利下太过，倦怠乏力者，加人参、黄芪；利下赤白不爽者，加当归、木香；过食生冷瓜果而病者，加丁香、草果。

七、使用注意

湿热结痞，大便秘结者禁用。

喻氏清燥救肺汤

一、原文

诸气膹郁，诸痿喘呕之因于燥者，喻氏清燥救肺汤主之。(《温病条辨·卷一》)

清燥救肺汤方（辛凉甘润法）

石膏二钱五分　甘草一钱　霜桑叶三钱　人参七分　杏仁泥，七分　胡麻仁炒研，一钱　阿胶八分　麦冬不去心，二钱　枇杷叶去净毛，炙，六分

水一碗，煮六分，频频二三次温服。

二、方歌

清燥救肺桑杷参，麻仁石阿麦甘杏，
温燥伤肺气阴亏，清燥润肺益气阴。

三、临证要点

本方主治温燥伤肺证。以头痛，身热，干咳无痰，气逆而喘，咽燥鼻燥，心烦口渴，舌干少苔，脉虚大而数为临证要点。

四、临床应用案例采验

案 1：咽炎

患儿，男，12 岁，自诉咽部经常有不适作痒感，口鼻干燥，声音不利，干咳无痰，喜食凉饮。检查时发现咽部黏膜肿胀，慢性充血，咽后壁淋巴滤泡增生，听诊双肺呼吸音清，无干、湿性罗音，舌质红，少苔，脉数。X 线胸片示无明显肺部病变征象。患儿病程达 3 个月之久，曾间断静脉滴注抗生素并服用中成药，均无明显疗效。根据患儿病史、临床表现和辅助检查，诊为咽炎，辨证为肺燥伤阴。治以滋阴润燥宣肺之法。投以喻氏清燥救肺汤加减：沙参 9g，麦冬 9g，炙枇杷叶 9g，杏仁 9g，生石膏 15g，冬桑叶 12g，桔梗 6g，甘草 6g。水煎服，代茶频饮，每日 1 剂，忌辛辣燥热之品。2 剂后咽部不适、干燥等症状好转，继服 2 剂，诸症消失，随访 1 年未见复发。

案 2：便秘

患儿，男，10 岁，因大便不通，脘腹胀满，口臭纳呆来诊。患儿便秘年余，脘腹胀闷，口臭异常，纳差，大便干结如羊粪，数日一解。曾在某医院做过肝胆 B 超、肝功、胃肠钡餐透视检查，均无阳性发现，先后服用番泻叶、多潘立酮及通便泻火药物，均未显效。经询问，1 年多前曾患大叶性肺炎，高热不退数日，症状较重，住院治疗 20 余天痊愈，后大便干结不通，脘腹胀满，口臭异常，纳呆，伴干咳少痰、口鼻干燥。查：双肺呼吸音清，无干、湿性啰音，腹部略胀，肝脾未及，肠鸣音略弱，舌红少苔，脉细数。诊断为肺胃津伤之肠燥便秘。治宜宣肺润肺，益阴生津。方用喻氏清燥救肺汤：生石膏 6g，杏仁 6g，炙桑白皮 6g，胡麻仁 6g，麦冬 6g，沙参 6g，柴胡 6g，枳实 6g，甘草 6g，桑叶 12g，焦山楂 5g。水煎服，每日 1 剂。服用 3 剂后，口臭、腹胀减轻，口鼻干燥、干咳症状消失，大便由数日一解成 2 日一解，原方去桑白皮，继用 3 剂，大便通畅，每日一解，诸症消失，食欲转佳，病情痊愈，停药。

案 3：慢性支气管炎

李某，男，48 岁，诉气短伴咳嗽，吐白痰不爽 3 年，加重 1 周。原有抽烟史 20 余年，经胸正侧位片结合病史确诊为慢性支气管炎。现症：形体消瘦，气短伴咳嗽，吐白泡沫痰不爽，咳嗽呈痉挛发作，每晚临睡前必重发作一次，口干咽燥明显。诊为肺痿，予以喻氏清燥救肺汤原方。服药半个月后咳嗽止，泡沫痰及口干咽燥明显好转。继续服用 1 个月后，诸症皆除。

案 4：重症肌无力

王某，男，36 岁，有重症肌无力病史 5 年，长期服用新斯的明症状可减轻。入院前 1 周，患者肌无力症状加重，加服甲基泼尼松龙 40mg，每日 1 次，硫唑嘌呤 50mg，每日 2 次，肌无力症状改善。要求中西医结合治疗。诊见：胸闷气短，呼吸困难，不能平卧，咳嗽声低，痰黏难咯，痰色黄，口干多汗，面色苍白，眼睑下垂，四肢无力，抬头困难，轻微饮水反呛，大便干结，舌质淡红，苔薄黄腻，脉细数。中医辨证属气阴两虚，痰热阻肺。以喻氏清燥救肺汤加制马钱子 0.5g，水煎内服。3 剂后痰易咳出，呼吸困难及四肢无力症状好转。病情稳定，继续中西医结合治疗。

案 5：秋泻

曾某，男，6 岁，泄泻 1 周，曾用消炎及止泻等药治疗，效果不佳。诊见：大便仍每天5~8次，稀水样便，肠鸣，无腹痛，伴咽干鼻燥，偶干咳，心烦口渴，舌干无苔，脉沉细。此为秋燥致泄。治当清燥润肺，兼以收涩止泻。方用喻氏清燥救肺汤加凤尾草10g、马齿苋15g、乌梅15g、黄连2g。水煎服，3剂后泄泻止，病获痊愈。

案6：咳嗽变异性哮喘

孙某，女，40岁。近2个月来阵发性咳嗽，夜间加重，干咳少痰，咳痰不爽，痰黏色白，无发热。自服抗生素和清热化痰药物，效果不显。X线片未见明显异常，肺功能检查示气道通气障碍，呼吸道激发试验阳性。西医诊断为咳嗽变异性哮喘，予以孟鲁司特治疗，症状有所缓解，但仍咳嗽，为求进一步治疗来诊。患者舌苔微黄，脉细数。中医诊断为燥热咳嗽。治宜清热润燥，息风止咳。方用清燥救肺汤加减：桑白皮15g，桑叶10g，沙参15g，麦冬10g，生石膏30g，杏仁10g，阿胶10g，黑芝麻10g，枇杷叶9g，芦根30g，僵蚕10g，地龙6g。

二诊：上方连服14剂，咳嗽明显减轻，偶有胸闷，大便偏干，上方加瓜蒌20g，继服14剂，咳嗽消失。

案7：不明原因肺内结节

张某，女，75岁。患者咳嗽2个月，咳痰不爽，甚则吐白沫，口干咽燥，伴发热，体温最高39℃，X线片示双下肺炎性反应，胸部CT示双下肺炎性反应，伴左肺2cm×2cm的结节，考虑肿瘤可能性大。既往有甲状腺癌术后，慢性支气管炎等病史。经多种抗生素治疗后，体温正常，余症同前。患者不愿行胸部穿刺活检，为求进一步治疗来诊。患者舌质红少苔，脉弦细数。西医诊断为肺炎，肺内结节性质待定。中医诊断为咳嗽，证属肺燥阴伤。治宜清热润燥，化痰解毒。方用清燥救肺汤加减：桑白皮15g，桑叶10g，生石膏30g，杏仁10g，沙参15g，麦冬10g，阿胶10g，黑芝麻10g，枇杷叶9g，芦根30g，黛蛤散10g，白花蛇舌草30g，生甘草6g，石斛10g，半枝莲15g，浙贝母9g。

二诊：上方连服20剂，咳嗽明显减轻，自述咳痰容易，口舌干燥明显减轻，上方加黄芪20g、丹参20g，以益气活血祛瘀，继服20剂，咳嗽消失，复查胸部CT，肺内结节1cm×1cm，明显缩小，患者非常满意，免去了穿刺活检之苦。

案8：放射性肺炎

陈某，男，70岁，咳嗽3周来诊。患者1年前体检发现食管癌，予以手术治疗，后出现复发，食管狭窄，予以支架植入术治疗，后行放疗治疗。放疗后，出现咳嗽，呈阵发性，以干咳为主，痰少色白，质地黏稠，有时咳吐白沫，口干咽燥，伴乏力、食欲差，体重减轻，大便干燥。X线片示右肺片状模糊影，考虑放射性肺炎，胸部CT示右肺炎性反应。既往有高血压、高脂血症等病史。在外院予以多种抗生素治疗后，效果不显，为求进一步治疗来诊。患者舌质红少苔，舌体偏小，脉细数。西医诊断为放射性肺炎。中医诊断为咳嗽，证属肺燥阴伤。治宜益气养阴，清肺润燥。方用清燥救肺汤加减：桑白皮15g，桑叶20g，生石膏30g，沙参20g，麦冬15g，阿胶15g，杏仁10g，黑芝麻10g，枇杷叶9g，芦根30g，炙黄芪30g，太子参20g，生甘草6g，石斛10g，当归10g，川贝母6g，瓜蒌仁15g。

二诊：上方连服14剂，咳嗽明显减轻，自述咳痰容易，口舌干燥明显减轻，上方加丹参20g，以养血祛瘀，继服14剂，咳嗽消失，复查胸部CT，肺内炎性反应明显减轻，食欲有所恢复，患者较为满意。

五、现代应用

急性支气管炎，支气管肺炎，支气管哮喘，急性咽喉炎，百日咳，肺气肿，肺癌等证属燥热壅肺，气阴两伤者。

六、应用经验采撷

痰多者加贝母、瓜蒌；血枯者加生地黄；热甚者加水牛角、羚羊角，或加牛黄；阴虚血热者，加生地黄清热凉血；咳血者加侧柏叶、仙鹤草清热止血。

七、使用注意

舌干无苔，是临床运用本方的重要依据。若舌苔白腻或黄腻，内有湿热者，则不宜使用本方。

附子粳米汤

一、原文

自利不渴者属太阴，甚则哕（俗名呃忒），冲气逆，急救土败，附子粳米汤主之。(《温病条辨·卷二》)

附子粳米汤方（苦辛热法）

人参三钱　附子二钱　炙甘草二钱　粳米一合　干姜二钱

水五杯，煮取二杯，渣再煮一杯，分三次温服。

二、方歌

附子粳米参草姜，温阳散寒止痢方，
寒湿下痢脾阳伤，服之此方保健康。

三、临证要点

本方主治寒湿下痢。以自利不渴，面白形寒，舌苔白腻，甚则呃逆为临证要点。

四、临床应用案例采验

案 1：脾虚阴寒之腹痛

周某，女，65 岁。患者腹中绞痛，气窜胁胀，肠鸣辘辘，恶心呕吐，痛则欲便，泻下急迫，便质清稀，被某医院诊断为肠功能紊乱，服中西药效果不显，病延 20 余日。现症：身凉肢冷，畏寒喜暖，腹痛时则冷汗淋漓、心慌气短，舌淡而胖，苔腻而白，脉沉而缓。综观脉症，辨为脾胃阳气虚衰，寒邪内盛。《灵枢·五邪》云："邪在脾胃，阳气不足，阴气有余，则寒中肠鸣腹痛。"治用附子粳米汤温中止痛，散寒降逆。药用：附子 12g，半夏 15g，粳米 20g，炙甘草 10g，大枣 12 枚。服 3 剂，痛与呕减轻，大便成形，又服 2 剂，病基本痊愈。改投附子理中汤以温中散寒。调养 10 余日，即康复如初。

案 2：蛔厥

某患，男，18 岁，患"蛔厥剧痛，脉伏肢冷，面白冷汗，坐卧不宁，捶胸推背稍缓，须臾复作”。患者自觉胃内有蛔虫咬感，甚者吐蛔，舌苔正常，无病脉。发作时脉现沉伏。辨证为脏寒蛔厥，气机闭阻。治宜温脏安蛔，通达阳气。方用附子粳米汤加减：附子 15g，半夏 10g，甘草 10g，苦楝皮 30g，蜀椒 15g，黄连 10g，干姜 10g，乌梅 30g，槟榔 18g，枳实 15g，广木香 12g。每天 1 剂，水煎服，分 3 次温服，夜加 1 服。

复诊：服药 3 天，痛止寝安。

案 3：妊娠恶阻

叶某，27 岁。患者妊娠 44 天，呕吐 1 周，口淡乏味，纳欠，二便正常，舌淡红，苔薄白，脉细。治宜温中和胃降逆。方用附子粳米汤加味：淡附子 6g，半夏 12g，炙甘草 6g，炒粳米 30g，大枣 5 个，生姜 6 片（捣出汁），陈皮 12g。4 剂。

复诊：恶阻消失，纳可。

案 4：产后腹痛

张某，女，26 岁，5 天前因横位难产入院，立即施剖宫产术。术后 2 天，忽然脐腹作响，绞痛，上腹部凸起一个包块，便秘不通，呕吐频繁，X 线透视诊断为术后高位肠梗阻，嘱其再次手术，患者不愿手术，故求中医治疗。患者脉细无力，舌淡苔白。证属肠胃虚寒，阳气势微，阴寒内结。处以附子粳米汤加减：附子 30g（先煎），炙甘草 10g，红参 10g，半夏 20g，粳米 50g，大枣 15g，大黄 6g（后下，酒炒）。日服 5 次，5 小时后，诸症顿减，后以附子理中丸巩固。

案 5：经行腹泻

李某，女，19 岁。二七时天癸至，其后不衍其期，每经行前后 5 天则水泻，均要补液方安。数年如是，服药罔效，刻诊：脉沉迟无力，舌嫩有齿印，面白无华，唇淡身寒乏力。证属脾肾阳虚，阴寒内盛，脾阳不振。治宜温补脾肾之阳，阳强则阴寒自散。予以附子粳米汤加减：附子 30g（先煎），半夏 10g，炙甘草 10g，炮姜 10g，肉桂 6g，粳米 20g。守方服药 5 剂，其后经来时未再水泻，以桂附理中丸巩固。

案 6：少女带下

魏某，17 岁。患者 13 岁时月经初潮，量多色淡，平素带下如水，腰膝酸楚，溲频清澄，乏力，腰以下沉重，食少便溏，求医 3 年，而无一效。刻诊：脉细弱且濡，舌淡苔白，面色黧黑，少气懒言。证属脾肾阳虚，带脉虚损。予以附子粳米汤加减：附子 30g（先煎），半夏 15g，党参 15g，粳米 15g，白术 15g，茯苓 15g，陈皮 15g，大枣 15g，鹿角霜 20g，乌贼骨 20g，肉桂 6g，服药 5 剂带止。后以肾气丸巩固，其后月经正常。

五、现代应用

现代临床常用本方治疗急、慢性胃痉挛，胃溃疡，尿毒症，产后腹痛，妊娠呕吐，习惯性流产，经行腹痛，少女带下诸疾等证属脾胃虚寒夹湿者。

六、应用经验采撷

腰膝酸冷，晨起即泻者，合四神丸；久泻不止，甚至滑脱不禁者，加诃子、罂粟壳、肉豆蔻；胃中寒甚者，可加干姜以温胃，寒去则腹满呕痛均止。

七、使用注意

脾胃湿热及肝胆湿热者禁用。

黄连阿胶汤
（加减黄连阿胶汤）

一、原文

少阴温病，真阴欲竭，壮火复炽，心中烦，不得卧者，黄连阿胶汤主之。（《温病条辨·卷三》）

黄连阿胶汤方（苦甘咸寒法）

黄连四钱　黄芩一钱　阿胶三钱　白芍一钱　鸡子黄二枚

水八杯，先煮三物，取三杯，去滓，内胶烊尽，再内鸡子黄，搅令相得，日三服。

春温内陷下痢，最易厥脱，加减黄连阿胶汤主之。（《温病条辨·卷二》）

加减黄连阿胶汤（甘寒苦寒合化阴气法）

黄连三钱　阿胶三钱　黄芩二钱　炒生地四钱　生白芍五钱　炙甘草一钱五分

水八杯，煮取三杯，分三次温服。

二、方歌

黄连阿胶鸡子黄，芍药黄芩合自良；
更有驻车归醋用，连胶姜炭痢阴伤。
加减黄连阿胶汤，芩芍地草合成方；
春温内陷而下痢，最易脱厥要早防。

三、临证要点

本方主治少阴热化证，病机特点为阴虚火旺，心肾不交。以心中烦，不得卧，口干咽燥，舌红少苔，脉沉细数为临证要点。

四、临床应用案例采验

案 1：不寐

某患，女，失眠 2 个月。患者已妊娠 5 个月余，怀孕 3 个月左右时开始出现入睡困难，睡后多梦易醒，醒后再难入睡，伴手脚心发热、神疲乏力。因怀孕恐西医安眠药对胎儿有影响，遂来求治于中医。刻诊：入睡困难，多梦易醒，醒后再难入睡，伴手脚心时发热、神疲乏力，舌苔白中心略厚，脉滑数左大。证属心肾不交，营卫不和。治宜交通心肾，调和营卫。方用黄连阿胶汤合桂枝加龙骨牡蛎汤加减：白芍 20g，阿胶 15g（烊化），黄芩 6g，黄连 6g，鸡子黄 2 枚（冲服），茯苓、神各 30g，合欢皮 20g，首乌藤 20g，桂枝 6g，生姜 3 片，大枣 20g，炙甘草 10g，龟甲 15g（先煎），醋柴胡 10g。水煎服，分温 2 服。

二诊：服上方 7 剂后，睡眠好转。每夜睡眠由之前的 2 小时增加至 5 小时，但仍多梦易醒，便秘。仍治以交通心肾，调和营卫。方用黄连阿胶汤合桂枝龙骨牡蛎汤加减：阿胶 15g（烊化），白芍 20g，黄连 6g，黄芩 6g，制首乌 15g，茯苓、神各 30g，首乌藤 20g，合欢皮 20g，桂枝 10g，生姜 3 片，大枣 20g，炙甘草 10g，生龙牡各 30g（先煎），清半夏 15g，生薏苡仁 30g，龟甲 20g（先煎），当归 15g，肉苁蓉 15g，炒酸枣仁 20g，赤芍 20g，生白术 30g。14 剂后，诸症痊愈。1 个月后随访，未见复发。

案 2：遗精

刘某，男，20 岁。患者遗精 2 月余，手淫史 3 年。刻诊：遗精，每周 4~5 次，甚者心中淫想即遗，潮热盗汗，腰膝酸软，口干舌燥，心烦失眠，小便黄涩，大便干结，舌红少苔，脉细数。予以加减黄连阿胶汤：黄连 12g，黄芩 10g，白芍 10g，阿胶 12g（烊化），鸡子黄 2 枚（冲服），熟地黄 18g，炒山药 18g，沙苑子 15g。10 剂，水煎服。

二诊：服药后，1 周遗精 2 次，潮热盗汗、腰膝酸软等症状改善，仍有少梦。继服 14 剂。

三诊：诸症好转，2 周遗精 1 次，眠可。继服 14 剂。

四诊：形如常人。为巩固疗效，继服 7 剂。随访半年，未见复发。

案 3：阴痒

朱某，男，46 岁，阴部瘙痒 3 月余。刻诊：阴部瘙痒，阴囊附近尤甚，时有灼热感，夜晚加重，心烦不寐，咽喉干燥，二便尚可，舌红少津，少苔，脉细数。予以加减黄连阿胶汤：黄连 12g，黄芩 9g，白芍 12g，阿胶 9g（烊化），鸡子黄 2 枚（冲服），牡丹皮 12g，白蒺藜 12g，白鲜皮 12g。7 剂，水煎服。

二诊：自述服药后阴部瘙痒大减，夜晚得寐，咽喉得润。继服 7 剂。

三诊：偶有阴囊部瘙痒，余无不适。继服 10 剂。

四诊：疾病得愈，随访半年，未见复发。

案 4：精囊腺炎

赵某，32 岁，血精 3 年，加重 2 天。患者于 4 年前结婚，婚后性生活无节制，婚后 1 年发现精液带血，色红，量多，伴有射精疼痛，会阴部坠胀。曾在多家医院就诊，被诊断为精囊腺炎，予以西医对症治疗，症状有所减轻，但劳累、饮酒或食辛辣之物后，症状反复加重，后自行服用归脾丸、知柏地黄丸等中成药，效果均不理想。现患者自觉心烦，急躁易怒，眠差梦多，入睡困难，腰膝酸软，小便灼热，舌暗红，苔薄黄而干，脉细数。辨证为阴虚火旺，热入血室。治以清热凉血止血，滋阴潜阳，交通心肾。予以加减黄连阿胶汤：黄连 10g，阿胶珠 10g，黄芩 19g，白芍 15g，赤芍 6g，生地黄 30g，栀子炭 12g，鸡子黄 2 枚（冲服），续断 30g，乌贼骨 15g，茜草炭 12g，黄芪 30g，甘草 10g。7 剂，每日 1 剂，水煎分早晚温服。嘱患者 3 周内禁欲，清淡饮食，调畅情志。

二诊：服药后诸症好转，现便溏，心烦易怒，入睡困难，仍有腰酸。上方加大枣 30g、炒白术 15g、狗脊 15g，继服 10 剂。

三诊：服药后诸症明显改善，服药期间有 1 次性生活，前段精液中夹杂少许暗红色血块，后段精液夹杂少量鲜红色血液。上方黄连、黄芩改为 6g，加三七粉 3g（冲服），继服 10 剂。

四诊：无明显不适，偶有性生活后精液夹带血丝。守原方继服 2 月余，症状消除。随访半年，症状无反复。

案 5：尿血

王某，男，34 岁。主诉尿血 1 年余，加重 7 天。患者自诉 1 年前由于工作变迁，经常工作至深夜，每日睡眠时间不足 5 小时，后开始见尿频，有时见肉眼血尿，反复发作，经多方求治，西医诊断为肾小球肾炎，给予激素及双嘧达莫等西药治疗，兼服中药，但症状只能缓解。近 7 天病情再次发作，持续不减，尿中带血，血色淡红，伴口干、心烦不寐、五心发热、腰痛、乏力，面色萎黄，舌质红，苔薄黄，脉细数。诊断为尿血，证属肾虚火旺。治宜滋阴泻火，养血止血。方用加减黄连阿胶汤：黄连 12g，黄芩 6g，阿胶 10g（烊化），白芍 15g，鸡子黄 2 枚（冲），当归 15g，生地 15g，黄芪 15g。7 剂，日 1 剂，早晚分服。

复诊：患者述尿血症状较前缓解，血色明显变淡，其余症状均减轻，效不更方，继续服前方7剂。再次复诊，诸症皆解除，检查尿潜血阴性，嘱患者注意饮食调护，勿食辛辣肥腻之食品，保持心情愉悦，早睡早起，3个月后随访未见复发。

案6：血小板减少性紫癜

某患，女，46岁，患血小板减少性紫癜3月余。患者突发心动过速，在免疫科检查发现血小板只有$16\times10^9/L$，确诊为干燥综合征引起的血小板减少性紫癜，行脾脏切除术，术后一直服用激素，血小板维持在$30\times10^9/L$左右。刻下：肤白体胰，下肢皮肤紫癜，肌内注射处形成瘀斑且难消退，口干口渴，饮水多，晚上睡眠差，盗汗，易心悸，手足心热，发红，视物模糊，四肢麻木，大便干结如栗，月经半月一行，量多，有血块，小腿皮肤较润，舌黯红，舌面干燥，脉滑数。处方：黄连6g，黄芩20g，制大黄10g，生地黄40g，白芍30g，阿胶20g（烊化）。15剂，每日1剂，水煎日分2次服。

二诊：服上药后查血小板已上升至$98\times10^9/L$，皮下紫癜消失，大便畅快，盗汗消失，视力亦恢复，睡眠改善，注射处瘀斑恢复快，期间经来血块消失，激素使用量亦减少，舌黯红，苔白，脉滑。将上方生地黄加至50g，白芍加至40g，续服15剂。

三诊：药后心悸减少，血小板近日复查已达$130\times10^9/L$，夜无汗，视物清楚，脚发麻减轻，但还有晨僵，舌黯红，苔白，脉滑。将二诊方中生地黄加至60g，阿胶减至15g，续服15剂。嘱患者停用激素。

五、现代应用

各种原因引起的失眠，抑郁症，焦虑症，头痛，心律失常，冠心病，痢疾，崩漏，舌炎，复发性口疮，淋证，慢性疲劳综合征，糖尿病，阳痿早泄，慢性非细菌性前列腺炎等。

六、应用经验采撷

临床应用时常加酸枣仁养心安神，龙骨、牡蛎镇心安神，是为失眠心烦而配；加生地、麦冬、五味子以增清热滋阴生津之效，加肉桂与黄连相配交通心肾，正合黄连阿胶汤肾阴亏虚、心火亢盛、心肾不交之病机。

黄连阿胶汤证的常见舌象为舌红，苔少，是肾阴亏虚、心火亢盛的常见舌象，符合仲景关于黄连阿胶汤证的应用理论和历来医家对黄连阿胶汤证的认识。

七、使用注意

仲景在药物的服法上也有所要求，先煮黄连、黄芩、芍药三味药，去滓，阿胶烊化，“小冷内鸡子黄”，温服之。本方中黄连、黄芩味苦性寒，芍药味酸、苦、甘，性微寒，阿胶、鸡子黄味甘，性平。脾胃虚寒，胃弱便溏者慎用本方。

橘半桂苓枳姜汤

一、原文

饮家阴吹，脉弦而迟，不得固执《金匮》法，当反用之，橘半桂苓枳姜汤主之。(《温病条辨·卷三》)

橘半桂苓枳姜汤（苦辛淡法）

半夏二两　小枳实一两　橘皮六钱　桂枝一两　茯苓块六钱　生姜六钱

甘澜水十碗，煮成四碗，分四次，日三夜一服，以愈为度。愈后以温中补脾，使饮不聚为要。其下焦虚寒者，温下焦。肥人用温燥法，瘦人用温平法。

二、方歌

橘半桂苓枳姜汤，补中健脾是效方，
燥湿祛痰又散寒，饮家阴吹服之康。

三、临证要点

本方主治饮家阴吹证。以气从前阴而出，连续不断，形体肥胖，面色㿠白，脘闷纳呆，呕吐痰涎，心悸少寐，头重肢倦，舌淡苔润，脉弦滑为临证要点。

四、临床应用案例采验

案 1：胸痹

何某，男，34 岁，咳嗽 5 年，经中西医久治未愈。细询咳虽久而并不剧，痰亦不多；其主要症状为入夜胸中似有气上冲至咽喉，呼呼作声，短气，胃脘胸胁及背部隐隐作痛，畏寒，纳减，脉迟而细，苔薄白。乃以橘半桂苓枳姜汤加减治之：橘皮 12g，麸枳实 12g，生姜 15g，姜半夏 12g，茯苓 12g。

二诊：服上药 3 剂后，诸症消退，胸胁背部痛亦止，唯胃脘尚有隐痛，再拟原方出入。方药：橘皮 12g，麸枳实 9g，生姜 12g，桂枝 6g，陈薤白 9g，全瓜蒌 12g。

三诊：5 年宿疾，基本痊愈，痛亦缓解，再拟上方去薤、蒌、桂枝，加半夏、茯苓、甘草以善其后。

案 2：梅核气

马某，男，58 岁。自述：老伴说他一入睡就鼾声大作，似喉中有痰像拽锯一样上下出入，并自觉入夜后胸中似有气上冲至咽喉，呼呼作声，胸闷短气，胃脘胸胁及背部隐隐作痛，畏寒，纳差，舌淡苔白厚腻，脉迟而细。来诊前几年，经常咳嗽喉痒，受寒加重，用中西药久治不效。经反复推测，此患者为阳虚气滞痰凝，似橘半桂苓枳姜汤证，故加减治之。方药：橘皮 10g，炒枳实 10g，干姜 15g，半夏 12g，茯苓 12g，射干 10g，紫石英 30g，海浮石 10g。用此方先服 3 剂，气上冲咽喉症明显减轻，唯胃脘背部隐隐作痛，故在原方上加桂枝 10g、薤白 10g，以振奋阳气。又服 3 剂，痛止，鼾声时有发作，再服首方 15 剂而愈。

案 3：妊娠恶阻

张某，26 岁。患者停经 54 天，恶心 4 天，无呕吐，偶有中下腹隐痛，B 超检查提示：宫内见 3.3cm×1.0cm×2.0cm 妊囊回声，胎心管搏动规则。血 β–HCG 50889mIU/mL，P 124nmol/L。舌淡红，苔薄白，脉细。治宜调气温中降逆。方用橘半桂苓枳姜汤加减：陈皮 9g，枳壳 3g，干姜 5g，党参 12g，炒白术 10g，炙甘草 5g。5 剂。

复诊：恶心消失，腹痛除，口微苦，舌脉如上。治拟健脾调气，温中清热。方用香砂六君子汤加川黄连 3g，4 剂而愈。

案 4：成人呼吸窘迫综合征

孙某，男，42 岁，因胆囊炎、胆石症行手术。术后次日，突然呼吸窘迫浅促，咯唾痰涎，腹满呕恶，苔黄腻，脉数，延请呼吸科会诊。查：呼吸 26 次 / 分，两肺呼吸音粗，两下肺可闻及湿啰音，X 线示：两肺纹理增多，边缘模糊，伴肺不张。除控制输液量、加强抗感染外，方用宽胸理气、利肺化饮之茯苓杏仁甘草汤合橘半桂苓枳姜汤出入：茯苓 12g，杏仁 10g，橘皮 8g，枳实 10g，全瓜蒌 15g，制半夏 10g，黄连 3g，葶苈子 12g，生姜 2 片。2 剂药后咯出大量黄黏痰涎，病势顿挫。

五、现代应用

带下病，产后咳嗽等证属痰饮内停者。

六、应用经验采撷

口渴者，加附子，同时加大生姜用量；小便清长，腰膝冷痛者，肉桂易桂枝，加熟附子。兼脾虚气滞者，加砂仁、白术、党参以健脾行气；如兼肝郁气滞而见胁痛、脘胀、烦闷者，加柴胡、白芍、香附以疏肝解郁。

七、使用注意

气虚及津枯肠燥之阴吹证，不宜使用本方。

黄土汤

一、原文

先便后血，小肠寒湿，黄土汤主之。(《温病条辨·卷三》)

黄土汤方（甘苦合用，刚柔互济法）

甘草三两　干地黄三两　白术三两　附子炮，三两　阿胶三两　黄芩三两　灶中黄土半斤

水八升，煮取二升，分温二服（分量服法，悉录古方，未敢增减，用者自行斟酌可也）。

二、方歌

黄土汤将远血医，胶芩地术附甘随，
更知赤豆当归散，近血服之效亦奇。

三、临证要点

本方主治阳虚便血证。以便血暗淡，四肢不温，舌淡苔白，脉沉细无力为临证要点。

四、临床应用案例采验

案 1：慢性结肠炎便血

郑某，女，55 岁。患者患慢性结肠炎 1 年半，便干，反复便血，色鲜夹脓，先便后血，左小腹时痛，眠差。舌淡胖润，苔腻，脉滑，尺沉。此属所谓“远血”，宗黄土汤法：附子 15g，炮姜 30g，血余炭 30g，白术 20g，阿胶 10g（烊化），生地 15g，黄芩 10g，地榆 10g，槐花 10g，酸枣仁 30g，白及 15g，秦皮 15g，桂枝 15g，赤石脂 25g，小茴香 10g，当归 15g，砂仁 15g，炙甘草 10g。5 剂后便已不干，无脓，原方再服 10 剂，便血已止，继续巩固服药。

案 2：慢性结肠炎便脓血

吴某，女，38 岁。患者患慢性结肠炎 4 年，反复便下脓血，色鲜，日 3~4 次，但腹不痛，乏力，舌淡胖润，苔白，脉沉滑数尺弱。予以黄土汤：

附子 15g，炮姜 30g，血余炭 30g，白术 30g，阿胶 10g（烊化），生地 20g，黄芩 10g，桂枝 15g，小茴香 10g，肉桂 10g，赤石脂 30g，黄芪 30g，当归 15g，薏苡仁 50g，败酱草 10g，炙甘草 10g。20 剂后便中脓血消失，仍日行 2~3 次，乏力。调方如下：附子 25g，炮姜 30g，红参 10g（另炖），白术 30g，肉桂 10g，赤石脂 30g，黄芪 30g，当归 15g，薏苡仁 50g，仙鹤草 30g，茯苓 30g，山药 30g，泽泻 15g，炙甘草 10g。调理 2 个月，患者大致恢复正常。

五、现代应用

胃肠道便血及慢性功能性子宫出血证属脾肾阳虚不能摄血者。

六、应用经验采撷

阳虚甚者，加炮姜炭；出血多者，加三七；便溏者，黄芩炒炭，减其苦寒之性。

七、使用注意

凡热迫血妄行所致出血者忌用。

术附姜苓汤

一、原文

湿久伤阳，痿弱不振，肢体麻痹，痔疮下血，术附姜苓汤主之。（《温病条辨·卷三》）

术附姜苓汤方（辛温苦淡法）

生白术五钱　附子三钱　干姜三钱　茯苓五钱

水五杯，煮取二杯，日再服。

二、方歌

术附姜苓用干姜，寒湿为患痛在腰，
温阳散寒祛脾湿，痔疮下血皆可疗。

三、临证要点

本方主治脾肾虚寒，水湿内停证。以四肢软弱无力，麻痹疼痛，大便带血，纳差，腹部沉重且隐隐作痛，喜温喜按，舌淡苔白，脉沉迟为临证要点。

四、临床应用案例采验

痔疮

王某，男，50岁。主诉：大便后带血伴有便秘1年；截石位7点二度内痔。期间服用补中益气汤等益气固脱以及槐角丸等清热凉血方剂均效微。刻下症：大便初硬后溏，便后血色淡红痔核脱出可自行回纳，肛门不适感，纳差，腹部沉重且隐隐作痛，喜温喜按；腰腿痛阴雨天加重，四肢痿软无力，咽中隐痛肿胀不适1月余，平素经常感冒，每次感冒均有咽喉胀痛不适，每次自服牛黄解毒丸、维C银翘片效果均不明显，迁延多日方愈。查体：体型中等，皮肤白皙，扁桃体微红不肿；口不渴，舌体胖大边有齿痕，舌质淡嫩色微紫暗，舌苔薄白，脉搏不浮，中取乏力，沉取则无。考虑到之前患者已经服用过补气以及清热凉血类药物无效，不予考虑。诊断为寒湿型痔疮。予以术附姜苓汤加减：白术30g，黑顺片20g（先煎），干姜

10g，茯苓 30g，桂枝 15g，赤芍 6g，杜仲 15g，乌药 10g，14 剂。药后便血消失，腰腿疼缓解。继续服用上方加减月余，诸症消失。

五、现代应用

痿证，痔疮，痹证。

六、应用经验采撷

腰腿痛者，加杜仲、乌药温补腰肾行气止痛；咽痛者，加少量赤芍。

七、使用注意

湿热壅盛者禁用。

加减理阴煎

一、原文

久痢，小便不通，厌食欲呕，加减理阴煎主之。(《温病条辨·卷三》)

加减理阴煎方（辛淡为阳，酸甘化阴复法）

熟地　白芍　附子　五味　炮姜　茯苓

二、方歌

理阴煎去归草，附芍茯苓和五味；
善治久痢与呕吐，寒湿劳倦此方宜。

三、临证要点

本方主治久利阴阳两虚，脾肾不足证。以自利无度，头汗声低，脉弱或弦为临证要点。

四、临床应用案例采验

案1：不育

马某，男，32岁。病史：不育5年。5年前查出精子畸形率达98%，1年前行体外受精和胚胎移植术3次，均未成活。刻下症：后背畏寒，小便频，双眶发黑，余无他症，舌白，苔薄白，脉沉而有力。辨证为先天不足，复感寒邪。男子以肾为先天之本，肾藏精，肾虚则精不足，兼之复感寒邪，凝滞气血运行，精血运行障碍，造成不育。患者小便频，双眶黑，畏寒看似肾阳虚证，实则有别。肾阳虚者常见全身畏寒、脉象沉而无力之虚寒症状。而本案患者寒邪凝滞于太阳经之腑故见后背畏寒；肾精不足，寒邪凝滞则脉象沉而有力。本案为本虚标实的病机，治疗需养精血与祛寒并用，与加减理阴煎理法甚合。方药：熟地黄20g，当归10g，炙甘草10g，干姜3g，肉桂3g，柴胡15g，紫石英30g。14剂。上方每日1剂，水煎，日2次服用。半个月后复查精液常规示：精子畸形率20%，存活率70%。畏寒、尿频皆好转，余无明显不适。继服上方14剂后亲来告知，其妻成功怀孕，后顺利产子。

案 2：痛经

张某，女，47 岁，痛经 17 年，因 30 岁时小产后受风所致。西医曾怀疑其为子宫内膜异位症，但反复检查后未能确诊。刻下症：月经第 1~2 日时出现少腹冷痛，血块量多，坠痛感，喜温喜按，严重时需卧床，后背持续紧束感，后背及脊柱两侧恶风，畏寒，酷暑之日亦不敢裸露肩背，舌白滑微腻，略胖大，脉浮细数。辨证为小产后血虚，复又感受风寒，出现痛经。妇人产后血脉空虚，宜温宜补，最忌寒凉发散。患者因产后不慎外感风寒，表邪不解缠绵 17 年之久，亦属少见。血下得温则痛减，确为寒证无疑。辨证要点集中在后背恶寒恶风，此种恶寒稍不同于外感初起之恶寒，因邪气日久，不复初起之炽盛，故表现为背部微有恶寒之感，恶风，怕冷，以脊柱两侧与脊柱中间为重。患者舌白滑微腻，脉浮细数又是本证一大特色，舌白为寒象，脉浮为外邪壅滞之象，脉细数看似为外寒化热，实为阴虚之象。如若化热，于舌必有微黄，或腻黄；于人必有口渴、口苦等症；于月信必有提前之势。既已排除热象，故治疗上予以滋阴与散寒并重。方药：熟地黄 20g，当归 10g，炙甘草 10g，干姜 3g，肉桂 3g，柴胡 15g，桂枝、桑枝各 10g。14 剂，水煎，日 2 次服用。7 剂后背恶风、畏寒愈半，14 剂后症状基本消失。后以桃红四物汤加减以断其后，逾半年痛经始愈。

案 3：慢性荨麻疹

王某，女，23 岁，患反复发作性荨麻疹 5 年。患者因天热骑行数小时，汗出太过，忽遇雷雨大风而起，致荨麻疹反复发作，无有定时，夏季稍缓，春冬多发，阴天下雨亦有反复。刻下症：周身皮肤出现红色无头疹团，瘙痒难忍，搔之成片，高出皮肤，边界清楚，关节与前胸部多发，无破溃、渗液等。每日发作 2~3 次，夜间多发，时起时消。面色苍白少华，形体偏瘦，背部恶寒，夜间常因背部恶寒严重而醒，保暖后方能入睡，舌白，苔微腻，脉沉而有力。辨证为津液受伤，复感风寒。患者因汗出过多伤及津血阴分，又遇风寒邪气，束于肌表阳分，阴虚而阳实，病位在肺，病性为本虚标实。肺主皮毛，皮毛受邪郁滞透迤无所出，发为皮疹。观似风热郁热之红疹，实为津虚风燥之荨麻疹。郁热之疹遇热而发，患时时躁急，面色发红，口干口渴，小便黄，舌黄脉数；此患者则遇寒而发，背部恶寒，得温则减，面色苍白，舌白苔腻，脉沉有力，确有不同。治宜益阴生津与疏风散寒并举。方药：熟地黄 20g，当归 10g，炙甘草 10g，干姜 3g，肉桂

3g，柴胡 15g，葛根 20g，侧柏叶炭 10g。7 剂，水煎，日 2 次服用。7 剂药后已愈大半，效不更方，继予 7 剂。

案 4：无名低热

李某，男，18 岁，患者因天热运动后汗出，洗冷水澡后间低热 1 个月来诊。每日夜间发热，最高体温可达 38℃，次日清晨自行退热。口服多种退热、抗菌药物无效。某三甲医院排除血液与呼吸系统疾病。刻下症：面色发白，精神尚可，夜间发热，热度不高，背部恶寒明显，且时有紧束感与肌肉酸痛感，浑身乏力，舌白，苔浮微腻，脉细数。辨证：夜间发热，热势不高，连绵多日，颇似湿温病之三仁汤证，但患者舌虽白，却无厚腻有根之象；脉虽细数但无弦滑之感；有热，但非大热，考虑为阴血不足，寒邪束表之理阴煎证。究其舌象，因阴血不足，抗邪无力，伏寒不能化热，故舌白而不黄；寒邪外束，不能入里而留恋肌表，故苔浮而无根，浮而不均；寒阻气机，故舌苔微腻；外感风寒较甚，则恶寒明显，背部经腧不利而产生沉重感，紧束感。予以加减理阴煎加葛花 10g，取其升津液又有发散之功。3 剂热退。

案 5：疼痛

张某，女，82 岁，诉胃脘部走窜样疼痛，有时肋部、胃脘部、小腹部疼痛反复发作 4 年余，自身感觉有气窜样疼痛，应用艾灸、寒痛乐贴能缓解一部分，经常服用颠茄合剂等，下肢凉以腰胯部位开始以下为重，三伏天睡觉腰下需盖棉被三床之多，加盖棉袄棉裤，上身热需要睡凉席，时有汗出，胸前背后头汗出都可以见到。大便头干后软，但是难解，3~4 天一次。舌体胖大而厚，有齿痕，水滑苔，舌下静脉瘀滞明显，脉沉细无力，尺部尤甚。辨证为脾肾阳虚，肝肾阴虚，血虚寒凝，气滞不畅。治宜滋补肾水，温补肾阳。方用加减理阴煎加减：熟地黄 60g，生白术 50g，黑顺片 15g，炮姜 12g，炙甘草 9g，太子参 15g，沉香 2g，香附 12g，茯苓 30g，白芍 30g，当归 30g。14 剂后，疼痛症状全部解除。

五、现代应用

泄利，纳差，呕恶，痛经，不育症，慢性荨麻疹等。

六、应用经验采撷

泄泻不止及肾泄者，加山药、扁豆、吴茱萸、补骨脂、肉豆蔻、附子之属；腰腹有痛者，加杜仲、枸杞；腹有胀滞疼痛者，加陈皮、木香、砂仁之属。

七、使用注意

久痢阳不见伤，无食少欲呕之象，但阴伤甚者，方中的附子，炮姜当慎用。

竹叶玉女煎

一、原文

妇女温病，经水适来，脉数耳聋，干呕烦渴，辛凉退热，兼清血分，甚至十数日不解，邪陷发痉者，竹叶玉女煎主之。(《温病条辨·卷三》)

竹叶玉女煎方（辛凉合甘寒微苦法）

生石膏六钱　干地黄四钱　麦冬四钱　知母二钱　牛膝二钱　竹叶三钱

水八杯，先煮石膏，地黄得五杯，再入余四味，煮成二杯，先服一杯，候六时复之，病解停后服，不解再服（上焦用玉女煎去牛膝者，以牛膝为下焦药，不得引邪深入也。兹在下焦，故仍用之）。

二、方歌

竹叶玉女煎地黄，石膏知母合成方，
麦冬牛膝诸药配，表里双清保安康。

三、临证要点

本方主治妇女温病。以经水适来，耳聋干呕，烦渴脉数，甚者十数日不解，邪陷发痉为临证要点。

四、临床应用案例采验

案 1：牙龈肿痛

李某，男，26 岁。患者因外感导致牙龈红肿疼痛 1 月余，经用中药及四环素、维生素等治疗，病情未见好转。诊见：牙眼红肿疼痛，尤以门齿下牙眼之左右一、二、三齿处为甚，未见溃疡，牙关可小开合，进软食亦碍于咀嚼，硬食则疼痛加剧，渴而喜饮，口臭味极重，大便正常，小便色黄短少，舌质红，苔黄燥，脉弦数。证属胃火炽盛。治宜清胃泻火，佐以滋阴生津。方用竹叶玉女煎加味：石膏 30g，麦冬 30g，竹叶 15g，生地 10g，知母 10g，牛膝 10g，百合 30g，玉竹 30g，砂仁 10g，银花 15g，板蓝根 30g，甘草 5g。服 4 剂后，牙龈红肿疼痛已显著好转，继进 4 剂，诸症消失，病告痊愈。

案 2：牙痛

郭某，女，38 岁。患者牙疼龈肿，鼻腔及牙龈时常衄血，心烦，口干舌燥，欲思冷饮，小便黄，大便正常，舌红少苔而干，脉洪大。此为阳明胃经热盛，少阴阴虚不滋之候。治当清胃滋肾。处方：生石膏 30g，知母 10g，生地 10g，麦冬 12g，牛膝 6g，丹皮 10g，竹叶 12g。服 2 剂而诸症皆愈。

案 3：复发性口腔溃疡

凌某，女，18 岁，因口腔溃疡反复发作 1 年，加重 3 天前来就诊。患者自觉溃疡面微痛，进食时疼痛加重，微热。检查见口唇右侧，双颊黏膜有多个溃疡，呈椭圆形，小如米粒，大如黄豆，疮面周围微红，表面黄白色，中央微凹陷，触痛；口干不欲饮食，大便干硬，小便短少而色黄，舌红苔少而黄干，脉细数。西医诊断为复发性口疮；中医诊断为口疮，证属脾阴虚。治以滋阴养脾，清胃降火通便。方用竹叶玉女煎加胡黄连 10g、当归 10g、大黄 9g、玄参 20g。每日 1 剂，复煎。辅以芩连嗽口液含嗽，日 3~4 次。嘱饮食清淡富有营养，忌辛辣肥甘厚味，禁烟酒。服药 3 天后，大便通，疮面疼痛减轻，溃疡灶减少，红肿减轻。复诊去大黄、当归，再服 6 剂后诸症消失。随诊 6 个月，无复发，病痊愈。

案 4：糖尿病性周围神经病变

王某，男，44 岁，因口渴多饮 5 年、四肢麻木 2 个月余入院。患者有糖尿病病史 5 年余，初起口渴多饮，不规则口服降糖药，血糖控制尚可，近期因肢体麻木明显在外院住院 2 个月，经综合治疗效不显，为寻求中西医结合治疗前来就诊。目前服用格列齐特 80mg，每日 2 次，二甲双胍 0.25g，每日 3 次。症见：口渴多饮不显，神疲乏力，四肢麻木，时有烘热，夜间尤甚，汗出较多，两下肢皮肤感觉稍减退，舌质暗淡，苔薄白有裂纹，少津，脉细。眼底检查示：小动脉硬化。空腹血糖 5.8mmol/L，尿糖阴性，肾功能正常。证属气阴两虚，血脉不和。治宜滋阴降火，益气活血通络。方用竹叶玉女煎加减。1 个月后患者四肢烘热完全缓解，四肢麻木感缓而未平。前方重用祛风通络药，如鸡血藤、伸筋草等，3 个月后症状消失。

案 5：神经性皮炎

王某，男，55 岁，项部、颈侧、两肘关节伸侧及骶尾部皮损肥厚，皮沟加深，表面有少量鳞屑，间歇性剧痒，加重 1 年。自述：10 年前冬，颈部、两肘关节出现米粒大小红色丘疹，奇痒，搔抓后丘疹融合成片，皮损逐渐肥厚，形成苔藓化。曾用多种西药和中药治疗，偶有疗效，却难治愈，停药后症状加重。舌红苔薄，脉濡细。西医诊断为局限性神经性皮炎，中医辨证为血虚风燥。治以养血祛风，清热润燥。方用竹叶玉女煎加减：麦冬10g，竹叶15g，知母15g，熟地黄15g，牛膝10g，白鲜皮12g，荆芥6g，皂角刺10g，甘草3g。每日1剂，水煎内服，药渣再煎外洗局部。服用6剂后，皮损变薄变软，瘙痒减轻。又服5剂，皮肤色泽恢复正常，瘙痒消失。随访1年未见复发。

案6：舌癌

杨某，女，53岁，患舌癌。患者平素嗜食香辣辛燥之品，5年前发现左侧舌根部有一蚕豆大小疼痛硬结，自行口服黄连解毒片等清热解毒药物后疼痛好转，但肿块未消失，因肿块不影响进食及言语，患者未进一步诊治。半年前患者发现该硬结逐渐增大，在当地医院就诊，建议行手术切除，患者拒绝，行抗生素治疗后肿块未见缩小，反而迅速增大，影响进食及言语。后在某肿瘤医院行肿物活检示：鳞癌。因肿块切除手术创面巨大，患者拒绝手术及放化疗治疗，转而求诊于中医。刻诊：左舌根处见一约2cm×2cm大小，界清质硬肿块，无明显疼痛，影响进食及言语，舌头活动受限，流清涎，口干欲饮，便秘溲赤，舌红苔薄白，脉弦细。诊断为舌癌，证属肾阴不足，胃肠积热。治以滋补肾阴，清泻胃火。方用竹叶玉女煎加味：太子参20g，白术20g，茯苓15g，薏苡仁30g，麦冬12g，竹叶15g，猪苓15g，生地15g，石膏15g，炒知母12g，川牛膝12g，重楼15g，石见穿30g，白花蛇舌草30g，半枝莲15g，木香10g，砂仁6g，炒鸡内金15g，甘草6g。水煎分3次服，日1剂，忌食辛辣。口服半个月后，患者舌根肿块较前缩小1/3，进食增加。效不更方，继用1个月后肿块缩小至原来的1/2，继续观察半年未见明显增大，患者生活质量较好。

五、现代应用

牙龈肿痛，牙周炎，复发性口腔溃疡，糖尿病，神经性皮炎等。

六、应用经验采撷

血分证明显者，加丹皮、赤芍；火盛极者，加栀子、地骨皮；多汗渴甚者，加北五味；小便不利或火不能降者，加泽泻或茯苓；金水俱亏，因精损气者，加人参。

七、使用注意

脾胃虚弱见大便溏泄者，不宜使用。

玉女煎去牛膝熟地加细生地元参方

一、原文

太阴温病，气血两燔者，玉女煎去牛膝加元参主之。(《温病条辨·卷一》)

玉女煎去牛膝熟地加细生地元参方（辛凉合甘寒法）

生石膏一两　知母四钱　元参四钱　细生地六钱　麦冬六钱

水八杯，煮取三杯，分二次服，渣再煮一盅服。

二、方歌

太阴温病已非轻，气血燔时两不平，
玉女煎方原可变，石膏知母地玄冬。

三、临证要点

本方主治温病气营两燔证。以高热口渴，心烦躁扰，肌肤发斑，或吐血，舌红绛，苔黄燥，脉数为临证要点。

四、临床应用案例采验

案 1：流行性脑脊髓膜炎

李某，男，12 岁。主诉：高热，头痛，肌肤斑疹 2 天。患者昨日无明显诱因突发高热（40.5℃），剧烈头痛，项强，全身皮肤多处红色斑疹隐现，心烦谵语，经物理降温而热不退，今来就诊。现症：壮热（41.5℃），口渴喜冷饮，饮不解渴，头痛叫喊不休，躁扰不安，查：肌肤斑疹隐现，色暗红，咽扁桃体不红肿，脑膜刺激征阳性，舌红绛，苔黄，脉数。血常规：白细胞及中性粒细胞明显升高。脑脊液涂片和化验符合流行性脑脊髓膜炎之诊断。辨证为温热病邪入里，炽盛于气营。治宜清气凉营解毒。方用玉女煎去牛膝熟地加细生地元参方加味：生石膏 15g，知母 10g，元参 15g，生地黄 10g，麦冬 10g，大青叶 10g，丹参 10g，紫草 10g。3 剂病愈。

案 2：气营同病

鄂某，女，19 岁。患者 7 天前曾有畏寒发热，疲乏无力。3 天前旅游回来，自觉口干苦，饮冷水后，当晚有寒战高热，体温39.6℃不降，以高热待查收入院。查：体温39.8℃，神清，皮肤及巩膜无黄染，全身皮肤未见皮疹及出血点，颈软，心界不大，心率120次/分，律整，未闻及病理性杂音，两肺呼吸音正常，腹部平软，右上腹有压痛，肝在右肋下可及，神经反射正常，舌苔白厚腻，脉象弦数。查肝功能异常。证属暑热伏于气营。治宜气营两清。方用玉女煎去熟地牛膝加细生地元参方加味，少佐苦寒以燥湿。药用：生石膏60g，知母12g，元参12g，细生地24g，麦冬18g，淡竹叶9g，金银花30g，连翘12g，黄芩12g，黄连面3g（冲）。服药2剂后，体温退至38℃，汗出、口苦饮冷等症好转。乃投白虎汤加减，增入解肌之柴葛及辛凉之品，以图清泄气分之邪热。药用：生石膏60g，知母12g，葛根12g，柴胡9g，薄荷6g（后下），淡竹叶12g，金银花3g，连翘30g。服上方3剂后，体温降至37℃，又投3剂，体温降至36℃，病向愈。虑及余邪未尽，尚有复发之变，辛凉之品应当酌情增入。药用：金银花150g，连翘15g，淡竹叶9g，麦冬9g，沙参9g，细生地24g，薏苡仁30g，山药15g，扁豆12g。服上方5剂后，热未再发，纳谷大增，二便通畅，夜寐亦酣，精神舒畅，血培养（–）。

五、现代应用

牙周炎，三叉神经痛，咽痛失血等。

六、应用经验采撷

热毒炽盛者，可酌加金银花、连翘、黄连、黄芩、水牛角等；出血者，合用犀角地黄汤或加蒲黄、侧柏叶、茜草、白茅根等增强凉血散血作用。

七、使用注意

脾胃虚寒或寒湿蕴结者禁用。